Anaesthesiology and Resuscitation
Anaesthesiologie und Wiederbelebung
Anesthésiologie et Réanimation

47

Anaesthesie in extremen Altersklassen

Beiträge zu den Themen „Anaesthesie bei Neugeborenen und Säuglingen" und „Anaesthesie im höheren Lebensalter" der XI. gemeinsamen Tagung der Österreichischen, Schweizerischen und Deutschen Gesellschaften für Anaesthesiologie und Wiederbelebung vom 3. bis 6. September 1969 in Saarbrücken

Herausgegeben von

K. Hutschenreuter · K. Bihler · P. Fritsche

Mit 89 Abbildungen

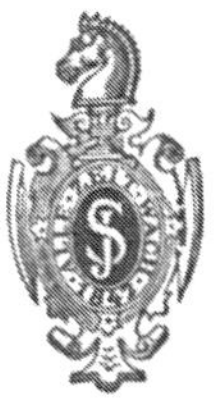

Springer-Verlag Berlin Heidelberg GmbH
1970

ISBN 978-3-540-05047-6 ISBN 978-3-642-99989-5 (eBook)
DOI 10.1007/978-3-642-99989-5

Ursprünglich erschienen bei Springer-Verlag Berlin Heidelberg New York 1970

Library of Congress Catalog Card Number 72-127040.

Titel-Nr. 7403

Vorwort

Die Veranstalter der XI. Gemeinsamen Tagung der Österreichischen, Schweizerischen und Deutschen Gesellschaften für Anaesthesiologie und Reanimation und die Herausgeber der Zeitschrift „Der Anaesthesist" sowie der Schriftenreihe „Anaesthesiologie und Wiederbelebung" sind übereingekommen, die anläßlich obengenannter Tagung gehaltenen Vorträge über *Freie Themen* im Wortlaut in der Zeitschrift „Der Anaesthesist" zu veröffentlichen. Die Publikation aller Referate über die Hauptthemen

1. *Anaesthesie bei Eingriffen an endokrinen Organen,*
2. *Anaesthesie bei Neugeborenen und Säuglingen,*
3. *Anaesthesie im höheren Lebensalter* und
4. *Intensivtherapie*

sowie der beiden Rundgespräche

Anaesthesist und Herzrhythmusstörungen und

Grenzen der Wiederbelebung und Intensivtherapie

erfolgt in drei Bänden der Schriftenreihe „Anaesthesiologie und Wiederbelebung".

Dieser erste der drei Bände enthält die Referate über *Anaesthesieprobleme in extremen Altersklassen.* Er dürfte für den praktisch und wissenschaftlich tätigen Anaesthesisten von gleichgroßer Bedeutung sein. Unterstreicht doch der Inhalt zahlreicher Beiträge unsere ernsten Bemühungen, zu noch größerer Ausdehnung der operativen Indikationsbreite und gleichzeitiger Verbesserung der operativen Erfolge beizutragen. Zweifellos wirken sich die bei Anaesthesien an Kleinstkindern oder alten Menschen gewonnenen Erfahrungen, Erkenntnisse und Beobachtungen auch auf die Entwicklung der Anaesthesie in den „mittleren Altersstufen" nur günstig aus. Die vorliegende Sammlung von Referaten dürfte darüber hinaus nicht nur für Anaesthesisten, sondern auch für Chirurgen und Vertreter anderer operativer Disziplinen von Nutzen sein. Schließlich sollten in diesem Tagungsbericht angesprochene, aber noch nicht hinreichend gelöste Probleme vor allem für unseren Nachwuchs Ansporn sein zu eigener Forschung auf theoretisch-wissenschaftlichem und klinisch-praktischem Gebiet. Sicherlich würden damit wesentliche Beiträge zur Senkung der Sterblichkeit bei Neugeborenen und Säuglingen und auch zur Bewältigung der auf uns mit steigender Lebenserwartung zukommenden Zukunftsaufgaben geleistet werden können.

Homburg-Saar, September 1970 | Die Herausgeber

Inhaltsverzeichnis

I. Vorträge zu dem Hauptthema Anaesthesie bei Neugeborenen und Säuglingen

II. Vorträge zu dem Hauptthema Anaesthesie im höheren Lebensalter

Autorenverzeichnis

AHNEFELD, F. W., Prof. Dr., Abt. für Anaesthesiologie der Universität Ulm

BAUM, M., Ing., Institut für Anaesthesiologie der Universität Wien

BENKE, A., Dr., Krankenhaus Rudolf-Stiftung, Wien

BENZER, H., Doz. Dr., Institut für Anaesthesiologie der Universität Wien

BERGMANN, H., U.-Doz. Dr., Institut für Anaesthesie des Allgem. öffentl. Krankenhauses, Linz

BIHLER, K., Priv.-Doz. Dr., Institut für Anaesthesie der Universitäts-Kliniken Homburg-Saar

BOSINA, E., Dr., Chirurgische Abteilung des Mautner Markof'schen Kinderspitals, Wien

BRAMANN, v., H., Dr., Institut für Anaesthesiologie, Klinikum Steglitz, Berlin

BRÜCKNER, J. B., Prof. Dr., Institut für Anaesthesiologie, Klinikum Westend, Berlin

BUSCH, W., Dr., Abteilung für Anaesthesiologie der Univ.-Kliniken Gießen

DICK, W., Dr., Institut für Anaesthesiologie der Universität Mainz

EMMRICH, P., Dr., Univ.-Kinderklinik Mainz

ERNST, H., Dr., Département d'Anesthésiologie des Cliniques Universitaires Genève

FEURSTEIN, V., U.-Doz. Dr., Abteilung für Anaesthesiologie der Landeskrankenanstalten, Salzburg

FOLDES, F. F., Prof. Dr., Division of Anesthesiology, Albert Einstein College of Medicine Montefiore Hospital and Medical Center, Bronx, New York

FRANKE, W., Dr., Abteilung für Anaesthesiologie der Universität Ulm

FREY, P., Dr., Institut für Anaesthesiologie der Univ.-Kliniken Zürich

GATTIKER, R., Dr., Institut für Anaesthesiologie der Univ.-Kliniken, Zürich

GELDMACHER, H., Dr., Allgemeine Anaesthesie-Abteilung der Städtischen Krankenanstalten, Bremen

GEMPERLE, M., Priv.-Doz. Dr., Département d'Anesthésiologie des Cliniques Universitaires Genève

GETHMANN, J. W., Dr., Institut für Anaesthesiologie, Klinikum Westend, Berlin

GRABOW, L., Dr., Abteilung für Anaesthesiologie der Univ.-Kliniken Gießen

GUNDLACH, G., Priv.-Doz. Dr., Urologische Universitäts-Klinik Homburg-Saar

HADINIA, A., Dr., Institut für Anaesthesiologie des Stadt- und Kreiskrankenhauses, Minden

HALDEMANN, G., Dr., Institut für Anaesthesiologie, Klinikum Westend, Berlin

HALMÁGYI, M., Priv.-Doz. Dr., Institut für Anaesthesiologie der Universität Mainz

HAUCK, W., Dr., Institut für Anaesthesiologie, Klinikum Steglitz, Berlin

HEEGE, G., Dr., Institut für Anaesthesiologie des Stadt- und Kreiskrankenhauses, Minden

HELWIG, H., Priv.-Doz. Dr., Kinderkrankenhaus der Stadt Köln

HENNEBERG, U., Prof. Dr., Institut für Anaesthesiologie, Klinikum Steglitz, Berlin

HENSCHEL, W., Dr., Allgemeine Anaesthesieabteilung der Städt. Krankenanstalten, Bremen

HEYMER, G., Dr., Institut für Anaesthesiologie der Universität Mainz

HEROLD, G., Dr., Institut für Anaesthesiologie, Klinikum Steglitz, Berlin

HOFMANN, K. S., Dr., Chirurgische Univ.-Klinik Mainz

HOPFGARTNER, L., Dr., Chirurgische Abteilung des Mautner Markhof'schen Kinderspitals, Wien

ISRANG, H. H., Dr., Abteilung für Anaesthesiologie der Universität Ulm

JONATHA, W., Dr., Abteilung für Gynäkologie und Geburtshilfe der Universität Ulm

KIRCHNER, E., Prof. Dr., Anaesthesiologisches Zentrum der Medizinischen Hochschule Hannover

KREUSCHER, H., Priv.-Doz. Dr., Institut für Anaesthesiologie der Universität Mainz

KREUZER, M., Dr., Institut für Anaesthesiologie der Universität Wien

LAEPPLE, O., Dr., Institut für Anaesthesiologie der Universitätskliniken Zürich

LEICHNER, R., Dr., Neurologische Universitäts-Klinik Gießen

LEMPERT, J., Dr., Institut für Anaesthesiologie der Universität Wien

LOENNECKEN, S. J., Prof. Dr., Anaesthesieabteilung der Neurochirurgischen Universitätsklinik Köln

LÜBKE, P. M., Dr., Institut für Anaesthesie der Universitätskliniken Homburg-Saar

LÜHKEN, D., Dr., Institut für Anaesthesiologie der Universität Mainz

MAUS, H., Dr., Anaesthesieabteilung der Universitäts-Frauenklinik Heidelberg

MAYRHOFER, O., Prof. Dr., Institut für Anaesthesiologie der Universität Wien

MÜLLER, C., Dr., Anaesthesieabteilung des Evangel. Krankenhauses, Mülheim/Ruhr

MUNTEANU, S., Dr., Staatliches Krankenhaus „Prof. Dr. GH. Marinescu", Bukarest

NAGASHIMA, H., Dr., Division of Anesthesiology, Albert Einstein College of Medicine Montefiore Hospital and Medical Center, Bronx, New York

NIESSNER, G., Dr., Institut für Anaesthesiologie der Universität Wien

NOLTE, H., Priv.-Doz. Dr., Institut für Anaesthesiologie des Stadt- und Kreiskrankenhauses, Minden

ODUAH, M., Dr., Institut für Anaesthesiologie, Klinikum Steglitz, Berlin

OTTEN, M., Dr., Abteilung für Anaesthesiologie der Universitätskliniken Düsseldorf

PORGES, P., Dr., Institut für Anaesthesiologie der Universität Wien

PULVER, K. G., Priv.-Doz. Dr., Anaesthesie-Abteilung der Krankenananstalten des Westfälischen Diakonissen-Mutterhauses Sarepta, Bethel bei Bielefeld

REINHARDT, T., Dr., Staatliches Krankenhaus „Prof. Dr. GH. Marinescu", Bukarest

RENCK, H., Dr., Anaesthesie-Abteilung, Centrallasarettet, Halmstad, Schweden

RIFAT, K., Dr., Département d'Anesthésiologie des Cliniques Universitaires Genève

SCHAER, H., Dr., Institut für Anaesthesiologie der Universitätskliniken Zürich

SCHAUDIG, H., Priv.-Doz. Dr., Chirurgisches Kreiskrankenhaus, Bad Mergentheim

SCHMITZ-WIRSIG, Ch., Dr., Institut für Anaesthesiologie, Klinikum Westend, Berlin

SCHORER, R., Prof. Dr., Institut für Anaesthesiologie der Universität Tübingen

SCHWEDER, N., Dr., Anaesthesie-Abteilung der Prof. Hess-Kinderklinik, Bremen

SHÁBAN, J., Dr., Anaesthesieabteilung der Universitäts-Frauenklinik Heidelberg

STOLZ, CH., Priv.-Doz. Dr., Institut für Anaesthesiologie der Universität Tübingen

SZAPPANYOS, G., Dr., Département d'Anesthésiologie des Cliniques Universitaires Genève

TÖLLE, W., Institut für Anaesthesiologie der Universität Wien

TRÖMER, W., Dr., Institut für Anaesthesiologie der Universität Tübingen

UNSELD, H., Dr., Institut für Anaesthesiologie der Universität Tübingen

WAWERSIK, J., Priv.-Doz. Dr., Abteilung für Anaesthesiologie der Universitäts-Kliniken Heidelberg

ZELINKA, L., Dr., Neuropsychiatrische Universitäts-Klinik Gießen

TEIL I

Anaesthesie bei Neugeborenen und Säuglingen

Besonderheiten der Pharmakotherapie der ersten Lebensjahre

H. Helwig

Kinderkrankenhaus der Stadt Köln
(Ärztl. Direktor: Prof. Dr. H. Ewerbeck)

Während der ersten Lebensjahre und ganz besonders in den ersten Lebenswochen sind einige Besonderheiten der Pharmakotherapie zu berücksichtigen:

Aufgrund unreifer Organfunktionen kann es zu qualitativ oder quantitativ andersartigen Reaktionen auf verschiedene Medikamente kommen.

Die Arzneimitteldosierung soll in der Regel auf gezielter Überprüfung der Wirksamkeit und des Verhaltens dieser Arzneimittel in den verschiedenen Altersstufen basieren. Zwar besteht für viele Pharmaka eine einheitliche Relation zur Erwachsenendosis, doch läßt sich bei keinem Medikament voraussagen, ob nicht eine besondere Dosierung erforderlich ist.

I. Besonderheiten der Arzneimittelapplikation beim Kind

Mehr noch als beim Erwachsenen ist der Weg, auf dem ein Arzneimittel dem Organismus zugeführt wird, beim Kind von wesentlicher Bedeutung.

Die *orale* Applikation ist für ein Magen-Darm-gesundes, nicht abwehrendes Kind die angenehmste und meist auch gefahrloseste. Je kleiner die Kinder sind, desto schwieriger ist es, feste Arzneimittelzubereitungen oral zu applizieren. Solche Zubereitungen müssen für den Säugling und das Kleinkind aufgelöst werden. Bei kleinen Kindern ist auch besonders darauf zu achten, daß feste Arzneimittel nicht aspiriert werden. Aus diesem Grunde sollte auch vermieden werden, einem Kind bei der Gabe eines Medikamentes die Nase zuzuhalten, da hierdurch die Aspirationsgefahr noch erhöht wird. Im frühen Säuglingsalter oder bei bestehender Malabsorption können Arzneimittel unter Umständen in der ganzen gegebenen Menge mit dem Stuhl wieder ausgeschieden werden, andererseits kann aber auch die Resorption verstärkt oder beschleunigt werden.

Besonders häufig wird bei kleinen Kindern die *rektale* Medikamentengabe verwendet. Es ist jedoch zu berücksichtigen, ob die jeweils gegebene

Substanz auch wirklich resorbiert wird und ob sie ausreichend hoch dosiert ist. Das erstere ist beispielsweise bei Vitamin B 12 oder bei Chloramphenicol nicht der Fall.

Die *parenterale* Arzneimittelgabe ist bei Kindern immer dann notwendig, wenn die orale Einnahme oder Resorption nicht gewährleistet ist und wenn eine möglichst rasche und sichere Wirkung des Medikamentes erforderlich ist.

Intramuskuläre und mehr noch *subcutane* Injektionen werden bei exsikkierten Kindern oder schlechten Kreislaufverhältnissen schlecht oder verzögert resorbiert, so daß unter Umständen mehrere nacheinander gegebene Injektionen auf einmal resorbiert und wirksam werden, was nach anfänglicher Wirkungslosigkeit zu Intoxikationen führen kann. Die intramuskuläre Injektion erfordert beim Kleinkind eine besonders sorgfältige Injektionstechnik, damit es nicht zu Nervenschädigungen oder zu subcutanen Arzneimitteldepots kommt. Bei wiederholten intramuskulären Injektionen ist auf regelmäßiges Wechseln der Injektionsstellen zu achten. Besonders günstig sind die Vorderseite des Oberschenkels und der Deltoideus. Schlecht gewebeverträgliche Substanzen müssen mit besonderer Vorsicht injiziert werden.

Die *intravenöse* Injektion oder Infusion erfordert beim Säugling einige Übung und geeignete Injektions- oder Infusionsbestecke. Bei der Injektion in kleine Kopfhautvenen ist darauf zu achten, daß keine schlecht gewebe- und venenverträgliche Substanzen injiziert oder infundiert werden.

Außerdem muß der Abfluß der zugeführten Flüssigkeit aus dem Kopfhautvenengebiet ausreichend sein. Besondere Erfahrung erfordert die Fixierung der Kinder für langliegende Infusionen, ohne daß die Kinder dadurch Schaden nehmen. Bei der intravenösen Dauertropfinfusion ist der Infusionsgeschwindigkeit und -zusammensetzung im Einzelfall ganz besondere Beachtung beizumessen. Dabei ist darauf zu achten, daß Tropfvolumen und Tropfgeschwindigkeit verschiedener Systeme z. T. erheblich variieren (HELWIG 1968 II).

Die *intrathekale* Arzneimittelgabe ist bei Säuglingen und Kleinkindern mit besonderer Vorsicht durchzuführen, da die Krampfbereitschaft hier wesentlich größer ist als bei älteren Kindern und Erwachsenen.

Inhalationen sind beim Kind unter der Berücksichtigung der unterschiedlichen Größenverhältnisse der Luftwege und der Besonderheiten der Atmungsphysiologie ebenso wie beim Erwachsenen durchführbar (HELWIG 1967 I). Der optimale Inhalationserfolg erfordert jedoch die aktive Mitarbeit des Patienten, die hier nicht erwartet werden kann. So ist beispielsweise ein Eindringen des Aerosols in tiefere Abschnitte der Luftwege nur nach forcierter Exspiration möglich, und die bei Kindern und Säuglingen physiologische Tachypnoe verschlechtert ebenfalls den Effekt eines Aerosols.

II. Besonderheiten der Arzneimittelwirkungen während der ersten Lebensjahre

Ein Medikament kann in altersentsprechender Dosierung vergleichbare Wirkungen wie beim Erwachsenen zeigen, es kann aber auch stärker oder geringer wirksam sein oder überhaupt andersartige Wirkungen aufweisen. Die Wirkung kann verzögert einsetzen oder länger andauern.

Die *Wirkung* eines Arzneimittels *auf die Entwicklung* insbesondere in der Embryonal- und Fetalzeit läßt sich in der Regel auch mit Hilfe sorgfältiger teratologischer Tierversuche nicht voraussagen (u. a. LUCEY 1963, WURMBACH 1965).

Alle Pharmaka, deren Molekulargewicht unter 1000 liegt, aber z. T. auch größere Moleküle, passieren die Placenta und können die Embryonalentwicklung beeinträchtigen (u. a. KAUFMANN 1961; 1964; 1965). So können beispielsweise die meisten Proteohormone die Placenta nicht passieren. Die fetale Leber ist nicht und die neugeborene unzureichend in der Lage, Pharmaka zu demethylieren oder glukuronisieren (u. a. POMP et al. 1969).

Durch alle *cytostatisch wirksamen Substanzen* oder Einflüsse wird die Embryonalentwicklung gestört. Dies gilt insbesondere auch für die immer mehr verwendeten immunsuppressiven Substanzen.

Unphysiologische *Schilddrüsenhormon*spiegel im mütterlichen Blut können zu Aborten führen oder zur sogenannten Embryopathia thyreotica mit gehäuftem Auftreten von Herzfehlern, Hypothyreose und geistiger Entwicklungsstörung.

Die *Embryopathia diabetica* dagegen ist sicher nicht direkte Folge einer Insulinbehandlung des mütterlichen Diabetes, da sie auch bei nicht insulinbehandelten Diabetikerinnen vorkommt und da das Insulin die Placentaschranke normalerweise nicht passiert. Unter *oralen Antidiabetika* vom Typ des Carbutamid oder Tolbutamid wurden bei trächtigen Ratten und Mäusen gehäuft Mißbildungen der Feten beobachtet (HELWIG 1967 VI).

Ob eine *Glucocorticoid*behandlung in der Frühschwangerschaft zu kindlichen Mißbildungen führen kann, ist bisher nicht sicher zu entscheiden (HELWIG 1967 VI).

Während Progesteron die kindliche Entwicklung in der Regel nicht beeinflußt, wurden nach oral gegebenen synthetischen Substanzen mit gestagener Wirksamkeit, die sich vom Testosteron ableiten, wiederholt Virilisierungserscheinungen der weiblichen Neugeborenen beobachtet, deren Mütter in der Schwangerschaft derartige Substanzen erhalten haben. Dabei wurden Vermännlichungen des äußeren Genitale bis zum Typ IV nach OVERZIER beobachtet. Dies ist allerdings nur dann möglich, wenn die Hormonbehandlung vor der 16. Schwangerschaftswoche stattgefunden hat. Eine Klitorishypertrophie kann dagegen auch zu jedem späteren Zeitpunkt der Schwangerschaft hervorgerufen werden (HELWIG 1967 VI; 1965).

Androgen wirksame Substanzen führen bei weiblichen Feten, aber auch im Säuglings- und Kindesalter zu unterschiedlich starken Virilisierungserscheinungen (Helwig 1967 VI).

Behandlung der Mutter mit *ototoxischen Antibiotika*, insbesondere mit Streptomycin, während der Schwangerschaft kann zur Taubheit des Kindes führen. Auch bei Neugeborenen und Säuglingen sind ototoxische Antibiotika möglichst zu meiden, da die Erkennung von Hör- und Gleichgewichtsstörungen erst sehr spät möglich ist.

*Podophyllin*haltige Abführmittel werden ebenso wie das zur Toxoplasmose-Behandlung verwendete *Pyrimethamin* für kindliche Mißbildungen verantwortlich gemacht, wenn die Mütter in der Schwangerschaft damit behandelt wurden.

Über die Mißbildungen bei *Thalidomid*-Einnahme in der Frühschwangerschaft soll hier nicht näher gesprochen werden. Die Zusammenhänge sind hinreichend bekannt (u. v. a. Lenz; Taussig).

Zustände, die mit schwerer mütterlicher Anoxie einhergehen, wie CO- oder Barbiturat-*Vergiftungen* können auch beim Kind zu hypoxischen Mißbildungen führen.

Inwieweit *Tuberculostatika* und *Antiepileptika* zu kindlichen Mißbildungen führen können, ist noch nicht endgültig zu entscheiden. Bemerkenswert ist jedenfalls, daß eine Vielzahl von Beobachtungen existiert, in denen Mütter mit Sicherheit in der Frühschwangerschaft derartige Medikamente langfristig eingenommen haben, ohne daß die Kinder erkennbare Mißbildungen davongetragen hätten.

Die meisten Medikamente, die der Mutter kurz vor oder unter der Geburt gegeben werden, passieren die Placenta und können auch beim Kind pharmakologische Wirkungen entfalten. Solange der Abbau und die Entgiftung der Pharmaka über den mütterlichen Kreislauf geschehen, ist das Kind in der Regel nicht besonders gefährdet. Anders ist es allerdings, wenn nennenswerte Mengen dieser Medikamente auch nach der Geburt im kindlichen Kreislauf verbleiben und hier infolge der enzymatischen Unreife in der Leber und der mangelhaften Ausscheidungsfähigkeit der Nieren zu überhöhten toxisch wirksamen Konzentrationen führen können.

Adrenalin und Adrenalin-Abkömmlinge, insbesondere Isoprenalin und Orciprenalin, können beim Feten oder Neugeborenen zu deutlichen Herz-Kreislauf-Wirkungen, insbesondere zur Tachykardie führen.

Analgetika und *Antipyretika*, insbesondere Salicylate und Phenacetin, können vom neugeborenen Kind nur sehr verzögert abgebaut und eliminiert werden. Wurde die Mutter mit diesen Substanzen behandelt, so kann es beim Kind zu Intoxikationen, verstärktem Ikterus oder Methämoglobinämie kommen. Außerdem können die Zeichen einer Salicylatintoxikation auftreten. Gasförmige Narkosemittel gehen ebenso wie intravenöse Narkosemittel rasch auf den Fetus über. So werden intravenös applizierte

Barbiturate innerhalb 1 min oder weniger beim Kind in einer Konzentration von etwa 70% der mütterlichen Blutspiegel nachgewiesen (SHIRKEY).

Äthergeschädigte Neugeborene dürfen nicht im geheizten Inkubator beatmet werden, da es hier zu Bildung toxischer Metaboliten kommen kann (SHIRKEY).

Da die meisten *Antibiotika* und *Chemotherapeutika* in relativ hohen Konzentrationen auf das Kind übergehen, sollten der Mutter unter der Geburt nur solche gegeben werden, die beim Kind sicher ungefährlich sind. Dies sind in erster Linie die Penicilline. Die meisten anderen Antibiotika, insbesondere Chloramphenicol, Streptomycin und Tetrazykline sowie Sulfonamide können beim Kind zu unterschiedlich schweren Intoxikationen oder Nebenerscheinungen wie Gray-Syndrom, Taubheit, verstärktem Ikterus, Gelbfärbung der Zähne, etc. führen. Das gleiche gilt selbstverständlich für die direkte Anwendung dieser Pharmaka beim Neugeborenen, also während der ersten 2–4 Lebenswochen.

Atropin und Scopolamin gehen ebenfalls auf den Fetus über, und es kann mit dem Urin eines derartigen Neugeborenen bei der Maus eine Pupillenerweiterung hervorgerufen werden.

Bei Neugeborenen *Reserpin*-behandelter Mütter kann es zu einer erheblichen Schleimhautschwellung in der Nase kommen, so daß der Verdacht einer Choanalatresie entsteht. Die Reserpin-Behandlung bei der Schwangeren sollte daher möglichst 2 Wochen vor der Entbindung abgesetzt werden (SHIRKEY).

Hypnotica und *Sedativa* gehen in hoher Konzentration auf den Fetus über. So wurden bei Barbiturat-Intoxikationen beim Fetus doppelt so hohe Konzentrationen wie bei der Mutter nachgewiesen. Entsprechend starke Atemdepressionen sind möglich.

Besonders zu beachten ist die Potenzierung von Barbituraten durch *Psychopharmaka* und eine dadurch bedingte erhebliche und u. U. letale Wirkung auf den Fetus.

Muskelrelaxantien gehen offenbar nur in geringen Mengen auf den Fetus über und sind für diesen relativ ungefährlich. *Opiate* gehen dagegen relativ rasch auf den Fetus über und können zu einer lebensbedrohlichen Atemdepression nach der Geburt führen. In entsprechend sicheren oder wahrscheinlichen Fällen ist die sofortige Gabe von Antidoten vom Typ des Levallorphan erforderlich (HELWIG 1967 II). Liegt jedoch keine Opiatintoxikation des Kindes vor, so können diese Mittel die Atemdepression noch verstärken und außerdem zu bedrohlichen Krämpfen führen.

Synthetisches *Vitamin K 3* kann, wenn es der Mutter vor oder unter der Geburt oder dem Neugeborenen gegeben wird, beim Kind zu Hämolyse mit verstärktem Ikterus, Bilirubin-Verdrängung von der Glukuronid-Bindung und zu direkten hepatotoxischen Erscheinungen führen.

Steroidhormone können ebenfalls beim Neugeborenen durch Verdrängung des Bilirubins vom Glukuronid zu verstärktem Ikterus führen (Lauritzen und Lehmann 1966).

Hepatotoxisch können Antikonvulsiva, Chlorpromazin, Chlortetrazyklin, Phenobarbital und andere Phenothiazine wirken.

Zu beachten ist ferner *bei stillenden Müttern*, daß Medikamente, die die Mütter bekommen, in unterschiedlich großen Mengen in der Milch sezerniert und somit auf das Kind übertragen werden können.

In der Behandlung der *Neugeborenen-Aspyhxie* haben sich Atemanaleptika nicht bewährt. Hier ist in erster Linie für ausreichende Ventilation durch Beatmung und medikamentöse Öffnung der Lungenstrombahn, z. B. mit Orciprenalin, und Acidoseausgleich mit Bikarbonat oder Tris-Puffer zu sorgen (Helwig 1967 II; 1968 III).

Auf verschiedene Substanzen reagiert der kindliche Organismus auch jenseits des Neugeborenenalters noch in besonderer Weise.

Tetrazykline werden während der ganzen Phase der Zahnmineralisation, also von der Schwangerschaft bis zum 9. Lebensjahr in die Zähne eingelagert. Dabei kann es sowohl zu Zahnverfärbungen als auch zu Schmelzdefekten kommen. Sind nur die Milchzähne betroffen und ist deren Lebensdauer dadurch nicht verkürzt, so können diese Schäden notfalls noch in Kauf genommen werden. Da auch die bleibenden Zähne bereits frühzeitig angelegt werden, worauf besonders Schlegel hinweist, sind langfristige Nachbeobachtungen erforderlich, um deren Schädigung zu erfassen. Tetrazykline werden aber auch in den Knochen eingelagert und führen zu Wachstumshemmungen. Da diese Wachstumshemmung nach Absetzen der Tetrazykline überkompensiert wird, treten bei kurzfristiger Behandlung keine bleibenden Wachstumsstörungen auf.

Arzneimittelallergien (Erdmann; Wissler) sind in den ersten Lebensjahren erheblich seltener als später. Es gibt jedoch auch schwere und schwerste allergische Reaktionen vom Typ des Lyell-Syndroms bereits in den ersten Lebensjahren. Hier ist jedoch selten ein Arzneimittel allein für die Reaktion verantwortlich zu machen, sondern es kommen offenbar infektiöse und medikamentöse Allergene zusammen.

Chloramphenicol, das in entsprechend hoher Dosierung beim Neugeborenen zum Gray-Syndrom führt, führt nach amerikanischen Angaben bei Kindern häufiger zu Knochenmarksschädigungen als bei Erwachsenen (Best), so daß eine besonders strenge Indikationsstellung und Dosisbegrenzung erforderlich ist.

Phenacetin kann während der ersten 3–9 Lebensmonate nicht ausreichend entgiftet werden und zur Met-Hämoglobinämie führen. Phenacetinhaltige Medikamente, insbesondere Fieberzäpfchen, sind daher während der ersten 3 Lebensmonate ganz zu meiden und später nur begrenzt erlaubt.

Pentetrazol (Cardiazol) führt bei Säuglingen und Kleinkindern schon in relativ niedriger Dosierung zu Konvulsionen und ist möglichst ganz zu meiden.

Die *antibakterielle Therapie* beim Kind kann heute zum größeren Teil auch bei schwersten Infektionen und unreifen Kindern mit den baktericid wirksamen gut verträglichen Penicillinen durchgeführt werden (HELWIG 1967 III; 1968 I). Lediglich beim Ampicillin kommt es besonders jenseits des 1. Lebensjahres zu gehäuften, meist harmlosen Allergien. Tetrazykline und Aminoglykosid-Antibiotika sind nur noch extrem selten indiziert, da ihre Nebenwirkungen die Vorteile meist überwiegen. Daneben wird Chloramphenicol unter sorgfältiger Überwachung besonders bei Typhus, Harnwegsinfektionen, Pneumonien und Meningitiden verwendet.

Sulfonamide werden von jungen Säuglingen wegen der Glukuronisierungs- und Acetylierungsschwäche der Leber nur unzureichend entgiftet und kumulieren daher. Sie bewirken dann verstärkten Ikterus und Hämolyse, insbesondere auch bei angeborenem G-6-PDH-Mangel (HELWIG 1967 V). Außerdem können Depot-Sulfonamide bei bestehender Sensibilisierung zu schwersten, z. T. tödlich verlaufenden Allergien vom Typ der akuten Epidermolyse führen.

Glucocorticoid-Langzeitbehandlungen mit pharmakodynamisch wirksamen Dosen gleichgültig welchen Präparates führen beim Kind immer zum iatrogenen, nur sehr langsam reversiblen Cushing (u. a. HELWIG 1966 II).

Bei Kindern mit nicht ausreichend behandelten Anfallsleiden können *Piperazine* und *Phenothiazine* zu Anfallsprovokationen führen (u. a. STEPHAN).

III. Besonderheiten der Arzneimitteldosierung beim Kind

Die übliche Erwachsenendosis eines Medikamentes stellt eine Durchschnittsdosierung dar, die empirisch oder experimentell durch Dosiswirkungsrelationen ermittelt wurde. Die individuelle Dosis kann jedoch von dieser mittleren Gebrauchsdosis z. T. erheblich abweichen. Diese Tatsache muß man sich vor Augen halten, wenn man diese mittlere Erwachsenendosis zum Ausgangspunkt der Dosisberechnung im Kindesalter verwendet. Eine nur altersbezogene Teilung der Erwachsenendosis muß in den allermeisten Fällen zu Fehlern führen, da Körpergröße, Körpergewicht und Körperoberfläche in ganz verschiedenen Verhältnissen zu den Erwachsenenmaßen stehen. Je nachdem wie groß die therapeutische Breite eines Medikamentes ist, wird man bei fehlerhafter Dosisbemessung entweder keine, zu geringe oder zu starke, ja sogar toxische Wirkungen mit der so berechneten Dosis erreichen. Diese Tatsache wurde bereits frühzeitig erkannt und hat dazu geführt, daß von verschiedenen Autoren verschiedene Dosisberechnungen für Kinder vorgenommen wurden, wobei in den meisten Fällen die Erwachsenendosis den Ausgangspunkt bildete (AUGSBERGER; BURMEISTER; CLARK; VON HARNACK; DITTMER u. SEIPELT; ERDMANN; HELLBRÜGGE u. REITER; HÜTHER; SHIRKEY). Es ist dabei jedoch zu bedenken, daß gerade bei den älteren Medikamenten auch die Erwachsenendosis häufig nicht exakt ermittelt wurde und keinen echten Bezugspunkt darstellen kann. Ideal ist daher die altersgerechte Dosisermittlung durch Prüfungen der Dosis beim Kind.

Da Medikamente nur dann wirksam werden können, wenn sie wasser- oder lipoidlöslich sind, müssen Flüssigkeitsraum und Flüssigkeitsumsatz für die Dosierung maßgeblich sein.

Die Untersuchungen von AUGSBERGER; BACHMANN; CLARK; VON HARNACK; BURMEISTER, um nur einige wenige zu nennen, haben erwiesen, daß für die meisten Medikamente die Körperoberfläche als Dosisbezug am genauesten ist, insbesondere dann, wenn das Medikament im extracellulären Raum verteilt wird. Bei Lösung auch im intracellulären Raum oder im Gesamtwasser empfiehlt sich die Dosierung nach dem Körpergewicht (VON HARNACK). Die Dosierung nach dem relativen Wasserumsatz hat sich aus praktischen Gründen nur wenig durchgesetzt. Schließlich empfiehlt VON HARNACK (1965) das kompilatorisch-statistische Verfahren, wenn keine einheitlichen Dosisangaben vorliegen. Hier muß jedoch zu bedenken gegeben werden, daß die als Grundlage herangezogenen Dosisangaben z. T. recht willkürlich sein können, und daß eine daraus ermittelte Dosis auch irreführend sein kann.

Besonders verdienstvoll ist die Bestimmung effektiver Grenzdosen und mittlerer Gebrauchsdosen, wie sie VON HARNACK für verschiedene Pharmaka durchgeführt hat.

Lange Zeit wurde die Kinderdosis nach der Formel

$$\frac{\text{Lebensjahre}}{\text{Lebensjahre} + 12} \times \text{Erwachsenendosis}$$

berechnet. Dabei erhält ein 12jähriges Kind aber nur die Hälfte der Erwachsenendosis. Dagegen hat AUGSBERGER bereits die Körperoberfläche in die Dosisberechnung einbezogen und zwar empfiehlt er (4 × Lebensjahre + 20%) als Anteil der Erwachsenendosis.

Abschließend sei noch auf einige Besonderheiten der Arzneimitteldosierung beim Kind hingewiesen. Rechnet man die gebräuchliche Erwachsenen- und Säuglingsdosis verschiedener Medikamente auf kg Körpergewicht um, so ergibt sich für Morphium eine verstärkte Empfindlichkeit des Säuglings, hier beträgt die Säuglingsdosis mit 0,1 mg/kg Körpergewicht nur $^2/_3$ der Erwachsenendosis. Die nach der Oberflächenregel berechnete Dosierung für Salicylate, Phenothiazine, Hydantoin und Thyreoidea siccata beträgt etwa das Doppelte der Erwachsenendosis. Atropin wird mit 23 μg/kg beim Säugling etwa 3mal so hoch dosiert wie beim Erwachsenen, desgleichen Phenobarbital mit 14 mg/kg (v. HARNACK 1965).

Bei der relativ niedrigen Krampfschwelle junger Säuglinge und Kleinkinder sind Analeptika mit besonderer Vorsicht zu dosieren und insbesondere als ungezielte Weckmittel bei Bewußtlosigkeit nicht indiziert.

Besondere Beachtung erfordert auch die *Insulin*-Empfindlichkeit erstmals behandelter, diabetischer Praekomata beim Kind. Bei einem Kleinkind gelingt es unter Umständen bei erstmaliger Insulingabe mit 4–6 E. einen Abfall des Blutzuckerspiegels von über 800 auf Werte um 100 mg/100 ml und darunter zu erreichen, was wir mehrfach selber beobachten konnten.

Andere Pharmaka wie beispielsweise *Diazepam* können beim Kind und auch beim Säugling erstaunlich hoch dosiert werden. Ähnliches gilt für die meisten Penicilline, insbesondere für Carbenicillin, das bis zu 1 g/kg Körpergewicht, in entsprechender Fraktionierung über den Tag verteilt, gegeben werden muß.

Bei der *Digitalisierung* junger Kinder ist zu beachten, daß die normale Herzfrequenz höher liegt als beim Erwachsenen und daß beispielsweise beim Säugling Pulswerte von 100/min nicht unterschritten werden sollten. Die Digitalisempfindlichkeit ist besonders bei jungen Säuglingen groß, und die Digitalisierung erfordert eine besonders sorgfältige Überwachung (u. a. HELWIG 1966).

Bei der *Infusionstherapie* sind die Zusammensetzung der Lösungen und die Toleranz bzw. der Bedarf der nötigen Infusionsmengen zu berücksichtigen. Hier ist eine besondere Überwachung der Infusionsgeschwindigkeit erforderlich, damit keine Abweichungen von der berechneten Menge vorkommen.

Der klinisch tätige Pädiater wird in der Regel die *gewichtsbezogene Dosierung* (Abb. 1) eines Medikamentes wählen, da ihm das Gewicht des stationär

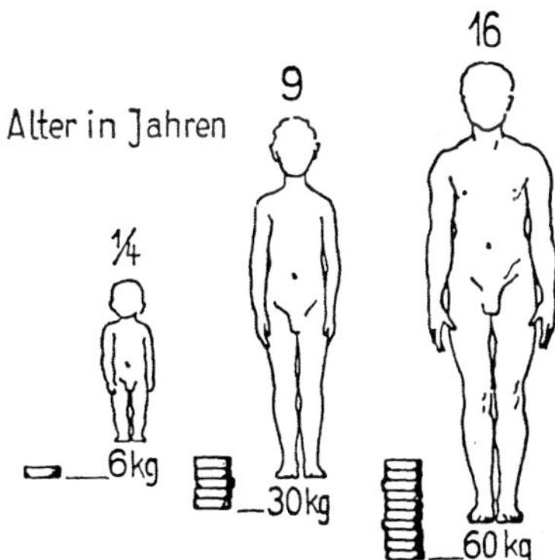

Abb. 1. Beispiel einer auf das Körpergewicht bezogenen Arzneimitteldosierung (nach v. HARNACK 1966)

behandelten Patienten stets vorliegt. Der vornehmlich mit Erwachsenen beschäftigte Kliniker und der in der Praxis tätige Arzt werden die *Dosierung in Relation zur Erwachsenendosis* (Tab. 1) vorziehen. Beide Verfahren sind durchführbar, erfordern aber die Kenntnis der Relationen und der Tatsache, ob ein bestimmtes Medikament in der entsprechenden Dosierung gegeben werden darf. In der Klinik ist es von besonderer Bedeutung, daß keine Dosisverwechslungen bei Kindern vorkommen, daher sollte die Dosierung immer vom Arzt eigenhändig, am besten auf der Fieberkurve, fixiert werden.

Tabelle 1. *Kinderdosis als Anteil der Erwachsenendosis nach der Oberflächenregel* (nach v. Harnack 1965)

Alter (Jahre)	Kinderdosis als Anteil der Erwachsenendosis nach der Oberflächenregel
$^1/_4$	$^1/_6$
$^1/_2$	$^1/_5$
1	$^1/_4$
3	$^1/_3$
$7^1/_2$	$^1/_2$
12	$^2/_3$

Dosisempfehlungen der Hersteller für verschiedene Altersstufen dürfen nicht kritiklos übernommen werden, da sie zu große Variationen beinhalten können und nicht unbedingt auf tatsächliche Erprobung bei Kindern, sondern nur auf Berechnung altersentsprechender Dosierung beruhen.

Dieser kurze Überblick über die Besonderheiten der Pharmakotherapie beim jungen Kind konnte in keiner Weise vollständig sein. Ich hoffe jedoch, Ihnen gezeigt zu haben, daß automatische Rückschlüsse vom Erwachsenen auf das Neugeborene und den Säugling nur ausnahmsweise erlaubt sind. Die pädiatrische Pharmakologie ist ein notwendiges Forschungsgebiet, von dem alle profitieren, die verantwortungsvoll kranke Kinder behandeln.

Zusammenfassung

Übersichtsreferat über die Besonderheiten der Arzneimittelapplikation, -wirkung und -dosierung bei Säuglingen und kleinen Kindern. Es wird auf mögliche andersartige Reaktionen aufgrund unreifer Organfunktionen insbesondere beim Neugeborenen und auf die altersadäquate Dosierung verschiedener Pharmaka eingegangen. Auf die Problematik der Arzneimittelprüfung beim Kind und die möglichen teratogenen Gefahren bestimmter Pharmaka wird hingewiesen. Es gibt keine einheitliche altersbezogene

Dosis-Wirkungs-Relation. Vielmehr müssen einzelne Substanzen relativ höher, andere niedriger als beim Erwachsenen dosiert werden. Am brauchbarsten ist die für jede Substanz individuell bestimmte gewichtsbezogene Dosierung.

Summary

The author gives a comprehensive survey of the applications, effects, and doses of drugs in infants and young children. He stresses the possibility of different qualitative and quantitative reactions due to immature organic functions, especially in the newborn. Problems of drug testing in children and teratogenesis are discussed.

There is no general age-dependent dose-response relationship. Some drugs need a relatively high, and others a low dosage compared with adult doses. The most useful, though not the best system is to give the dose for every substance on the basis of body weight.

Literatur

1. Augsberger, A.: Faustregel für die Arzneidosierung bei Kindern. Med. Klin. **47**, 14 (1952).
2. Bachmann, K. D.: Posttraumatischer Stoffwechsel der Körperflüssigkeiten im Kindesalter. Med. Mitt. (Melsungen) **39**, 139 (1965).
3. Best, W. R.: J. Amer. Med. Ass. **201**, 181 (1967).
4. Burmeister, W.: Z. Kinderheilk. **86**, 560 (1962).
5. Clark, A. J.: Handb. f. exp. Pharm. Erg. Bd. 4, Berlin 1937.
6. Dittmer, A., Seipelt, H.: Arzneiverordnung für das Kindesalter. Jena: VEB G. Fischer 1969.
7. Erdmann, G.: Arzneimittelallergie im Kindesalter. Mschr. Kinderheilk. **113**, 157 (1965).
8. — Arzneimitteldosierung im Kindesalter. Ther. d. Gegenw. **104**, 1352 (1965).
9. von Harnack, G.-A.: Arzneimitteldosierung im Kindesalter. Stuttgart: G. Thieme 1965.
10. — Experimentelle Untersuchungen über den altersadäquaten Arzneimittelbedarf im Kindesalter. Wiss. Z. Humboldt-Univ. Berlin, Math.-Nath. R. XIV (1965).
11. — Probleme der Arzneibehandlung im Kindesalter. Med. Welt 1966, S. 1779.
12. — Pädiatrische Dosistabellen. Stuttgart: Deutscher Apotheker-Verlag 1968.
13. — von Borcke, R.: Das kompilatorisch-statistische Verfahren zur Dosisermittlung im Kindesalter. Pädiat. Pädol. **1**, 27 (1965).
14. Hellbrügge, Th., Reiter, M.: Allgemeine pharmakologisch-klinische Gesichtspunkte der pädiatrischen Therapie. Aus Handbuch der Kinderheilkunde, Bd. II/2. Hrsg. von H. Opitz und F. Schmid. Berlin-Heidelberg-New York: Springer 1966.
15. Helwig, H.: Münch. med. Wschr. **107**, 1816 (1965).
16. — Therapie der Herzinsuffizienz beim Kind. Fschr. Med. **84**, 659 (1966).
17. — Handb. Kinderheilk. Bd. II 1966, S. 282.
18. — Inhalationstherapie in der Pädiatrie. Med. Mitt. (Melsungen) **41**, 147 (1967).

19. — Die Behandlung der Neugeborenen-Asphyxie. Med. Mitt. (Melsungen) **41**, 102 (1967).
20. — Sulfonamidanwendung unter speziellen Bedingungen. Ther. d. Gegenw. **106**, 1521 (1967).
21. Kindliche Entwicklungsstörungen nach Hormonbehandlung der Mutter während der Schwangerschaft. Ther. d. Gegenw. **106**, 624 (1967).
22. — Verträglichkeit und Wirksamkeit der hochdosierten Penicillinbehandlung eitriger Meningitiden im Kindesalter. Mschr. Kinderheilk. **116**, 121 (1968).
23. — Infusions- und Acidosetherapie. Mschr. Kinderheilk. **116**, 525 (1968).
24. — Die Asphyxie des Neugeborenen und ihre Behandlung. Anaesthesist **17**, 163 (1968).
25. — Antibiotika-Behandlung beim Kind. Ärztl. Fortbildung **18**, 93 (1968).
26. HÜTHER, W.: Dosierung von Arzneimitteln im Kindesalter. Dtsch. Apoth.-Ztg. **102**, 1250 (1962).
27. KAUFMANN, H. J.: Medikamentöse Nebenwirkungen in der Pädiatrie. Ann. paediat. (Basel) **197**, 467 (1961).
28. — Zum Problem der fetalen, medikamentösen Nebenwirkungen. Medikamentöse Pathogenese fetaler Mißbildungen, Symposium Liestal 1963; pp. 80–98. Basel-New York: Karger 1964.
29. — Die Gefährdung des Neugeborenen durch Medikamente. Pädiat. Prax. **4**, 1–6 (1965).
30. LAURITZEN, C., LEHMANN, W.-D.: Die Bedeutung der Steroidhormone für die Entstehung von Hyperbilirubinämie und Icterus neonatorum. Z. Kinderheilk. **95**, 143 (1966).
31. LENZ, W.: Zur Frage der exogenen Entstehung schwerer Extremitätenmißbildungen. Diskussionsbemerkung. Tag. d. Rhein.-Westf. Kinderärztevereinigung in Düsseldorf, 1961.
32. LUCEY, J. F.: Primates, Drugs and fetal safety. Pediatrics **32**, 953 (1963.
33. POMP, H., SCHNORR, M., NETTER, K.-J.: Untersuchungen über die Arzneimitteldemethylierung in der fetalen Leber. Dtsch. med. Wschr. **94**, 1232 (1969).
34. SCHLEGEL, D.: Zahnschäden infolge Tetracyclin-Therapie. Fortschr. Med. **84**, 925 (1966).
35. SCHMID, F.: Körperlänge und Körpergewicht. Daten zur Beurteilung im Wachstumsalter. Fortschr. Med. **79**, 505 (1961).
36. SHIRKEY, H.: in Pediatric Therapy, edited by H. C. SHIRKEY; St. Louis: Mosby 1964.
37. STEPHAN, U.: Anfallsauslösende Nebenwirkungen von Medikamenten. Mschr. Kinderheilk. **112**, 237 (1964).
38. TAUSSIG, H. B.: A study of the german outbreak of phocomelia. J. Amer. Med. Assoc. **180**, 1106 (1962).
39. WISSLER, H.: Arzneimittelallergie im Kindesalter. Pädiatr. Prax. **2**, 123 (1963).
40. WURMBACH: Zur Frage der teratogenen Wirkung von Schlafmitteln. Dtsch. Ärztebl. 1965, S. 2655.

Akute Elementargefährdung und Reanimation des Neugeborenen

W. Franke, W. Jonatha und **P. Emmrich**

Abteilung für Anaesthesiologie (Leitung: Prof. Dr. F. W. Ahnefeld), Frauenklinik (Leitung: Prof. Dr. K. Knörr und Prof. Dr. Ch. Lauritzen) der Universität Ulm und Kinderklinik (Leitung: Prof. Dr. U. Köttgen) der Johannes Gutenberg-Universität Mainz

Der von H. Baur geprägte Begriff der akuten Elementargefährdung hat nicht nur für die Erwachsenenmedizin Gültigkeit, sondern auch für den Bereich der Neonatologie. Von den letzten Tagen vor bis zu den ersten Tagen nach der Geburt ist die gefährlichste Phase des Lebens zu überstehen. Darum ist die Kooperation zwischen den beteiligten Fachgebieten Anaesthesie, Gynäkologie und Pädiatrie besonders wichtig.

Für den Gynäkologen gilt es, frühzeitig eine intrauterine Gefährdung zu erkennen und den Anaesthesisten und Pädiater rechtzeitig zu unterrichten. Nur so kann eine sinnvolle kooperative Behandlung resultieren.

In den letzten Jahren sind einige Methoden zur Verifizierung einer intrauterinen Lebensgefährdung neu entwickelt worden (Tab. 1).

Hierzu gehören:

1. Ultraschalldiagnostik zur Placentalokalisation und Bestimmung der kindlichen Kopfgröße,
2. Amnioskopie, um die Fruchtwasserbeschaffenheit zu beurteilen,

Tabelle 1. *Möglichkeiten zur Überwachung des Kindes vor der Geburt*

Überwachung des Kindes *ante* partum
1. Ultraschalldiagnostik (Placentalokalisation u. Bestimmung der kindl. Kopfgröße)
2. Amnioskopie (Fruchtwasserbeschaffenheit)
3. Fruchtwasserspektrographie (Titer der Bilirubinoide bei Rh-Inkompatibilität)
4. Östrogene im 24 h-Urin, wiederholte Bestimmungen (Funktion der feto-placentaren Einheit)
5. Cardiotocographie, (evtl. mit Syntocinon-Empfindlichkeitstest)

3. Fruchtwasserspektrographie zur Bestimmung des Titers der Bilirubinoide bei Rh-Inkompatibilität,
4. wiederholte Bestimmung der Östrogene im 24 h-Urin, um sich ein Bild von der Funktion der feto-placentaren Einheit machen zu können und
5. Cardiotocographie, evtl. mit Syntocinon-Empfindlichkeitstest.

Abgesehen davon ist es erforderlich, daß sich die Mutter in einem guten Allgemeinzustand befindet bzw. dieser wiederhergestellt wird. Bestehende Erkrankungen, z. B. Diabetes, Hochdruck, Herz- oder Lungenerkrankungen und vor allem Gestosen, müssen rechtzeitig und optimal behandelt werden.

Während der Geburt kann ein gefährdetes Kind mit Hilfe der Cardiotocographie, wiederholter Mikroblutuntersuchungen und gegebenenfalls durch Herzaktionsüberwachung mit Hilfe geeigneter Monitoren beobachtet werden (Tab. 2).

Tabelle 2. *Möglichkeiten zur Überwachung des Kindes während der Geburt*

Überwachung des Kindes *intra* partum
1. Cardiotocographie (Überwachung der kindl. Herzaktion u. der Wehentätigkeit)
2. Mikroblutuntersuchungen nach Saling (mehrmals; Beurteilung des kindl. Säure-Basen-Haushaltes)
3. EKG-Dauerüberwachung des Kindes

Wird eine ernste kindliche Gefährdung festgestellt, ist der Geburtshelfer verpflichtet, die Geburt rasch und so schonend wie möglich zu beenden, denn bisher ist es erst vom Moment der Geburt an möglich, das Kind direkt zu behandeln. Diese Behandlung kann bereits eingeleitet werden, bevor die Nabelschnur durchtrennt worden ist, also noch zwischen den Beinen der Mutter.

Neugeborene sind vor allem durch insuffiziente Respiration und durch respiratorische umd metabolische Acidose gefährdet, da die Kompensationsmechanismen bereits während des Geburtsvorganges – bei pathologischen Geburten besonders stark – in Anspruch genommen worden sind. Daraus resultiert, daß die Substitution der Atemfunktion und die Behandlung so früh wie möglich erfolgen muß. Noch vor Abnabelung des Kindes kann die erste Behandlung der Acidose durch Pufferinjektion in die Nabelvene stattfinden. Gleichzeitig kann nach Freimachung der Atemwege mit der Beatmung begonnen werden.

Zur Puffertherapie stehen Natriumbikarbonat oder Trispuffer zur Verfügung. Welchem von beiden der Vorzug zu geben ist, wird zur Zeit noch heftig diskutiert. Neuerlich scheint das Natriumbikarbonat wieder an Boden zu gewinnen. Die von SALING angegebene 7%ige Trispufferlösung, hergestellt aus 2 ml 40%iger Trislösung und 10 ml 10%iger Glucose, hat sich vor allem für die initiale Blindpufferung bewährt. Dabei werden 4 ml/kg KG langsam in die Nabelvene injiziert. Verwendet man stattdessen Natriumbikarbonat, so sollten 1–2 mval/kg KG, verdünnt in 10%iger Glucose, als Blindpufferung gegeben werden. Dieses Vorgehen ist bei allen Risikogeburten gerechtfertigt und hat oft lebensrettenden Charakter, da die Kinder nach Risikogeburten praktisch immer eine kombinierte respiratorisch-metabolische Acidose aufweisen (Tab. 3).

Tabelle 3. *Möglichkeiten zur Blindpufferung des Neugeborenen bei nachgewiesener oder auch bei zu vermutender metabolischer Acidose*

1. 7%ige Trispuffer-Lösung (nach SALING)
   (2 ml 40%iger Trispuffer + 10 ml 10%ige Glucose)
   Dosierung: 4 ml/kg geschätztes Körpergewicht

oder

2. 8,4%iges oder 4%iges Natriumbikarbonat,
   verdünnt mit gleicher Menge 10%iger Glucose
   Dosierung: 2 mval/kg geschätztes Körpergewicht

Der endgültige Ausgleich der metabolischen Acidose erfolgt dann protrahiert nach den Laborwerten. Die nach der bekannten Formel errechnete Natriumbikarbonatmenge wird zur Hälfte – mit der gleichen Menge Glucose verdünnt – langsam injiziert, und die andere Hälfte wird einer Infusion von 100 ml 10%iger Glucose zugesetzt. Die Infusion mit Hilfe eines Perfusors ermöglicht eine zeitlich genaue Dosierung. Wiederholte Kontrollen des Säure-Basen-Haushaltes sind erforderlich, da die einmalige Bestimmung der Astrup-Werte lediglich eine Momentaufnahme eines ständig im Fluß befindlichen Geschehens darstellt. Wird bei der ersten Puffer-Infusion bereits ein vollständiger Ausgleich angestrebt, so besteht die Gefahr der Überkorrektur.

Zur Substitution der Atemfunktion im Rahmen der primären Reanimationsmaßnahmen unmittelbar nach der Geburt ist ein einfacher, manuell zu bedienender Resuscitator ausreichend. In Ulm arbeiten wir seit fast 2 Jahren mit dem Baby-Ambu-Beutel. Bedient man den Baby-Ambu-Beutel nur mit Daumen und Zeigefinger, so entsteht beim intubierten Neugeborenen an der Tubusspitze ein Druck von ca. 30 mmHg. Wird der Beutel mit 3, 4 oder 5 Fingern komprimiert, so erhöht sich der Beatmungsdruck um 3–5 mmHg. Die Aufrechterhaltung eines Druckplateaus ermöglicht eine Verbesserung der Entfaltung einer atelektatischen Neugeborenenlunge.

Dieses einfache, funktionssichere und leichte Gerät ist praktisch überall, auch in der Hausgeburtshilfe, einsetzbar.

Führt ein kurzdauernder Beatmungsversuch über eine Maske nicht unmittelbar zum Erfolg, soll nach schneller endotrachealer Absaugung unter Sicht die Intubation vorgenommen werden. Weiche, anpassungsfähige, aber trotzdem stabile Tuben, z. B. Portex-Tuben oder Tuben aus Rüschelit erfüllen am besten ihren Zweck. Erfahrene Neonatologen und Anaesthesisten empfehlen auch als Routinemethode die nasotracheale Intubation, weil bei länger dauernder Beatmung Tubusfixation und Mundpflege leichter sind. Der Querschnitt des einzuführenden Tubus ist allerdings durch die lichte Weite des Nasenloches limitiert. Wer darin nicht geübt ist, sollte sich auf die orotracheale Intubation beschränken, die im Rahmen der ersten Sofortmaßnahmen wohl nach wie vor die dominierende Rolle spielt. Ist eine längere Beatmung notwendig, so müssen geeignete Respiratoren zur Verfügung stehen. Die Univ.-Kinderklinik Mainz hat sehr gute Erfahrungen mit dem Engström-Respirator, dem Bennett-PR2-Respirator und mit dem Bird-Respirator gemacht, die mit den notwendigen Baby-Zusatzeinrichtungen und mit genauen Sauerstoffdosierungsvorrichtungen ausgerüstet sein müssen.

Schwere Asphyxien werden heute allgemein als hochgradige Schockzustände aufgefaßt. Dementsprechend ist eine geeignete Volumensubstitution durchzuführen. Untersuchungen an der Mainzer Univ.-Kinderklinik haben den Wert der Anwendung von 10%igem NaCl-freiem Rheomacrodex unterstrichen. Initial sollten je nach klinischem Befund 1–2 ml/kg KG gegeben werden. Bei Bedarf kann man unmittelbar nachfolgend die Dosis wiederholen, jedoch sollten 15 ml als Gesamtinitialdosis nicht überschritten werden. Nach 60–90 min (Halbwertzeit!) ist eine erneute Rheomacrodex-Gabe möglich bzw. kann eine biologische Substitution mit Plasma oder Blut erfolgen. Bei Rheomacrodex-Gabe ist auf ausreichende Zufuhr freien Wassers z. B. in Form von Glucoselösung zu achten.

Im Rahmen der Asphyxiebehandlung ist eine Verbesserung der pulmonalen Perfusion wünschenswert. Nach Untersuchungen von KEUTH u. Mitarb. leistet hier allein die Puffertherapie bereits einen signifikanten Beitrag. Außerdem wurde, vorwiegend aus theoretischen Überlegungen heraus, Alupent in einer Dosierung von 0,1 mg/kg KG empfohlen (BACHMANN, BECK, EWERBECK und WULF; HELWIG). Neuerdings wurden von KEUTH sehr gute Ergebnisse mit Complamin in einer Dosierung von 50 mg/kg KG erzielt. Ein Vergleich mit Alupent ist noch nicht veröffentlicht. Immerhin scheint mit Complamin ein besserer pO_2-Anstieg im Aortenblut erzielbar zu sein.

Gefährdete Neugeborene sollten umgehend mit einem Nabelkatheter versehen werden. Der Nabelvenenkatheter erreicht in der Regel nach 7–10 cm die Vena cava, der Nabelarterienkatheter nach 10–12 cm die Aorta descendens oder den A. ilica-Bereich. Die erforderliche Antibiotika-Abschirmung wird zweifach mit Ampicillin und Oxacillin oder dreifach mit Ampicillin, Oxacillin und Colistin vorgenommen.

Die umfangreichen Aufgaben, die im Rahmen der Geburtshilfe bei Risikogeburten zu erfüllen sind, machen eine reibungslose interdisziplinäre Zusammenarbeit unbedingt erforderlich. Dem Gynäkologen bleibt in solchen Fällen oft nur die Wahl, entweder das Kind zu behandeln und die Mutter liegen zu lassen oder die gefährdete Mutter zu behandeln und das Kind unbehandelt zu lassen. Die Gegenwart eines in diesen Dingen ausreichend sachkundigen Pädiaters ist zur Zeit nur an wenigen Kliniken realisierbar. Der Anaesthesist ist aufgerufen, hier eine bedeutende Lücke zu schließen, zumal oft gefährdete Neugeborene von gefährdeten Müttern geboren werden und für beide die Anwesenheit eines in der Erhaltung und Wiederherstellung vitaler Funktionen Geübten erforderlich ist. Es kommt darauf an, daß sowohl von den Anaesthesisten wie von den Pädiatern die erforderlichen Maßnahmen sofort und sachkundig durchgeführt werden und daß die Versorgungskette auch hier einschließlich des Transportes lückenlos wird.

Zusammenfassung

Es werden die Möglichkeiten genannt, ein Kind ante und intra partum zu überwachen und eine ernste Gefährdung frühzeitig zu erkennen. Wird ein Kind asphyktisch geboren, so muß diese akute Elementargefährdung sowohl von respiratorischer wie auch von metabolischer Seite her sofort behandelt werden. Die Grundsätze der Beatmungstherapie und der Acidosebehandlung zu diesem Zeitpunkt werden dargestellt. Ferner wird auf die erforderliche Volumensubstitution sowie auf die Möglichkeit der Anwendung vasodilatierender Stoffe eingegangen. Die Notwendigkeit der optimalen Kooperation zwischen den beteiligten Fächern Anaesthesie, Geburtshilfe und Pädiatrie wird unterstrichen.

Summary

The possibilities of monitoring the fetus before and during labour are summarized. When an asphyctic infant is born, it is necessary to start at once to treat the resulting respiratory and metabolic disturbances. The basic principles are explained of the treatment of hypoxia, respiratory and metabolic acidosis and intravascular volume deficit, together with administration of vasodilators in this situation. The need for optimum cooperation between anaesthetists, obstetricians and pediatricians is emphasized.

Literatur

BACHMANN, K. D., BECK, L., EWERBECK, H., WULF, H.: Empfehlungen für die optimale Versorgung des Neugeborenen. In: Prophylaxe und Therapie perinataler Fruchtschäden. Herausgegeben von H. EWERBECK, R. ELERT und V. FRIEDBERG. Stuttgart: Thieme 1967.

BAUR, H.: Klinische Bedeutung des Säure-Basen-Haushaltes. Anaesth. u. Wiederbeleb. **13**, 16–29 (1966).

HELWIG, H.: Die Behandlung der Neugeborenen-Asphyxie. Med. Mitt. (Melsungen) **41**, 102–114 (1967).

KEUTH, U., KÖHLER, H.: Untersuchungen zur Wirkung von Complamin beim Membransyndrom der Früh- u. Neugeborenen. Mschr. Kinderheilk. **116**, 255–257 (1968).

— WAIBLINGER, H. G.: Untersuchungen zum pulmonal-vasculären Soforteffekt von Natriumbikarbonat beim Membransyndrom der Früh- und Neugeborenen. Z. Kinderheilk. **106**, 89–99 (1969).

— RAZEGHI, H.: Der Effekt von Complamin auf den arteriellen pO_2 beim Membransyndrom und beim Aspirationssyndrom der Früh- und Neugeborenen. Mschr. Kinderheilk. **117**, 81–84 (1969).

— Pers. Mitteilung.

SALING, E.: Das Kind im Bereich der Geburtshilfe. Stuttgart: Thieme 1966.

Erstversorgung Neugeborener nach Schnittentbindungen*

H. Maus und **J. Shában**

Univ.-Frauenklinik Heidelberg
(Direktor: Prof. Dr. J. Zander)

Fast jede 2. Schnittentbindung erfolgt wegen direkter akuter Gefahr für das Kind. Die Ursachen sind mannigfaltig und nicht selten miteinander kombiniert. Diese Tatsachen weisen auf die Bedeutung hin, die der Erstversorgung Neugeborener nach Schnittentbindungen zukommt.

Wir haben uns die Aufgabe gestellt, die Erstversorgung Neugeborener in ihren Möglichkeiten und Grenzen aufzuzeigen, unter besonderer Berücksichtigung des postnatalen Verlaufs.

Material und Methodik zur Erstversorgung

Die Schnittentbindungen unserer Klinik der letzten 2 Jahre wurden einer Prüfung unterzogen.

Von 293 Schnittentbindungen mit 304 Kindern wurden 140 = 48% wegen akuter geburtshilflicher Notfallsituationen vorgenommen. Nur in 20% dieses Krankengutes war jedoch aufgrund der gegebenen geburtshilflichen Situation mit guten Apgarwerten zu rechnen.

Alle Schnittentbindungen wurden in Intubationsnarkose durchgeführt unter Verwendung von Thiopental oder Propanidid mit Sauerstoff/Lachgas 1:1 bis zur Abnabelung.

Zur Erstversorgung gehörte vor allem die Behandlung der sog. Neugeborenenasphyxie, bestehend aus respiratorischen Maßnahmen, Pufferung der metabolischen Acidose mit Natrium-Bicarbonat, Energiezufuhr durch Injektion von Glucose und ggf. zusätzlichen Versuchen zur Eröffnung der Gefäßperipherie mit Alupent. Bei der Erstversorgung war zumeist ein Pädiater anwesend.

Zusätzliche Maßnahmen waren 6mal erforderlich bei Rh-Unverträglichkeit und 7mal bei Diabetes der Mutter. Diese Neugeborenen wurden in die Kinderklinik verlegt zum Zwecke der Austauschtransfusion bzw. zur Stabilisierung und Überwachung des Blutzuckerspiegels.

* Einen Teil der Verlaufsdaten verdanken wir der Univ.-Kinderklinik Heidelberg (Direktor: Prof. Dr. H. Bickel).

Ergebnisse

In Tabelle 1 sind die nach Indikationen geordneten Notfall-Sectiones aufgeführt. Fast die Hälfte der akuten Notfälle zeigte gute Apgarwerte nach 1 min.

Tabelle 1. *Notfall-Sectiones. UFK Heidelberg 1. 7. 1967–30. 6. 1969*

Indikationen	Anzahl der Kinder	Apgar nach 1′			Apgar nach 6′			Kompli-kationen		Post-natal. Tod	Intrau-terin. Tod
		1–3	4–6	7-10	1–3	4–6	7-10	ohne	mit		
Pl. praevia + tiefer Sitz	28	14	2	11	3	–	24	16	8	3	1
Vorz. Lösung	8	1	1	2	–	–	4	1	3	–	4
Nabelschnur-vorfall	7	2	1	4	–	–	7	7	–	–	–
Praeeklampsie	13	3	2	7	–	–	12	12	–	–	1[a]
Eklampsie	6	2	1	2	–	–	5	3	2	–	1
Übertragung	10	4	–	6	–	–	10	8	2	–	–
Fieber	10	1	1	8	–	–	10	9	1	–	–
Drohende intraut. Asphyxie	10	3	1	6	1	–	9	7	2	1	–
Lage u. Haltungs-Anomalien	27	11	6	9	1	–	25	15	10	1	1
Mißverhältnis	8	3	2	3	–	–	8	6	2	–	–
Rh-Inkomp.	2	2	–	–	1	1	–	–	–	2	–
Droh.Ut. Rupt.	8	2	1	4	–	–	7	4	3	–	1
Gedeckte Ut. Ruptur	1	–	–	1	–	–	1	1	–	–	–
Diabetes	1	1	–	–	1	–	–	–	–	1	–
Chorio-amnionitis	1	–	–	–	–	–	–	–	–	–	1

[a] plus Chorioamnionitis.

4 von insgesamt 10 intrauterinen Todesfällen sahen wir bei vorzeitiger Placentalösung, die übrigen 6 waren ziemlich gleichmäßig verteilt auf die übrige Skala der akuten Notfälle.

5% der Neugeborenen, die *gute* Apgarwerte erwarten ließen, zeigten wider Erwarten schlechte Apgarwerte 1 min nach der Geburt. Eine geburtshilfliche Ursache war hierfür nicht mit Sicherheit erkennbar. Diese 3 Neugeborenen erholten sich rasch.

Tabelle 2 zeigt die prozentuale Verteilung der Apgarwerte nach 1 min und 6 min im Gesamtkollektiv. Jedes 4. Kind gehörte zunächst zu den

3 schlechtesten Apgargruppen. Hierzu gehörten auch die postnatalen Todesfälle. Innerhalb von 6 min erreichten 96% des Gesamtkollektivs Apgar 7 bis 10. Auf die schlechten Überlebenschancen der Neugeborenen mit Apgar unter 7 zu diesem Zeitpunkt kommen wir noch zurück.

Tabelle 2. *Prozentuale Verteilung der Apgar-Werte bei 293 Sectiones mit 304 Kindern. UFK Heidelberg 1. 7. 1967–30. 6. 1969*

	0	1	2	3	4	5	6	7	8	9	10
Apgar 1′	3,3	5,4	13,8	6,4	5,4	2,37	3,38	4,4	14,85	11,8	28,6
Apgar 6′	—	0,35	1,06	0,7	—	1,4	0,35	3,9	5,3	7,4	79,5

Der Säure-Basen-Haushalt bei *un*gepufferten Neugeborenen mit Apgar 1, 2, 3 zeigte bei einem Teil dieser Kinder eine hochgradige metabolische Acidose. Die spontane Rückbildungstendenz scheint sehr unterschiedlich zu sein. Noch nach vielen Stunden konnte man ausgeprägte Acidosen nachweisen. Andererseits gab es Kinder mit schlechtesten Apgarwerten und nur geringer metabolischer Acidose.

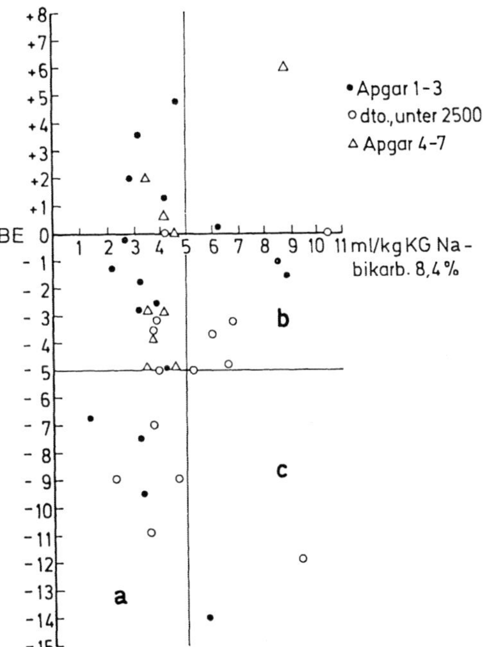

Abb. 1. Base-Excess-Werte bei 40 überlebenden Neugeborenen (Sectio caes.) nach blinder Pufferung mit Bikarbonat

77% der Neugeborenen mit Apgar 1–4 wurden intubiert und beatmet, 5,4% über Maske beatmet. Intubationsschäden sind nicht bekannt geworden. Langfristige Beatmungen wurden bei 6 Neugeborenen eingeleitet. Diese starben zwischen 5 und 48 Std nach der Geburt, davon 3 an Unreife, 2 an den Folgen intrauteriner Asphyxie, 1 an Rh-Inkompatibilität.

Das Diagramm zeigt die BE-Werte nach blinder Pufferung mit Bikarbonat, in Relation zur verabreichten Pufferdosis in mval/kg KG (Abb. 1).

Nach primär *blinder* Pufferung mit 3–4 mval/kg KG Natriumbikarbonat lagen 60% der nachträglich bestimmten Base-Exzeßwerte zwischen 0 und — 5 mval/l, 26% waren acidotischer, 14% metabolisch alkalotisch. Puffermengen unterhalb 3 mval/kg KG hatten gelegentlich bereits eine Alkalose zur Folge. Sieht man bei Neugeborenen mit Apgar 1–3 als obere Dosis bei *einzeitiger* blinder Pufferung 5 mval/kg KG an und akzeptiert man *zunächst* nachfolgende BE-Werte zwischen 0 und — 5, dann liegen oberhalb dieses Dosierungs- und unterhalb dieses metabolischen Bereiches BE-Werte, die a) bei normaler Dosierung zu acidotisch sind, die b) bei höherer Dosierung innerhalb des akzeptablen metabolischen Bereiches liegen und c) schließlich solche, die trotz höherer Dosierung noch stark acidotisch sind.

60% der Neugeborenen dieser 3 Bereiche a)–c), zumeist mit kompliziertem postnatalen Verlauf, hatten ein Gewicht von weniger als 2500 g, das sind $^2/_3$ aller Kinder unter 2500 g in diesem Diagramm.

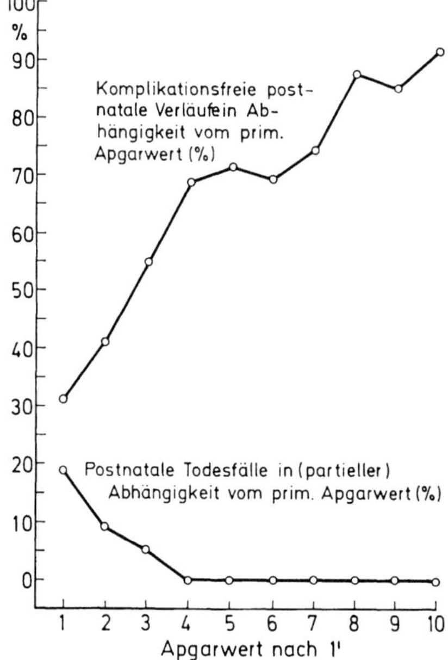

Abb. 2. Komplikationsfreie postnatale Verläufe und postnatale Todesfälle jeweils in Abhängigkeit vom Apgarwert

Keines der untergewichtigen Kinder war zu stark gepuffert, mit 4 mval/kg waren sie eindeutig unterdosiert.

Neugeborene mit Apgar 4–7 zeigten nach üblichen initialen Pufferdosen keine höheren Acidosewerte, wohl wurden Alkalosen beobachtet.

Die Korrektur der metabolischen Acidosen bei den überlebenden Neugeborenen gelang mühelos binnen weniger Stunden, ca. 40% dieser Kinder waren dabei passager metabolisch alkalotisch. Nachteilige Folgen der Überpufferung waren nicht erkennbar.

Die postnatale Komplikationshäufigkeit in Abhängigkeit vom *primären* Apgarwert ist dargestellt in Abb. 2. Nach Apgar 1 gibt es nur 30% komplikationsfreie Verläufe, nach Apgar 10 dagegen 95%. Diese Abhängigkeit vom primären Apgarwert hat auch dann Gültigkeit, wenn *sekundär* gute Apgarwerte (9 oder 10) erreicht werden (Abb. 3). Auf respiratorische Kom-

1′	6′	Respirator. Komplikat.
1– 6	9–10	11,0 %
7–10	9–10	6,25 %

Abb. 3. %-Sätze respirator. Komplikationen nach Erreichen guter Apgarwerte (6′) in Abhängigkeit von guten u. schlechten Ausgangswerten (1′)

Tabelle 3. *Komplikationen bei Neugeborenen nach 293 Schnittentbindungen. UFK Heidelberg 1. 7. 1967 bis 30. 6. 1969*

	Anzahl	%
Atemnot-Syndrom	27	29,4
Cyanose	9	9,8
Stöhnen	4	4,35
Aspiration	8	8,7
Stridor	4	4,35
Apnoe	1	1,1
Pneumonie	2	2,2
Anämie	4	4,35
Bilirubin ↑	10	10,8
Krämpfe	6	6,5
Muskelhypotonie	4	4,35
Cerebralschäden?	2	2,18
Hypocalcämische Krämpfe	2	2,18
Blutzucker ↓	2	2,18
Erbrechen	2	2,18
Melaena	2	2,18
Bradykardie	1	1,1
Tachykardie	1	1,1
Pyurie	1	1,1
	92	100,0

plikationen bezogen, fanden wir 11% Komplikationen nach schlechten Ausgangswerten, aber nur 6,25% nach guten Ausgangswerten. Die Aufschlüsselung der Komplikationen (Tab. 3) zeigt, daß 60% respiratorischer Art sind, wobei das ANS zahlenmäßig obenan steht. Von den normalgewichtigen Kindern hatten 18% postnatale Komplikationen, von den Neugeborenen unter 2500 g dagegen 52%. 8 von 294 Kindern sind *postnatal verstorben*, davon allein 5 mit einem Geburtsgewicht unter 2500 g. Es bestehen enge Beziehungen zwischen postnataler Mortalität und Apgarwerten. Tabelle 4 gibt hierüber Auskunft. Neugeborene der Apgarwerte 1, 2, 3 sterben mit hoher Wahrscheinlichkeit, wenn sie nicht binnen 6 min gute Apgarwerte erreichen. Apgar 4 bedeutet einen prognostischen Wendepunkt, die Neugeborenen erreichen nunmehr gute Apgarwerte nach 6 min, postnatale Todesfälle fehlen.

Die Todesursachen der 6 langzeitbeatmeten Kinder sind bereits genannt. Ein 7. Kind starb an Unreife, ein 8. an den Folgen der Rh-Unverträglichkeit.

Tabelle 4. *Apgarwerte nach 1′ und 6′ bei 293 Schnittentbindungen. UFK Heidelberg 1. 7. 1967–30. 6. 1969*

		Apgar nach 6′									
		1	2	3	4	5	6	7	8	9	10
Apgar nach 1′	1	†	†			1	† 1	3	2	2	4
	2		† †	†		† 1		4	9	7	14
	3			†				2	1	5	8
	4								3	1	10
	5									1	7
	6									2	8
	7									1	11
	8										41
	9							1			36
	10										89

Folgerungen

Die therapeutischen Möglichkeiten der Erstversorgung im eigenen Material sind begrenzt durch Unreife des Neugeborenen und irreversible Schädigungen bei intrauteriner Asphyxie und Rh-Inkompatibilität.

Sorgfältig erhobene Apgarwerte geben im Einzelfall recht zuverlässige Hinweise auf die Überlebenschancen des Neugeborenen und die Häufigkeit postnataler Komplikationen.

Niedrige Apgarwerte können mit unbedeutenden Acidosen korreliert sein. Hieraus erklärt sich die große metabolische Streubreite nach blinder Pufferung. Bei gegebener Veranlassung sollte die metabolische Situation frühzeitig bekannt sein.

Zusammenfassung

Untersuchungen über die Erstversorgung Neugeborener nach Schnittentbindungen zeigen, daß die therapeutischen Möglichkeiten der Erstversorgung im eigenen Material begrenzt sind durch Unreife des Neugeborenen und irreversible Schädigungen bei intrauteriner Asphyxie und Rh-Inkompatibilität. Sorgfältig erhobene Apgarwerte geben im Einzelfall recht zuverlässige Hinweise auf die Überlebenschance des Neugeborenen und die Häufigkeit postnataler Komplikationen. Niedrige Apgarwerte können mit unbedeutenden Acidosen korreliert sein. Hieraus erklärt sich die große metabolische Streubreite nach blinder Pufferung. Bei gegebener Veranlassung sollte die metabolische Situation frühzeitig bekannt sein.

Neugeborene mit Apgar 1–3 nach Schnittentbindungen sind besonders gefährdet. In diesen Apgargruppen findet man die meisten und bedrohlichsten postnatalen Komplikationen, ferner sämtliche postnatale Todesfälle. Jedes 10. Neugeborene der 3 niedrigsten Apgargruppen ist trotz intensiver Bemühungen verstorben.

Summary

Investigations among our own patients of the early care of infants delivered by cesarean section have shown that the therapeutic possibilities are limited by the immaturity of the infants and the irreversible damage caused by intrauterine asphyxia and Rh-incompatibility. Carefully recorded Apgar scores give a reasonably good indication of the chance of survival of the individual infant and the frequency of postnatal complications. Low scores may be correlated with mild acidosis. This explains the wide range of pH-values found after blind buffering. Therefore it is advisable to obtain early information about the metabolic situation. It is shown that newborns delivered by caesarean section with an Apgar score between 1 and 3 are in grave danger; this group includes the most complications, particularly those endangering life, and all postnatal deaths. One in ten infants in the three lowest Apgar groups died, despite the most intensive care.

Nachtrag bei der Korrektur von H. Maus

Zur Erstversorgung der Neugeborenen wird eine nach eigenen Angaben zusammengestellte *Reanimationseinheit*[1] verwendet (Abb. 4). Als

[1] Montage Firma K. H. Dosch, Heidelberg.

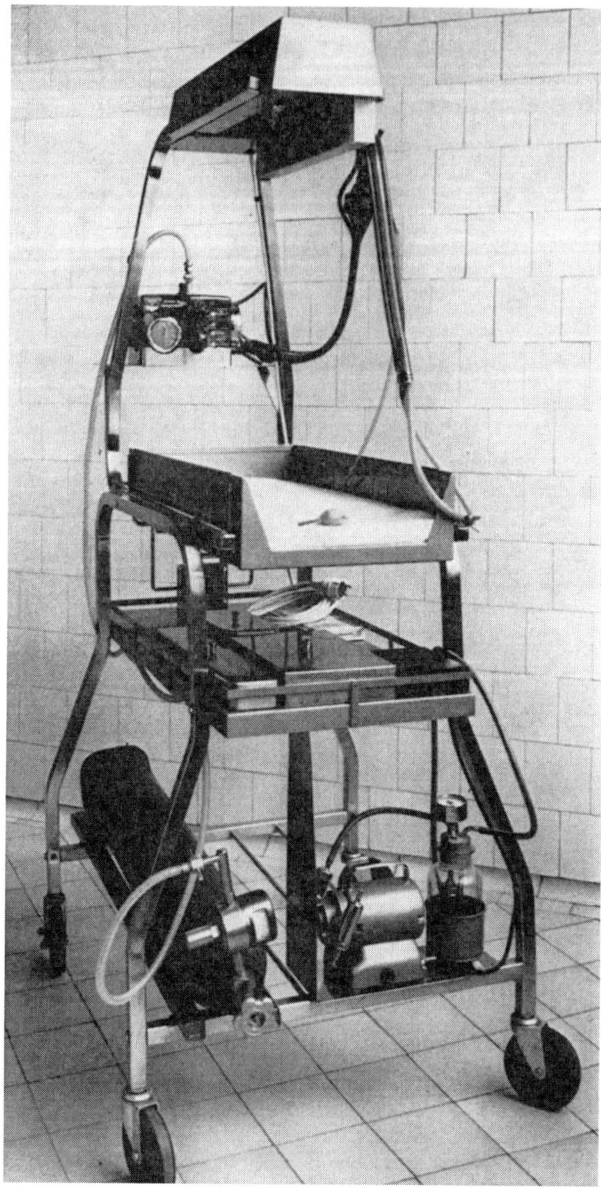

Abb. 4. Fahrbare Reanimationseinheit für Neugeborene

Grundkörper dient der *fahrbare* und *in 3 Wärmestufen regulierbare Infant Warmer* der Firma Air-Shields, ergänzt durch das *Beatmungsgerät Bird Mark 8* mit Neugeborenen-Beatmungsteil, *Halterung für 11 l-Sauerstoff-*

flasche, *Elektrosauger* und *Beleuchtung*. Der Bird Mark 8 ist voreingestellt auf eine Beatmungsfrequenz von ca. 35/min, einen inspiratorischen Beatmungsdruck von 20 cm WS, einen exspiratorischen Sog von 2 cm WS und eine relative Inspirationszeit zwischen 5 und 7. Funktion und Voreinstellung des Beatmungsgerätes werden mit einem selbstgefertigten Prüfbeutel von 20 ml Inhalt kontrolliert. Das Beatmungsgerät kann durch einfaches Hochziehen aus seiner Halterung ausgebaut werden. Der Fuß der Sauerstoffflasche ist auf einem fahrbaren Sockel gelagert, der auf 2 Schienen läuft. Zum Auswechseln wird die Sauerstoffflasche am Flaschenhals angehoben und nach vorn gezogen. Der Elektrosauger (Mignon, Firma Medap) entwickelt einen Sog von 8 m WS. Zur Beleuchtung dient eine 15-W-Leuchtröhre, die nach beiden Seiten hin abgeblendet ist. Auf der Ablagefläche sind Intubationsbesteck, Absaugekatheter, Nabelvenenbesteck, Pufferlösungen, Glukoselösung, Medikamente, Injektionsspritzen und Kanülen untergebracht. Nach der Erstversorgung kann das Neugeborene auf dem Infant Warmer unter relativ günstigen Wärmebedingungen in den Kreißsaal transportiert werden. Diese Wiederbelebungseinheit hat sich seit über 1 Jahr bei mehr als 150 Schnittentbindungen bestens bewährt.

Das „Hyalin-Membran-Syndrom" der Früh- und Neugeborenen — Ätiologie und Überlegungen zur Frage einer kausalen Therapie aus der Sicht des Anaesthesisten

Ch. Stolz

Institut für Anaesthesiologie der Universität Tübingen
(Direktor: Prof. Dr. R. Schorer)

Das Hyalin-Membran-Syndrom der Früh- und Neugeborenen, das sich klinisch in einer ausgeprägten Cyanose und Dyspnoe unmittelbar nach der Geburt äußert und morphologisch durch das Auftreten von Atelektasen und Membranen gekennzeichnet ist, wird auch heute noch häufig als die Folge einer intra- und postpartalen Asphyxie angesehen [17, 21]. Diese Vorstellung kann auch im Hinblick auf die sich aus ihr ergebenden therapeutischen Konsequenzen heute nicht mehr aufrecht erhalten werden.

Wir wissen heute, daß die Gesamtretraktion der Lunge nicht nur auf der Gewebselastizität beruht, sondern im wesentlichen durch die veränderliche Oberflächenspannung im Bereich der Alveolarwand gegeben ist. Die Änderung der Oberflächenspannung wird bewirkt durch sog. oberflächenaktive Substanzen im Bereich der Alveolarwand [2, 7], die im wesentlichen aus Dipalmitoyllecithin bestehen mit einem hohen Anteil an gesättigten Fettsäuren [9, 18]; sie werden in den Mitochondrien der Alveolarzellen synthetisiert [19] und kleiden in ihrer Aktivform die Alveolen in Form eines extracellulär gelegenen Filmes aus [26].

Nachdem bekannt war, daß die Ausreifung der Alveolarzellen erst relativ spät während der Embryonalentwicklung erfolgt und es dadurch auch erst spät zur Ausbildung eines oberflächenaktiven Filmes in den Lungenalveolen kommt [6], lag der Gedanke nahe, die Frage zu prüfen, ob die bei Frühgeborenen so häufig beobachteten Atemstörungen vielleicht auf einem Mangel an oberflächenaktiver Substanz beruhen [23].

In ausgedehnten Untersuchungsreihen wurde diese Frage überprüft [1, 3, 5, 8, 10, 11, 12, 13, 14, 15, 16], und es konnte nachgewiesen werden, daß sowohl bei unreifen Frühgeborenen als auch bei solchen ausgetragenen Neugeborenen, die an dem sog. Hyalin-Membran-Syndrom erkrankt waren, ein Mangel an oberflächenaktiver Substanz vorliegt. Quantitativ ließ sich dieser Mangel durch den herabgesetzten Lipoidphosphatgehalt des Lungengewebes [4] direkt erfassen. Ein indirekter Beweis für die Richtigkeit dieser Vorstellung kann dadurch erbracht werden, daß es nach der Besserung des Krankheitsbildes durch zunehmende Normalisierung der Alveolarmechanik zu einer schnellen Zunahme des Lipoidphosphatgehaltes der Lungen kommt.

Wie wirkt sich eine derartige Herabsetzung der alveolären Oberflächenspannung nun klinisch aus und welche therapeutischen Konsequenzen ergeben sich aus unseren heutigen Kenntnissen über die Ätiologie des Hyalin-Membran-Syndroms?

Die oberflächenaktive Substanz der Lungenalveole, oder der „Anti-Atelektase-Faktor", wie er in der deutschen Literatur genannt wird, verhütet den Kollaps der Alveole bei niedrigen intraalveolären Drucken, bewirkt also eine alveoläre Stabilisierung. Bei herabgesetzter Oberflächenaktivität in der Lungenalveole steigt der zur Entfaltung der Alveole erforderliche Druck an; kommt es dann zu einer Entfaltung, so zeigt sich die herabgesetzte Stabilität an einer schnellen Volumenabnahme bei hohen Drucken und schließlich einem Kollaps der Alveole (Abb. 1).

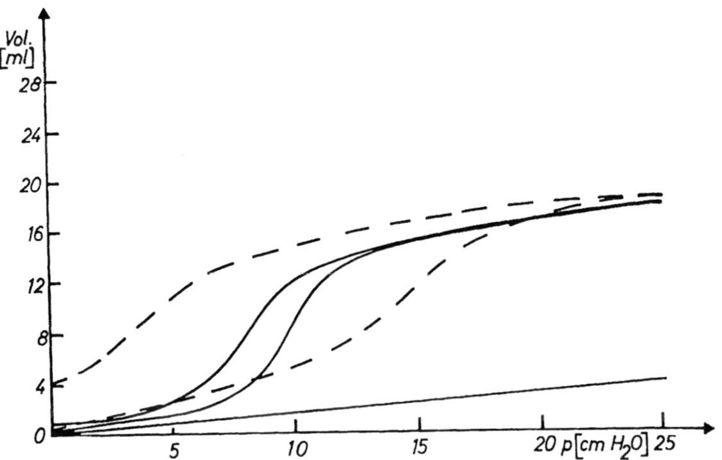

Abb. 1. Statisches Druck-Volumen-Diagramm einer normalen Lunge (gestrichelte Linie) und einer an oberflächenaktiver Substanz armen Lunge (durchgezogene Linie)

Am Modell einer Alveole werden diese Befunde durch die Abbildung 2 verdeutlicht. Der auf der Alveolarwand lastende Oberflächendruck (p_{alv}) ist abhängig von der Oberflächenspannung und dem Radius der Alveole. Nimmt die Oberflächenspannung zu oder bleibt sie konstant bei abnehmendem Alveolenradius, so wird schließlich der Druck der noch von dem entsprechenden Gegendruck, dem transpulmonalen Druck, kompensiert werden kann, überschritten und die Alveole muß kollabieren. Besteht jedoch ein funktionsfähiger oberflächenaktiver Film, so nimmt die intraalveoläre Oberflächenspannung mit abnehmendem Alveolenradius bei der Exspiration gleichfalls ab, die Wirkung des transpulmonalen Druckes bleibt voll erhalten und die Alveole wird nicht kollabieren.

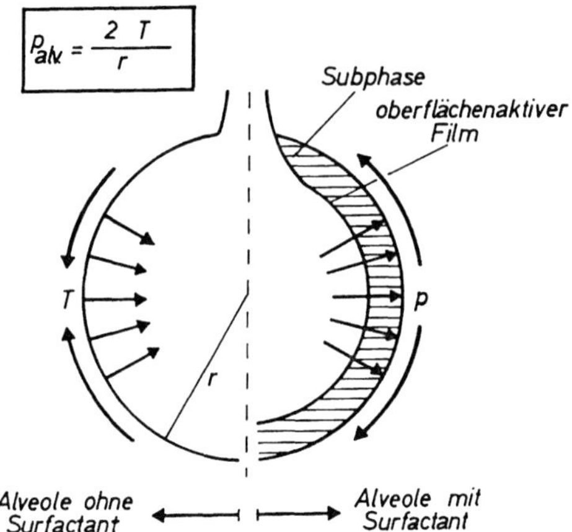

Abb. 2. Modell einer Alveole mit Darstellung der Oberflächendruckverhältnisse bei fehlendem (linke Bildseite) und bei vorhandenem (rechte Bildseite) oberflächenaktiven Film

Die Abhängigkeit des Oberflächendruckes vom Radius der Alveole bewirkt außerdem die gleichmäßige Blähung aller Alveolen unabhängig von deren Größe bei der Inspiration (Abb. 3). Sind jedoch wie bei dem Hyalin-Membran-Syndrom die intraalveolären Oberflächenverhältnisse gestört, so wird bei der aktiven oder passiven Inspiration zunächst stets die größere Alveole gebläht werden, da sie aufgrund des größeren Radius der Blähung geringere Oberflächendrucke und damit einen geringeren Entfaltungsdruck entgegensetzen wird als die kleinere Alveole.

Diese Tatsache ist für die Beatmungsbehandlung der Kinder mit einem Hyalin-Membran-Syndrom von entscheidender Bedeutung. Die Befunde lassen ohne weiteres erkennen, daß es höchst gefährlich und daher abzulehnen ist, die Entfaltung der Lungen derartig gestörter Kinder durch eine forcierte Überdruckbeatmung erzwingen zu wollen. Das einzige, was man damit erreichen kann, ist eine Überblähung einiger großer Alveolen mit geringem Entfaltungsdruck, die so bis an die Grenze ihrer mechanischen Belastbarkeit gedehnt werden. Da die Erfahrung aber gezeigt hat, daß es bei Kindern mit einem Hyalin-Membran-Syndrom gelegentlich nach einigen Stunden oder Tagen zu einem Rückgang der Symptomatik kommt, der nur durch eine ausreichende Synthese von oberflächenaktivem Material erklärt werden kann, bleibt die Indikation zur künstlichen Beatmung selbstverständlich erhalten, diese sollte jedoch nur äußerst vorsichtig mit anfänglich geringem Volumen und hoher Frequenz und unter ständiger Kontrolle des so niedrig wie möglich zu haltenden Inspirationsspitzendruckes durchgeführt werden.

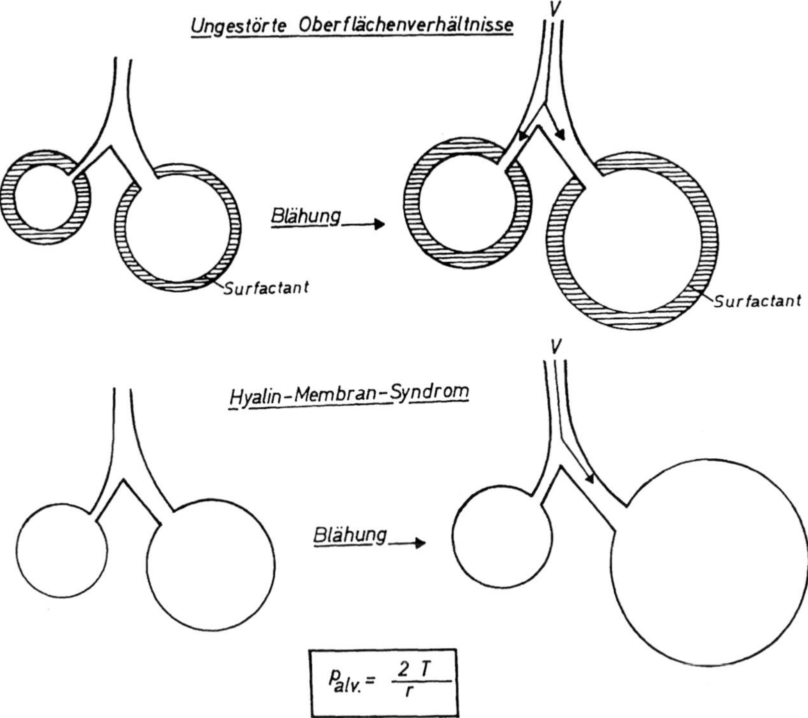

Abb. 3. Darstellung der Auswirkung eines Mangels an oberflächenaktiver Substanz auf die Entfaltung von Alveolen verschiedener Größe bei der aktiven oder passiven Inspiration

Selbstverständlich kann die künstliche Ventilation der Lungen beim Hyalin-Membran-Syndrom nur eine rein symptomatische Therapie sein. Eine kausale Therapie kann nur in einem Versuch bestehen, die fehlende oberflächenaktive Substanz den Alveolen zuzuführen. Theoretisch wäre eine derartige Behandlung ohne weiteres möglich, da die oberflächenaktive Substanz im wesentlichen aus Dipalmitoyllecithin besteht und nachgewiesen werden konnte, daß das synthetische Dipalmitoyllecithin dem natürlichen gleichwertig ist.

In praxi ist eine derartige Substitutionsbehandlung bisher leider noch nicht gelungen. In Versuchen an isolierten Rattenlungen konnte die gestörte Alveolarmechanik durch Spülung mit oberflächenaktivem Material weitgehend korrigiert werden [25], durch die Spülung wurde die Grenzfläche Flüssigkeit/Luft aufgehoben, so daß alle Alveolen gleichmäßig erreicht wurden. Da eine derartige Behandlung beim Kinde nicht durchführbar ist, erscheint uns im Augenblick allein die Ultraschallverneblung eine Möglichkeit, oberflächenaktives Material in die gestörten Alveolen hereinzubringen. ROBILLARD u. Mitarb. [24] haben eine derartige Ultraschallverneblung von Dipalmitoyllecithin an 11 Kindern durchgeführt und meinen, einen positiven Effekt gesehen zu haben. Leider wurden die Befunde nicht durch Blutgasanalysen usw. kontrolliert. Auch wir haben uns in tierexperimentellen Untersuchungen bereits mit der Frage beschäftigt, konnten aber signifikant positive Ergebnisse noch nicht erzielen. Es bedarf auch die Frage noch der Klärung, ob es durch die Art der Verneblung nicht zu einer Alteration des Lecithin-Moleküls kommt.

Aufgrund aller bisherigen Untersuchungsbefunde glauben wir aber sagen zu können, daß es nur noch die mehr oder weniger technische Frage der Applikation des oberflächenaktiven Materials in den Alveolen zu lösen gilt. Wir hoffen, der Lösung dieses Problems bald näherzukommen, da eine derartige Behandlung nicht nur bei dem Hyalin-Membran-Syndrom der Kinder, sondern auch bei allen anderen respiratorischen Störungen erfolgversprechend ist, bei denen es zu einer Störung der Alveolarmechanik aufgrund einer Beeinträchtigung des oberflächenaktiven Materials gekommen ist.

Zusammenfassung

Nach den heutigen Vorstellungen und Untersuchungen beruht das Hyalin-Membran-Syndrom der Früh- und Neugeborenen auf einem Mangel an oberflächenaktiver Substanz in den Lungenalveolen. Dadurch wird die Entfaltbarkeit und Stabilität der Alveolen entscheidend beeinträchtigt. Auf die dadurch bedingten Schwierigkeiten bei der Beatmungsbehandlung wird hingewiesen, die Möglichkeiten einer kausalen Therapie durch Substitution der oberflächenaktiven Substanz werden erörtert.

Summary

According to current thinking, the respiratory distress syndrome of premature and newborn infants is due to a lack of surface-active material in the lung alveoli. Thus the inflation and stability of the alveoli are seriously impaired. The difficulties of the tectins these infants by artificial ventilation are demonstrated, and the possibilities of treating the cause by substituting the surface-active material are discussed.

Literatur

1. AVERY, M. E., MEAD, J.: Surface properties in relation to atelectasis and hyaline membrane disease. Amer. J. Dis. Child. **97**, 517–523 (1959).
2. — SAID, S.: Surface phenomena in lungs in health and disease. Medicine (Baltimore) **44**, 503–526 (1965).
3. BRUMLEY, G. W., CHERNICK, V., HODSON, W. A., NORMAND, C., FENNER, A., AVERY, M. E.: Correlation of mechanical stability, morphology, pulmonary surfactant, and phospholid content in the developing lamb lung. J. clin. Invest. **46**, 863–873 (1967).
4. — HODSON, W. A., AVERY. M, E.: Lung phospholipids and surface tension correlations in infants with and without hyaline membrane disease and in adults. Pediatrics **40**, 13–19. (1967)
5. — HODSON, A., CHERNICK, V., AVERY, M. E.: Mechanical stability, surfactant, and phospholipids in the developing lamb lung. Fed. Proc. **25**, 565 (1966).
6. BUCKINGHAM, S., AVERY, M. E.: Time of appearance of lung surfactant in the foetal mouse. Nature **193**, 688–689 (1962).
7. CLEMENTS, J. A.: Surface phenomena in relation to pulmonary function. Physiologist **5**, 11–28 (1962).
8. CRAIG, J.: The distribution of surface active material in the lungs of infants with and without respiratory distress. Biol. Neonat. (Basel) **7**, 185–202 (1964).
9. FUJIWAVA, T., HIRONO, H., ARAKAWA, T.: Chemical identification of the surface-active material isolated from calf lung. Tohoku J. exp. Med. **85**, 33–39 (1965).
10. GLUCK, L., SCRIBNEY, M.: Synthesis of phospholipids in the lung of the developing rabbit. Physiologist **8**, 174 (1965).
11. GRUENWALD, P.: Surface tension as a factor in the resistance of neonatal lungs to aeration. Amer. J. Obstet. Gynec. **53**, 996–1007 (1947).
12. — Normal and abnormal expansion of the lungs of newborn infants obtained at autopsy. I. Expansion of lungs by liquid media. Anat. Rec. **139**, 471–481 (1961).
13. — Normal and abnormal expansion of the lungs of newborn infants obtained at autopsy. II. Opening pressure, maximum volume and stability of expansion. Lab. Invest. **12**, 563–576 (1963).
14. — Normal and abnormal expansion of the lungs of newborn infants obtained at autopsy. III. The pattern of aeration as affected by gestational and postnatal age. Anat. Rec. **146**, 337–351 (1963).
15. — Pathology of the respiratory distress syndrome. Arch. Path. **80**, 30–37 (1965).
16. JOHNSON, J. W. C., FARIDY, E. E.: Respiratory distress in the newborn. Amer. J. Obstet. Gynec. **92**, 253–263 (1965).
17. KEUTH, U.: Das Membransyndrom der Früh- und Neugeborenen. Bd. 16 von Experimentelle Medizin, Pathologie und Klinik, S. 93ff. Berlin-Heidelberg-New York: Springer 1965.
18. KLAUS, M. H., CLEMENTS, J. A., HAVEL, R. J.: Composition of surface-active material isolated from beef lung. Proc. nat. Acad. Sci. (Wash.) **47**, 1858–1859 (1961).
19. — REISS, O. K., TOOLEY, W. H., PIEL, C., CLEMENTS, J. A.: Alveolar epithelial cells mitochondria as source of the surface-active lung lining. Science **137**, 750–751 (1962).
20. KUENZIG, M. C., HAMILTON, R. W., Jr., PELTIER, L. F.: Dipalmitoyllecithin: studies on surface properties. J. appl. Physiol. **20**, 779–782 (1965).

21. MENTZEL, H.: Behandlung der postnatalen Atemstörungen bei Frühgeborenen mit einem Methylatropin-Papaverin-Theophyllin-Präparat. Klin. Wschr. **43**, 90–93 (1965).
22. MODELL, J. H., GIAMMONA, S. T., ALVAREZ, L. A.: Effect of ultrasonic nebulized suspensions on pulmonary surfactant. Dis. Chest **50**, 627–629 (1966).
23. PATTLE, R. E.: Properties, function, and origin of the alveolar lining layer. Proc. roy. Soc. B **148**, 217–240 (1958).
24. ROBILLARD, E., ALARIE, Y., DAGENAIS-PCRUSSE, P., BARIL, E., GULBEAULT, A.: Microaerosol administration of synthetic β-γ-dipalmitoyl-L-α-Lecithin in the respiratory distress syndrome: A preliminary report. Canad. med. Ass. J. **90**, 55–57 (1964).
25. RÜFER, R.: Der Einfluß oberflächenaktiver Substanzen auf Entfaltung und Retraktion isolierter Lungen. Pflügers Arch. ges. Physiol. **298**, 170–184 (1967).
26. WEIBEL, E. R., GIL, J.: Electron microscopic demonstration of an extracellular duplex lining layer of alveoli. Resp. Physiol. **4**, 42–57 (1968).

Beatmung bei Neugeborenen und Oberflächenspannung in der Lunge

H. Benzer, M. Baum, J. Lempert und **W. Tölle**

Institut für Anaesthesiologie der Universität Wien
(Vorstand: Prof. Dr. O. Mayrhofer)

Die Bedeutung der Oberflächenspannung (OS) für die Funktion der Lunge ist seit langem bekannt [4, 10, 11]. Die Rolle, welche dieses Kapitel der Lungenphysiologie in der Lungenpathologie spielt, ist in jüngerer Zeit Gegenstand intensiver Forschung.

Aufgrund experimenteller und klinischer Befunde wissen wir heute, daß eine Störung der Oberflächenspannungsverhältnisse in der Lunge gerade beim Atemnotsyndrom des Neugeborenen und in der Pathophysiologie der Respiratorbeatmung beim Neugeborenen entscheidend ist [1, 2, 8, 12].

In jeder der vielen Millionen Alveolen der Lunge gibt es eine Grenzfläche zwischen Luft (Alveolargas) und Flüssigkeit (feuchte Alveolarmembran). An solchen Grenzflächen kommen Oberflächenspannungskräfte zur Wirkung, welche die Tendenz haben, die Oberfläche zu verkleinern. In der Lunge werden diese Kräfte die Alveolen retrahieren. Die Summe dieser Retraktionsdrucke bedingt mit den elastischen Elementen die Retraktionskraft der Lunge. Dieser wirkt die Stabilität der Thoraxwand entgegen, sie ist am negativen Pleuradruck meßbar. Zusammenhänge zwischen der OS, dem Radius und dem Retraktionsdruck in einer Alveole lassen sich aus der Laplace'schen Formel $\left(p = \frac{\mathrm{OS}}{r}\right)$ ableiten.

Wenn man an der Alveolargrenzfläche die relativ hohe OS von Plasma (50 dyn/cm) annehmen würde, ergäben sich in der Lunge extreme Retraktionsdrucke um 20 cm H_2O. Entsprechende Entfaltungsdrucke könnten natürlich auf Dauer nicht aufgebracht werden, die Alveolen müßten kollabieren, der durch die OS bedingte starke Sog auf die Lungencapillaren würde eine Transsudation ins Interstitium und in die Alveolen auslösen (Abb. 1).

In der gesunden Lunge bedeckt jedoch ein oberflächenaktiver Stoff filmartig die Alveolarwand. Dieser Stoff, Surfactant oder Antiatelektasefaktor bezeichnet, wird in den Alveolarzellen vom Typ II gebildet, er ist ein Komplex von Phospholipiden. Er setzt an der alveolären Grenzfläche

$$P_{Retr.} = \frac{OS}{r}$$

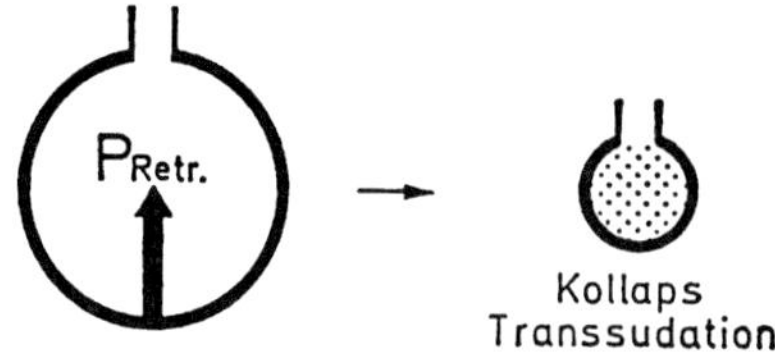

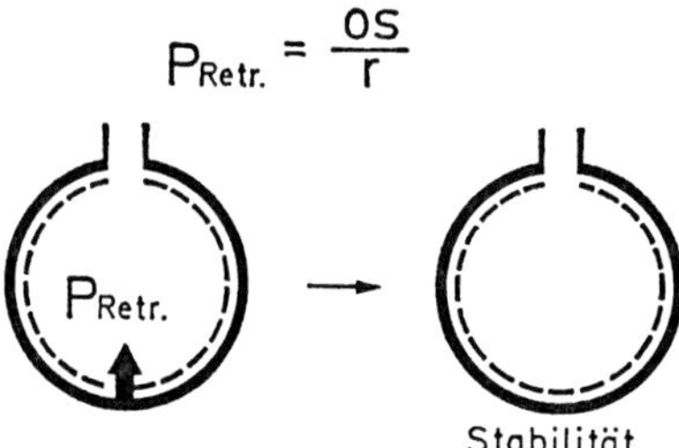

Abb. 1. Schematische Darstellung der Zusammenhänge zwischen Oberflächenspannung und Retraktionsdruck in den Alveolen bei fehlendem (oben) und vorhandenem Antiatelektasefaktor in der Lunge

die OS herab. Auf diese Weise wird der Retraktionsdruck klein, die Alveole kann mit physiologischen Entfaltungsdrucken stabil gehalten werden (Abb. 1).

Wird dieser oberflächenaktive Stoff geschädigt, verdrängt oder in nicht ausreichendem Maße gebildet, steigt der Retraktionsdruck in den Alveolen und die Retraktionskraft in den Lungen an. Die Compliance wird reduziert, es kommt zu einer fortschreitenden Atelektasebildung und zur Entwicklung eines Lungenödems. Histologisch kann man in solchen Lungen u. a. hyaline Membranen nachweisen. Atelektase und Ödem wiederum führen durch Shuntbildung und Diffusionsstörung zur Hypoxämie, zur Hypoxie und Acidose (Abb. 2).

Die *atemmechanischen Verhältnisse in der Neugeborenenlunge* unterscheiden sich gerade durch Besonderheiten in den Oberflächenspannungsbedingungen von jenen in der Erwachsenenlunge.

Der durchschnittliche Alveolardurchmesser ist beim Neugeborenen mit 50–70 Mikron bedeutend kleiner als jener beim Erwachsenen mit 180–230 Mikron [7]. Dies bedingt a priori einen höheren Retraktionsdruck in den Alveolen der Neugeborenenlunge, auch wenn der oberflächenaktive Stoff quantitativ und qualitativ sich in gleicher Weise wie beim Erwachsenen verhält. Diese gesteigerte Retraktionskraft der Lunge des Neugeborenen ist

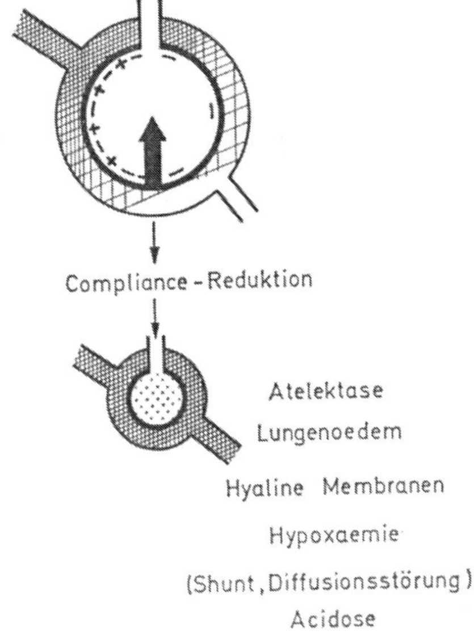

Abb. 2. Schematische Darstellung der Folgen eines Mangels an Antiatelektasefaktor auf die mechanischen Eigenschaften der Lunge

am hohen negativen Pleuradruck und an der schlechten Compliance meßbar und kann sehr häufig infolge der besonderen Elastizität der Thoraxwand an paradoxen Atembewegungen direkt beobachtet werden.

Wenn nun bei der hyalinen Membrankrankheit oder bei Frühgeborenen, bei denen infolge der Unreife des Alveolarepithels eine Störung in der Bildung oberflächenaktiver Substanzen vorliegen kann, zum kleinen Alveolarradius noch zusätzlich ein Mangel an Antiatelektasefaktor hinzukommt, wird der Retraktionsdruck in den Alveolen extrem ansteigen. Solche Zusammenhänge konnten wir nicht nur bei Neugeborenen, die an einer hyalinen Membrankrankheit verstarben, nachweisen, sondern vielfach auch bei Frühgeborenen ohne hyaline Membranen beobachten [3] (Abb. 3).

Die *Respiratorbeatmung* wiederum führt auf verschiedene Weise zu einer Schädigung des oberflächenaktiven Stoffes in der Lunge:

1. Hohe Sauerstoffkonzentrationen in der Beatmungsluft schädigen den Antiatelektasefaktor durch direkte Einwirkung auf den Alveolarfilm, oder sie hemmen indirekt die Bildung von Surfactant durch eine Irritation der Alveolarzellen [5, 6, 9].

2. Eine Beeinträchtigung der Lungenperfusion kann ebenfalls die Bildung oberflächenaktiver Stoffe stören. Gerade in der Lunge des Neugeborenen, die wegen der extrem schlechten Compliance trotz hoher Resistance

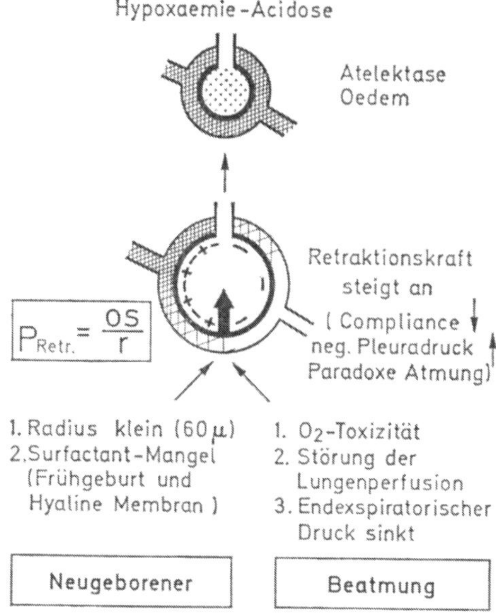

Abb. 3. Schematische Darstellung der Zusammenhänge Alveolarradius, Oberflächenspannung und Retraktionsdruck in der Alveole beim Neugeborenen sowie der Folgen eines Surfactantmangels nach Respiratorbeatmung auf die Atemmechanik und den Gasaustausch in der Lunge

eine relativ kleine Zeitkonstante hat, so daß also der Respiratordruck rasch in den Alveolarraum übertragen wird, besteht die Gefahr einer Beeinträchtigung der Lungenperfusion durch zu hohe Inspirationsdrucke [2].

3. Ein Absinken des endexspiratorischen transpulmonalen Druckes und damit eine zu ausgeprägte Abnahme des endexspiratorischen Alveolarvolumens führt zu einer unphysiologisch starken Kompression des Alveolarfilmes und in weiterer Folge zu einem zu raschen Verbrauch an oberflächenaktivem Material [2].

Mangel an Antiatelektasefaktor aber führt zu einem Anstieg der OS in der Lunge. Dies bedingt gerade beim Neugeborenen, bei dem schon in physiologischer Weise ungünstige Oberflächenspannungsverhältnisse bestehen, einen starken Anstieg der Retraktionskraft in der Lunge, was wir an der extrem schlechten Compliance und an den paradoxen Atembewegungen erkennen können.

In weiterer Folge kommt es zur Atelektasebildung und zur Entwicklung eines schleichend verlaufenden Lungenödems, Symptome, die wir im Rahmen einer Respiratorbeatmung beim Neugeborenen leider nur allzu oft sehen können.

Diese Veränderungen in der Lunge verursachen schließlich eine ständig zunehmende Verschlechterung des Gasaustausches, so daß trotz Steigerung des prozentuellen O_2-Gehaltes in der Beatmungsluft die Hypoxämie schwer zu beherrschen wird.

Zusammenfassung

Es wird auf die Bedeutung der Oberflächenspannung für die normale Lungenfunktion hingewiesen. Störungen der Oberflächenspannungsverhältnisse aber spielen beim Atemnotsyndrom und in der Pathophysiologie der Respiratorbeatmung beim Neugeborenen eine große Rolle. Der durchschnittliche Alveolardurchmesser in der Neugeborenenlunge ist gegenüber dem in der Erwachsenenlunge wesentlich kleiner. Dieses bedingt, gemäß der Laplace'schen Formel, von vornherein einen sehr hohen Retraktionsdruck in den Alveolen. Mangel an Surfactant, wie bei der hyalinen Membranerkrankung oder bei Frühgeborenen, läßt den Retraktionsdruck zusätzlich extrem hoch steigen. Hohe Sauerstoffkonzentrationen in der Beatmungsluft bei der Respiratorbeatmung schädigen den Alveolarfilm direkt und indirekt. Eine Störung der Lungenperfusion während der Respiratorbeatmung hemmt die Bildung des oberflächenaktiven Stoffes. Ein Absinken des endexspiratorischen transpulmonalen Druckes schädigt den Surfactant. Einschlägige Literatur wird angeführt.

Summary

The importance of surface tension for the normal function of the lung is shown. Disturbances of the surface tension are very important in the respiratory distress syndrome and in the pathophysiology of artificial ventilation of the newborn. The average alveolar diameter in the newborn lung is very much smaller than in the adult lung. This causes, according to the formula of Laplace, from the first a very high retraction pressure in the alveoli. Lack of surfactant, as can be seen in hyaline membrane disease or in premature lungs, allows the retraction pressure to become extremely high. A high oxygen concentration in the air breathed from a respirator is directly or indirectly injurious to the alveolar film. Interference with lung perfusion during respirator breathing inhibits the formation of surfactant. A decrease in the transpulmonary pressure at the end of expiration damages the surfactant. The relevant literature is quoted.

Literatur

1. Avery, M. E., Mead, J.: Surface properties in relation to atelectasis and hyaline membrane disease. A.M.A.J. Dis. Child. **97**, 517 (1959).
2. Benzer, H.: Respiratorbeatmung und Oberflächenspannung in der Lunge. Anaesthesiologie und Wiederbelebung, Band **38**. Berlin-Heidelberg-New York: Springer 1969.

3. — Lempert, J., Regele, H.: Oberflächenspannung und hyaline Membranenkrankheit. Wien. klin. Wschr. **9**, 145 (1969).
4. Clements, J. A., Brown, E. S., Johnson, R. P.: Pulmonary surface tension and mucus lining of the lungs: Some theoretical considerations. J. appl. Physiol. **12**, 262 (1958).
5. Collier, C. R.: Pulmonary surface activity in O_2 poisoning. Feder. Proc. **22**, 339 (1963).
6. Hackney, J. D., Collier, C. R., Conrad, D., Coggin, J.: Pulmonary surface phenomena in oxygen poisoning. Clin. Res. **11**, 91 (1963).
7. Kluge, A.: Alveolargröße und Retraktionskraft der Lunge. Verh. dtsch. Ges. Path. **48**, 226 (1964).
8. Mayrhofer, O., Benzer, H.: Atemmechanik und Oberflächenspannung in der Lunge beim Neugeborenen. Fourth World Congress of Anaesthesiologists, London 1968.
9. Morgan, T. E., Finley, T. N., Huber, G. L., Fialkow, H.: Alterations in pulmonary surface active lipids during exposure to increased oxygen tension. J. of clin. Invest. **44**, 1737 (1965).
10. Neergard v., K.: Neue Auffassungen über einen Grundbegriff der Atemmechanik. Die Retraktionskraft der Lunge, abhängig von der Oberflächenspannung in den Alveolen. Z. ges. exp. Med. **66**, 373 (1929).
11. Pattle, R. E.: Properties, function and origin of the alveolar lining layer. Nature (Lond.) **175**, 1125 (1955).
12. — Claireaux, A. E., Davies, P. A., Cameron, H. A.: Inability to form a lung-lining film as a cause of the respiratory distress syndrome in the new born. Lancet, **469** (1962).

Indikationen der verschiedenen Beatmungsformen

N. Schweder

Städtische Krankenanstalten Bremen, Zentralkrankenhaus St. Jürgenstraße,
Anaesthesieabt. der Kinderklinik
(Leit. Ärztin: Dr. N. Schweder)

Die Diskussion über die Frage der optimalen Beatmung unter der Narkose kann man wohl, was den erwachsenen Kranken anbelangt, als abgeschlossen ansehen.

Beim Kind gibt es jedoch immer noch einige Probleme, die sich bisher nicht zufriedenstellend und allgemeingültig haben lösen lassen. Das Krankengut „Kind“ ist außerordentlich vielseitig und unterschiedlich im Hinblick auf Körpergröße, Gewicht und Entwicklungszustand.

Allein bei Kindern unter 1 Jahr kann man schon 4 Kategorien unterscheiden:

1. Frühgeborene unter 2000 g Geburtsgewicht,
2. Reife Neugeborene,
3. Kinder im ersten Trimenon,
4. $^1/_4$–1 Jahr alte Kinder.

Die Schwierigkeiten sind umso geringer, je größer ein Kind bereits ist. Es hat sich dann schon als lebenstüchtig erwiesen. Über Atmung und Kreislauf lassen sich Meßwerte gewinnen, und in einer umfassenden Voruntersuchung läßt sich alles Notwendige in Zahlen und Kurven objektivieren.

Ganz anders ist die Situation bei den ersten beiden Gruppen. Hier ist präoperativ meist nicht feststellbar, wie reif oder noch unreif ein Neugeborenes ist. Das wird um so problematischer, wenn es sich um ein Frühgeborenes handelt.

Aber auch normalgewichtige, ausgetragene Kinder sind sehr unterschiedlich. Es ist z. B. bekannt, daß etwa jedes 5. Kind zur völligen Entfaltung seiner Lungenalveolen bis zu 2 Wochen benötigt. Noch komplizierter werden die Dinge, wenn es sich um Mißbildungen, insbesondere solche der Atmungsorgane handelt.

Es sind das z. B.:

das lobäre Emphysem,
Hypoplasie oder Aplasie der Lunge oder Teile derselben,

oder Ausfall von Lungengewebe durch
Atelektasen,
Pneumonie oder
Anfüllung der Lunge oder der Atemwege mit Aspiraten.

Bei diesen Fällen ist das tatsächliche Atemvolumen des Patienten vor der Operation nicht feststellbar. Für langdauernde Untersuchungen ist meist keine Zeit und zusätzliche Belastungen erscheinen nicht gerechtfertigt.

Diese Kinder werden ja doch nur aus dringlicher vitaler Indikation überhaupt operiert.

In dieser Situation muß man sich nach dem klinischen Bild und den voraussichtlich erforderlichen Maßnahmen schnell zwischen 3 Möglichkeiten entscheiden:

1. Respiratorbeatmung mit Wechseldruck,
2. Respiratorbeatmung mit nur positivem Druck,
3. Manuelle Beatmung mit dem Atembeutel, assistiert oder kontrolliert.

Für alle Fälle, bei denen die Lunge aufgrund anderer klinischer Daten als gesund und normal entwickelt angesehen werden kann, hat sich Respiratorbeatmung mit nur positivem Druck gut bewährt: Es sind dies z. B. Fälle von Aortenringmißbildung und Eingriffe am Ösophagus, wenn keine Aspiration stattgehabt hat und keine Pneumonie besteht, gelegentlich auch bei Laparotomien, wenn die Spontanatmung unzureichend oder aus operationstechnischen Gründen nicht erwünscht ist. Die automatische Ventilation garantiert immer eine gleichmäßige Zufuhr der vorherbestimmten Atemgasmenge unter konstantem Druck, durch vorgewählte Frequenz in gleichmäßige Portionen aufgeteilt. Fehler durch falsche Einstellung des Gerätes lassen sich vermeiden, wenn man zu Beginn der Beatmung die Blutgaswerte nach einer Mikromethode bestimmt und diese Messung nach 10–15 min wiederholt. Wenn man bei Neugeborenen die Exspiration der Elastizität der Lunge überläßt, genügt das durchaus zur Eliminierung der anfallenden CO_2. Mit dem Verzicht auf negative Drucke vermeidet man Atelektasenbildung durch evtl. zu starken Sog. Selbstverständlich lassen sich diese Atelektasen immer wieder aufblähen. Wir haben aber die Erfahrung gemacht, daß starke intrapulmonale Druckschwankungen während der Narkose und bes. wiederholt auftretende Atelektasen in immer den gleichen Lungenabschnitten zu postoperativen Komplikationen prädestinieren. Die Aufrechterhaltung eines ganz geringen Füllungszustandes der Lunge auch am Ende der Ausatmungsphase hat sich als günstig erwiesen.

Anders liegen die Dinge, wenn die Atemwege durch Sekrete oder Aspirate verlegt sind, wie es z. B. bei den meisten Fällen von Ösophagusatresie der Fall ist. Oft werden diese Kinder bedauerlicherweise auch noch gefüttert, häufig nicht nur einmal, sondern trotz der offensichtlichen Schwierigkeiten zu wiederholten Malen.

Auch ein kräftig entwickeltes Kind kann dann seine Atemwege nicht mehr selbst frei husten.

Es liegt auf der Hand, daß bei einem solchen Kind keine Zeit zu verlieren ist. Wir operieren solche Fälle sofort.

Hier würde sich aber eine Beatmung mit nur positivem Druck ungünstig auswirken. Der Luftstrom treibt – bes. unter Erhöhung der Strömungsgeschwindigkeit in der Einatmungsphase – den Inhalt der Luftwege immer weiter in die peripheren Abschnitte der Lunge hinein. Dort können sie durch Absaugmaßnahmen nicht mehr entfernt werden und verursachen Atelektasen, Infiltrationen und Abszesse.

Beatmet man hier aber mit Wechseldruck, so pendeln in dem Luftstrom, der jetzt auch in der Ausatmungsphase beschleunigt ist, die Sekrete hin und her. Sie werden durch den Sog bei der Ausatmung in die größeren Luftwege und die Trachea befördert, wo sie leichter abgesaugt werden können.

Mit zunehmender Dauer der Narkose kann die Lunge nach und nach gesäubert werden. Damit verbessert sich die Ventilation.

Es sind hierbei jedoch noch andere Gesichtspunkte zu beachten, die bei Neugeborenen und noch mehr bei Frühgeborenen eine weit größere Bedeutung haben als beim Erwachsenen.

Ein Trachealtubus ist notwendigerweise immer enger als die Trachea. Man erzeugt also mit der Intubation eine künstliche Stenosierung der Atemwege. Das bedeutet, daß man, um eine genügende Ventilation zu erreichen, die Strömungsgeschwindigkeit der Atemluft erhöhen muß, was man durch einen stärkeren Beatmungsdruck erreicht.

Auf die Auswirkung unphysiologisch hoher Druckdifferenzen im Thorax auf den Kreislauf will ich hier nicht näher eingehen.

Zu bedenken ist aber, daß bei erhöhter Strömungsgeschwindigkeit der Atemluft durch die Einengung des Weges Turbulenzen entstehen können, die den Beatmungseffekt herabsetzen. Das ist um so eher der Fall, je enger und länger der Tubus ist und je stärker sich an seinem Ende der Weg wieder erweitert, d. h. wenn der Tubus im Verhältnis zur Trachea zu klein gewählt worden ist.

Ein weiterer sehr wichtiger Punkt ist die Beatmungsfrequenz. Es ist nicht richtig, hier die Eigenfrequenz des Patienten bei Spontanatmung als Richtwert zugrunde zu legen.

Der bei der Beatmung durch den Tubus notwendige inspiratorische Druck braucht eine gewisse Zeit, um sich hinter dem Tubus in der Lunge gleichmäßig auszubreiten.

Noch wichtiger ist der Zeitfaktor bei der Ausatmung.

Setzt hier der Sog zu plötzlich ein, können die zarten und nachgiebigen kindlichen Atemwege hinter dem Tubus kollabieren. Aus der Lunge kann dann überhaupt keine Luft mehr entweichen.

Beim Neugeborenen und noch mehr beim Frühgeborenen sind die Atemwege bei weitem nicht so formstabil wie beim Erwachsenen. Man saugt hier nicht durch ein halbwegs starres Rohrsystem, sondern durch ein stark verformbares hochelastisches Gewebe.

Der negative Druck muß ganz allmählich und sehr zart einsetzen. Es muß dabei auch genügend Zeit für die Ausatmung veranschlagt werden, damit der erstrebte beschleunigte Rückstrom der Luft auch in den peripheren feinen Atemwegen wirksam werden kann, ohne daß an irgendeiner Stelle Blockierungen durch kollabierte Bronchien entstehen. Unsere Erfahrungen gehen dahin, daß das bei Frequenzen über 30 min kaum mehr möglich ist.

Die Atemfrequenz muß also bei apparativer Beatmung, und hier ganz besonders bei Verwendung von Wechseldruck, niedriger sein als die Eigenfrequenz des Kindes bei Spontanatmung sein kann.

Die Entfernung von Sekreten aus der Lunge ist eine wichtige Maßnahme. In der Peripherie befindliche Substrate sind akustisch nicht zu erfassen. Wenn sie jedoch mit dem Strom der Ausatmung in größere Luftwege gelangt sind, kann man das deutlich hören. Die Narkose muß dann von Zeit zu Zeit für eine Bronchialtoilette unterbrochen werden. Hierdurch ist eine allmähliche Verbesserung der Belüftung möglich. Bei einer Thorakotomie kann man das deutlich am Verschwinden der Atelektasenbezirke sehen.

In der Neugeborenenanaesthesie gibt es jedoch auch Fälle, bei denen sich eine apparative Beatmung nicht bewährt. Es sind dies z. B. Fälle von lobärem Emphysem, Spontanpneumothorax, Zwerchfellhernie und sehr kleine Neugeborene mit Ösophagusatresie.

Beim lobären Emphysem besteht die Gefahr, daß man mit der apparativen Beatmung die Überblähung des erkrankten Lungenanteiles noch verstärkt. Eine entsprechende Entleerung durch vermehrten Sog gelingt gewöhnlich nicht, weil der zugehörige Bronchus oft Fehlbildungen aufweist – fehlende Knorpelringe, Abknickungen durch regelwidrigen Verlauf oder Stenosierungen.

Bei Beatmung mit der Hand ist das bei gleichzeitiger sorgfältiger akustischer Kontrolle besser zu steuern, weil man eben in jedem Augenblick den Druck verändern oder die Einatmung überhaupt abbrechen kann.

Schenkt man der Überblähung nicht die nötige Beachtung, so kann es, ebenso wie beim Spontanpneumothorax, zu gefährlicher Druckerhöhung im Brustraum kommen.

Wenn man diese Situation verkennt, neigt man leicht dazu, unter dem Eindruck der allgemeinen Verschlechterung des Patienten die Beatmung zu intensivieren. Es müssen jedoch, im Gegenteil, Volumen und Frequenz reduziert werden unter gleichzeitiger Erhöhung des Sauerstoffanteils in der Atemluft.

Bei Kindern mit Zwerchfellhernie ist die Lunge auf der erkrankten Seite stets komprimiert, oft dabei hypoplastisch, manchmal auch gar nicht angelegt.

Solange sich noch Baucheingeweide im Thorax befinden, beschränkt man sich am besten auf eine ganz zart mit der Hand durchgeführte assistierte Beatmung. Ist die normale Anatomie hergestellt, muß versucht werden, die komprimierte Lunge unter ganz allmählicher Drucksteigerung zu entfalten. Da nicht von vornherein bekannt ist, wie groß das Organ – oder ob es überhaupt – angelegt ist, kann man das nur mit äußerstem Zartgefühl mit der Hand machen.

Ähnlich sind die Probleme, wenn bei einem sehr kleinen Kind eine Thorakotomie durchgeführt werden muß, z. B. zur Beseitigung einer Ösophagusatresie. Hier bestehen oft in der Lunge erhebliche Verteilungsstörungen. Neben Atelektasenbezirken sieht man an anderen Stellen Emphysemblasen.

Es ist daher kaum möglich, zu beurteilen, wieviel normales Lungengewebe vorhanden ist, d. h. wie groß das Atemvolumen sein muß – oder darf. Über die aufliegende Seite läßt sich überhaupt nichts aussagen.

Der Platz im Thorax eines etwa 1100–1200 g schweren Kindes ist eng. Notwendigerweise komprimiert der Chirurg mit seinen Instrumenten immer und im schnellen Wechsel einzelne Teile der Lunge, die dann für die Beatmung ausfallen. Das für diese Lungenanteile veranschlagte Volumen kann nicht ohne Schaden auf die übrigen Partien der Lunge verteilt werden. Daher ist es notwendig, sich hier in besonderem Maße stets und sofort in Übereinstimmung mit dem chirurgischen Vorgehen der jeweiligen Situation anzupassen. Eine Maschine ist dazu nicht in der Lage, auch dann nicht, wenn sie immer wieder nachreguliert wird.

Es hat sich daher am besten bewährt, solche Patienten mit der Hand zu beatmen. Dabei ist man dann auch weitgehend auf sein Fingerspitzengefühl, auf die persönliche Erfahrung mit diesen Problemen und eine harmonische Zusammenarbeit mit dem Chirurgen angewiesen.

In der Anaesthesie des Neugeborenen haben wir vorerst noch wenig Meßbares und Objektivierbares. Hier ist noch in besonderem Maße der Einsatz ärztlichen Handelns notwendig.

Zusammenfassung

Für die Anaesthesie bei Neugeborenen stehen 3 Möglichkeiten der Beatmung zur Auswahl:

1. Bei Kindern mit normal entwickelter und gesunder Lunge empfiehlt sich Respiratorbeatmung mit nur positivem Druck unter Erhaltung eines ganz geringen Füllungszustandes der Lunge auch am Ende der Ausatmung.

2. Feuchte Lungen (Aspiration, Bronchorrhoe) erfordern Beatmung mit Wechseldruck. Die Atemfrequenz muß niedrig gehalten werden, damit die Ausatmungszeit genügend lang ist.

3. Eine von Hand durchgeführte Beatmung, assistiert oder kontrolliert, ist für Fälle mit Mißbildungen der Lunge oder Atemwege am günstigsten, weil damit am besten eine Anpassung an schnell wechselnde chirurgische Situationen erreicht werden kann.

Summary

Artificial ventilation for anaesthesia in children can be performed by 3 methods:

1. Artificial ventilation with intermittent positive pressure is the best method for children with normal lungs and good respiratory function. Complete collapse of the lung should be prevented by maintaining a low positive pressure at the end of the exspirium.

2. Ventilation with alternating positive and negative pressure is indicated in all cases of bronchial or pulmonary involvement. A low respiratory rate is necessary for adequate expiration.

3. In all cases of malformation of the lung (hypoplasia, aplasia or lobar emphysema) manual ventilation with a bag is recommended. This allows adaptation as required to the special and often unpredictable surgical situation in such cases.

Über die Beeinflussung von Ventilation und Atemmechanik durch Narkosen

J. Wawersik

Abteilung für Anaesthesiologie (Vorstand: Prof. Dr. O. H. JUST)
an der Chirurgischen Universitätsklinik Heidelberg

Jede Narkose greift zwangsläufig in Ventilationsvorgänge ein, weil Narkosegeräte den Totraum und die Atemwiderstände vergrößern. Diesen unvermeidbaren, aber konstanten Veränderungen stehen individuelle Reaktionen der Ventilation und des Atemantriebs gegenüber, und es gibt seit langem Diskussionen darüber, welche Grenzen für Totraumvergrößerung und Widerstandszuwachs gesetzt werden müssen.

Um hier zu Schlußfolgerungen zu kommen, seien zunächst einige ältere Befunde (WAWERSIK 1967) demonstriert, die bei lungengesunden Säuglingen und Kleinkindern während Maskennarkosen mit Lachgas-Sauerstoff und Halothane unter Spontanatmung gewonnen wurden. Registriert man z. B. die Atmung bei einem Säugling mehrfach im Verlauf einer Narkose, so ist die große Steigerung der Atemfrequenz und die relative Verminderung des Hubvolumens nach Operationsbeginn gegenüber der Einleitungsphase besonders auffallend. Aus einer Beobachtungsreihe von über 100 Kindern hat sich ergeben, daß die Atemfrequenz im Durchschnitt des Narkoseverlaufs beim jungen Säugling um 73 Perioden/min, beim 1jährigen Kind um 44 Perioden/min und beim 6jährigen Kind 31 Perioden/min liegt. Dem steht ein durchschnittliches Atemhubvolumen von 12,5 ml beim jungen Säugling, 60 ml beim 1jährigen Kind und 170 ml beim 6jährigen Kind gegenüber. Dabei ist jedoch hervorzuheben, daß diese Werte im Einzelfall trotz einer nach den üblichen Kriterien vergleichbaren Narkosetiefe in weiten Grenzen schwanken können. Legt man den Durchschnitt dieser Beobachtungen einer Berechnung des maximal zulässigen Totraumes zugrunde, so kommt man zu dem Resultat, daß der Totraum beim jungen Säugling mit einem Körpergewicht von etwa 3 kg nicht größer als 8 ml, bei einem 1jährigen Kind (10 kg) nicht größer als 25 ml und bei einem 6jährigen Kind (23 kg) nicht größer als 70 ml sein darf. Da zumindest bei Säuglingen schon der Maskentotraum in dieser Größenordnung liegt, sollte bis zu einem Körpergewicht von 15 kg eine gute Durchspülung des Totraumes durch hohen Frischgaszustrom bei halboffenem System besonders wichtig sein. Trotzdem ist zu erwarten, daß unter Spontanatmung bei überdurchschnittlicher Frequenzerhöhung einerseits und Minderung des Hubvolumens andererseits eine Erhöhung des PCO_2 eintritt. Eine solche Erhöhung läßt sich in der Tat nachweisen. Bei 23 Säuglingen und Kleinkindern wurden prä- und intraoperativ aus Blutproben, die einer Punktion der A. radialis entstammten, PCO_2 und PO_2 gemessen.

Für PCO_2 lag der Durchschnittswert präoperativ zwischen 32–38 mmHg bei geringer Streuung und ohne Alterskorrelation. Demgegenüber bestand intraoperativ bereits im Durchschnitt eine PCO_2-Erhöhung auf 48–50 mmHg ebenfalls ohne Alterskorrelation. In Einzelfällen kamen jedoch Erhöhungen auf 60–70 mmHg vor. Dabei war die Sauerstoffsättigung bei einem Verhältnis von 1 l Sauerstoff und 3 l Lachgas im Frischgaszustrom durchweg gut. Der niedrigste PO_2-Wert, der in dieser Untersuchung beobachtet wurde, betrug 80 mmHg. Im Durchschnitt bewegten sich die Werte im Bereich über 100 mmHg und waren damit deutlich höher als präoperativ. Die Gefahr einer Narkose bei lungengesunden Kindern unter Spontanatmung liegt also offenbar weniger in einer Hypoxämie als in einer Hyperkapnie. Es stellt sich die Frage, ob die PCO_2-Erhöhung neben der Ventilation noch auf andere Faktoren zurückzuführen ist. Unter diesem Aspekt

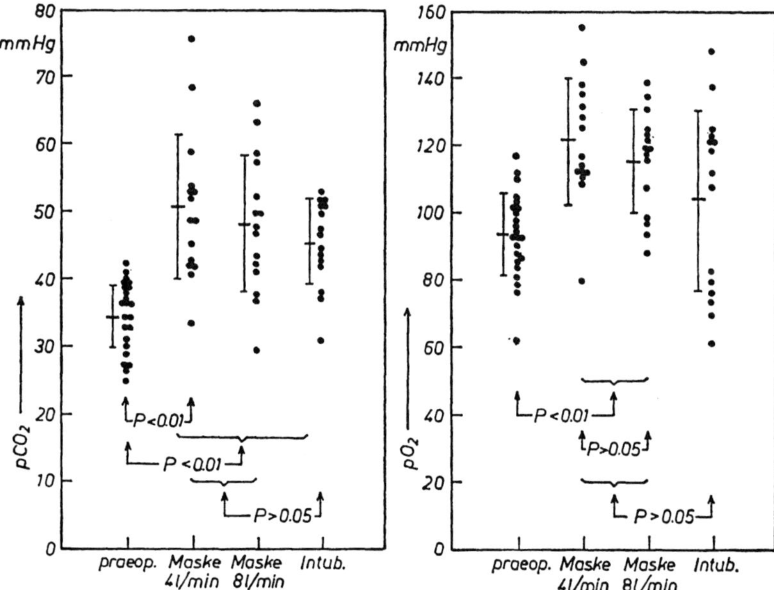

Abb. 1. PCO_2- und PO_2-Werte im arteriellen Blut bei Säuglingen und Kleinkindern. Gruppe I: Vor Narkosebeginn. Gruppe II: Maskennarkose, halboffenes System 4 l/min Frischgaszustrom. Gruppe III: wie II, jedoch Frischgaszustrom 8 l/min. Gruppe IV: wie II, jedoch intubiert – Prüfung der Null-Hypothesen durch lineare Kontraste nach Scheffé

wurden in einer konsekutiven Reihe von 45 Kindern durch streng zufällige Zuteilung 3 Gruppen gebildet. In der 1. Gruppe betrug der Frischgaszustrom bei Maskennarkose 4 l/min, in der 2. Gruppe ebenfalls bei Maskennarkose 8 l/min und in der 3. Gruppe bei Intubationsnarkose 4 l/min (Abb. 1). Hierbei bestätigte sich der Unterschied zwischen präoperativen Kontrollen und intraoperativen Meßwerten, also eine Hyperkapnie einerseits, ein Anstieg des PO_2 andererseits, und zwar für alle 3 Gruppen. Obwohl unter Intubationsnarkose besonders hohe PCO_2-Werte fehlen, läßt sich der Unterschied der Mittelwerte innerhalb der intraoperativen Werte nicht sichern.

Eine Veränderung des Totraums hat also offenbar keinen entscheidenden Einfluß auf die PCO_2-Konzentration, obwohl der Unterschied des funktionellen Totraumes (Abb. 2) zwischen Maskennarkose und Intubationsnarkose erheblich ist. Es bleibt zu untersuchen, inwieweit atemmechanische Veränderungen die Hyperkapnie verursachen. Zu den charakteristischen Erscheinungen der Spontanatmung während Narkosen gehört u. a. eine im Einzelfall extreme Verschiebung des Atemzeitquotienten mit einer sehr kurzen, heftigen Inspiration, zu der eine steile und erhöhte Ösophagusdruckamplitude gehört, so daß auch die Atemarbeit stark erhöht ist (Abb. 3). Eine andere Erscheinung besteht in einem auffälligen inspiratorischen Stridor, der zu einer starken Zunahme des transpulmonalen Widerstandes

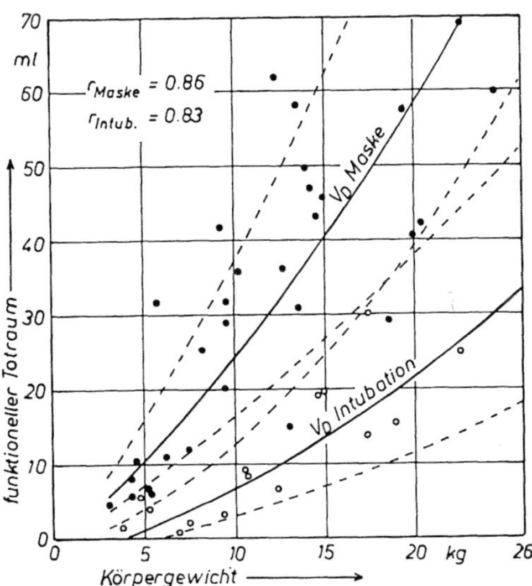

Abb. 2. Einfluß der Narkosetechnik auf den funktionellen Totraum – Kollektiv wie in Abb. 5, V_D rechnerisch ermittelt aus PCO_2 art. und Atemminutenvolumen unter Zugrundelegung eines mittleren Energieumsatzes (s. Wawersik 1967)

führt und sich ebenfalls in einer Vergrößerung der Ösophagusdruckamplitude und damit auch einer Steigerung der Atemarbeit niederschlägt (Abb. 4).

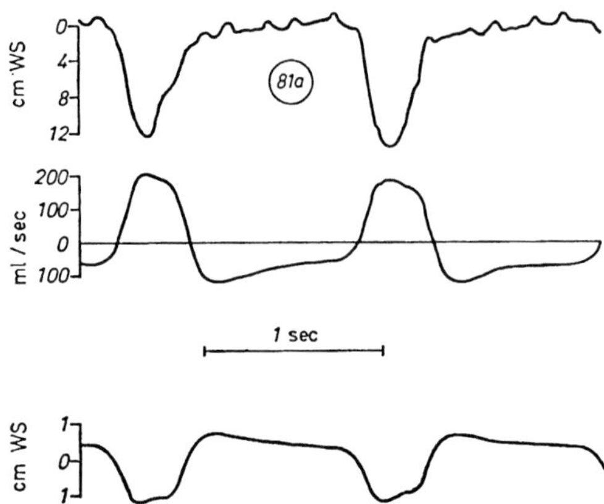

Abb. 3. Extreme Veränderung des Atemzeitquotienten bei einem Kleinkind während Maskennarkose [J. K., 17 Mo., 14,1 kg – Atemfrequenz 44/min, Atemminutenvolumen 3124 ml/min (BTPS), Inspirationszeit 0,41 sec, Exspirationszeit 0,93 sec, transpulmonale Druckamplitude 10,9 cmWS, transpulmonale Atemarbeit 0,225 mkp/min – aus WAWERSIK 1967]

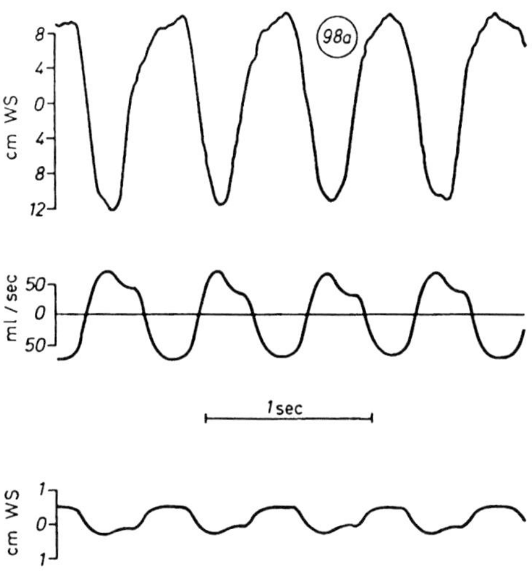

Abb. 4. Veränderungen der Ventilation bei einem Säugling während Maskennarkose (Th. A., $3^1/_2$ Monate, 6,7 kg – Atemfrequenz 89/min, Atemminutenvolumen 1602 ml/min BTPS, transpulmonale Druckamplitude 21,2 cmWS, auf ein durchschnittliches Atemminutenvolumen reduzierte Atemarbeit 0,295 mkp/min – aus WAWERSIK 1967)

Neben den Schwankungen der Ventilation sind es vor allem diese Gründe, die zu einer starken Streuung der Atemarbeit unter Narkosebedingungen führen. So kann die Atemarbeit im Einzelfall auf das Doppelte und mehr des Druckschnittswertes ansteigen (Abb. 5).

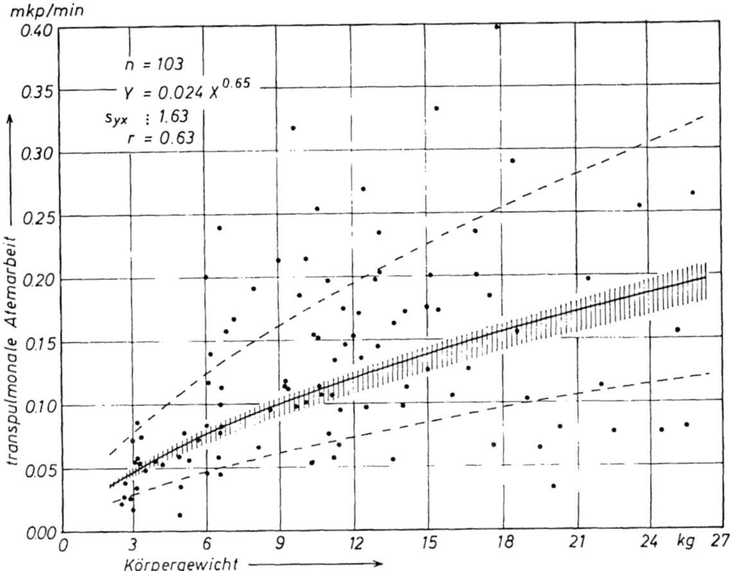

Abb. 5. Objektivierbare transpulmonale Atemarbeit bei Säuglingen und Kleinkindern während Maskennarkosen – die Meßwerte wurden aus Druckamplitude und Atemminutenvolumen berechnet. Dabei entsteht ein Interpolationsfehler, dessen Größenordnung in dem schraffierten Bereich liegt (aus WAWERSIK 1967)

Wider Erwarten besteht jedoch zwischen Atemarbeit und den zuvor gezeigten PCO_2-Werten keine Korrelation. Die Ursache der Hyperkapnie muß deshalb bei anderen Faktoren gesucht werden. In Frage kommen neben der Ventilation Änderungen des Energieumsatzes und des funktionellen Totraumes, die im vorliegenden Zusammenhang direkt nicht gemessen wurden. Unabhängig davon erscheint auch an dieser Stelle der Hinweis angebracht, daß das Ausmaß der Steigerung der individuellen Atemarbeit als Folge der dargelegten Ventilationsveränderungen sehr viel größer ist als der Anteil der Atemarbeit, der aus apparativen Widerständen resultiert. Wie an anderer Stelle gezeigt wurde (WAWERSIK 1967, 1968), liegt die individuelle Atemarbeit um so vieles höher als die Atemarbeit gegen Widerstände von Endotrachealkathethern, Verbindungsstücken und Ventilen, daß die Zumutbarkeit des gebräuchlichen Narkoseinstrumentariums unter diesem Aspekt außer Frage steht.

Zusammenfassung

Während Maskennarkosen unter Spontanatmung kann es bei lungengesunden Säuglingen und Kleinkindern zu einer Hyperkapnie und zu einer im Einzelfall beträchtlichen Erhöhung der Atemarbeit kommen. Zwischen apparativen Widerständen, individueller Atemarbeit und Ausmaß der Hyperkapnie besteht keine Korrelation. Die PCO_2-Änderungen müssen deshalb unter anderem auf die Erhöhung der Atemfrequenz und die Erniedrigung des Atemvolumens zurückgeführt werden, deren Ursache offenbar eine durch Schmerz und Narkotika bedingte Veränderung des Atemantriebs ist. Da narkosetechnische Veränderungen keinen wesentlichen Einfluß auf die Hyperkapnie haben, sollte die Spontanatmung während Masken- und Intubationsnarkosen zumindest intermittierend assistiert werden.

Die Sauerstoffsättigung liegt unter Spontanatmung bei einem Verhältnis von 3 l Lachgas und 1 l Sauerstoff im Frischgaszustrom deutlich über präoperativen Werten. Es besteht darum kein Anlaß, im Normalfall den Sauerstoffanteil im Frischgaszustrom über 25 Vol% zu erhöhen.

Summary

In children up to 6 years of age without pulmonary disease, CO_2 accumulation and increasing respiratory work may occur during inhalation anaesthesia. There is no correlation between the flow resistance of anaesthetic equipment, respiratory work and the degree of hypercapnia. The changes in $PaCO_2$ are due to increasing respiratory frequency and decreasing tidal volume. The respiratory pattern may indicate special effects of pain and narcotic agents on the central nervous system.

As modifications of equipment and gas flow have no significant influence on $PaCO_2$, spontaneous respiration during prolonged inhalational anaesthesia in infants should be artificially assisted, at least intermittently.

When the non-rebreathing technique is used with a gas flow of 1 l of oxygen to 3 l of nitrous oxide, oxygen tension in arterial blood samples is clearly higher than before anaesthesia. So usually 25 vol% of oxygen in the fresh gas flow is sufficient to maintain oxygen saturation within the normal range.

Literatur

Wawersik, J.: Ventilation und Atemmechanik bei Säuglingen und Kleinkindern unter Narkosebedingungen. Anaesthesiology and Resuscitation Bd. 24. Berlin-Heidelberg-New York: Springer 1967.

— Die Bedeutung atemmechanischer Befunde für Narkosetechnik und künstliche Beatmung bei Säuglingen und Kleinkindern. Z. Kinderchir. **6**, 152–162 (1968).

Elektrocardiographische Untersuchungen zur Succinylbradykardie bei Säuglingen

V. Feurstein

Landeskrankenanstalten Salzburg, Abtlg. für Anaesthesiologie
(Vorstand: Univ.-Doz. Dr. V. FEURSTEIN)

Nebenwirkungen von Succinylbischolin auf das Kreislaufsystem, insbesondere auf den Herzrhythmus sind seit langem bekannt und wiederholt beschrieben worden (PURPURA und GRUNDFEST 1956, LUPPRIAN und CHURCHILL-DAVIDSON 1960, MEYER und HÜGIN 1963, EYRICH u. Mitarb. 1965).

Es handelt sich hierbei um adrenergische oder cholinergische Wirkungen auf das Reizbildungs- bzw. Reizleitungssystem, die einerseits zur Sinustachykardie bis zum Kammerflimmern führen, andererseits Sinusbradykardie, atrioventriculäre Blockerscheinungen, Knotenrhythmus und in manchen Fällen eine Asystolie zur Folge haben können. Nach Untersuchungen von SCHOENSTADT und WHITCHER, 1963, scheinen Patienten in Halothan-Narkose vorwiegend cholinergisch, also bradykard zu reagieren. Todesfälle sind u. a. von BULLOUGH, 1959, und AUBERGER, 1965, mitgeteilt worden.

Auch in der Kinderanaesthesie sind nach intermittierenden, intravenösen Succinylbischolininjektionen Herzrhythmusstörungen von LEIGH u. Mitarb., 1957, sowie von CRAYTHORNE u. Mitarb., 1960, beschrieben worden. Sie können ernste Folgen haben, wenn gleichzeitig hypoxische Noxen vorliegen, die ein rechtzeitiges Anspringen untergeordneter Reizbildungszentren – nodal escape – blockieren.

Über die Ursachen solcher Nebenwirkungen gehen die Meinungen auseinander. Es scheint nicht einwandfrei geklärt, ob hier direkte, acetylcholinartige Einwirkungen auf das Herz vorliegen oder ob diese Störungen indirekt, über den vorgeschalteten Ganglienapparat erfolgen. Ältere und neuere experimentelle Arbeiten, wie jene von DROH u. Mitarb., 1967 und 1968, haben den synaptischen Angriffspunkt, der auch klinisch von WILLIAMS u. Mitarb., 1969, angesprochen wurde, überzeugend unterstreichen können.

Auch wir haben im Bereiche der Säuglings-Anaesthesie fast regelmäßig die Beobachtung machen können, daß nach Repetitionsdosen von Succinylbischolin in der Höhe von 4–5 mg Herzrhythmusstörungen auftraten, die in vereinzelten Fällen sogar durch plötzliches Erblassen der Haut sichtbar auffielen. Elektrocardiographisch handelte es sich dabei ausschließlich um Rhythmusänderungen cholinerger Art, die vom Bild der einfachen Sinusbradykardie über Knotenrhythmen bis zur mehrere Sekunden dauernden Asystolie reichten. Diese Störungen traten 10–20 sec nach der intravenösen Injektion auf und dauerten bis zu einer halben Minute. Dann kehrte die veränderte Herzstromkurve allmählich in ihr Normalbild zurück. Auch wir können bestätigen, daß sich die beschriebenen Rhythmusänderungen nicht nach der Erstinjektion, sondern immer erst nach Wiederholungsdosen einstellen.

Obgleich wir wußten, daß sich diese Kreislaufnebenwirkungen durch Atropin, wiederholte i.v. Barbiturat-Injektionen, durch Ganglienblocker, angeblich sogar durch forcierte Überdruckbeatmung (Takahashi 1966) weitgehend unterdrücken lassen, haben wir gerade für die Säuglings-Anaesthesie nach einem Mittel gesucht, das sich in jedem Fall in einen zweckmäßigen Narkoseplan einbauen läßt, ohne ihn durch andere, nicht unerhebliche Nachteile zu stören.

Hier haben sich Versuche mit Novocain geradezu angeboten, da diese Substanz intravenös verabreicht nicht nur allgemein analgetisch wirkt, sondern auch ausgeprägte anticholinergische Eigenschaften besitzt. Wir haben unsere klinischen Erfahrungen an Säuglingen gesammelt, die 3 bis 5 Monate alt waren, über 5 kg wogen und zur plastischen Versorgung einer ein- bzw. beidseitigen Lippenspalte vorbereitet waren. Als Prämedikation

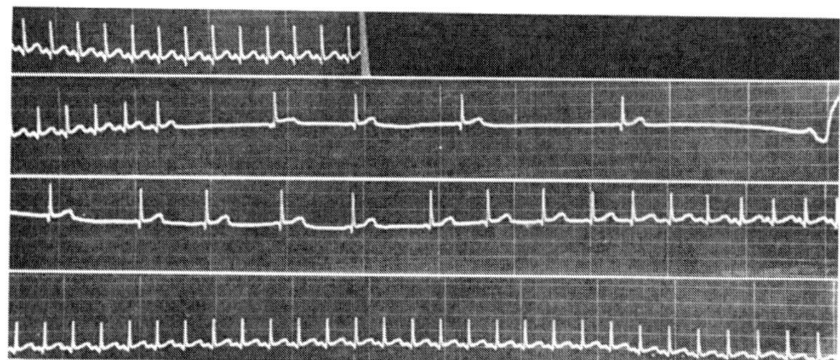

Abb. 1. E. M. 7/12 a. A. Z.: 17.199/69. Elektrokardiogramm, Abl. II, N_2O/O_2-Halothan-Narkose

Zeile 1: Normales EKG in Narkose
Zeile 2: 20 sec nach 4 mg Lysthenon i.v.
Knotenrhythmus, Bradykardie, Asystolie
Zeile 3: 40 sec nach 4 mg Lysthenon:
Rückbildung der EKG-Veränderungen
Zeile 4: Vorgabe von 1 ml 1 % Novocain
20 sec nach 4 mg Lysthenon

wurde durchwegs $^1/_3$ mg Atropin gegeben, als Anaesthesie wurde eine oberflächliche Stickoxydul-Halothan-Narkose (0,5–0,7%) im halboffenen System durchgeführt. Wie erwartet konnten wir nun feststellen, daß die intravenöse Vorgabe von 1 ml 1% Novocain in der Lage war, die Kreislaufreaktion intermittierend verabreichter Succinylbischolindosen von jeweils 4 mg bis zur Dauer von 10 min gänzlich zu unterdrücken. Versuche, Novocain und das Relaxans gleichzeitig in einer Dosis zu injizieren, schlugen hingegen fehl. Um den wiederholten Novocain-Vorgaben aus dem Wege zu gehen, haben wir die Schutzwirkung einer Novocain-Dauer-Infusionslösung geprüft und schließlich gesehen, daß schon mit der $1^0/_{00}$ (einpromilligen) Lösung – 20 gtt/min – eine vollkommene Blockierung der Kreislaufnebenwirkungen zu erzielen ist (Abb. 1 und Abb. 2). Die dabei nachweisbare, jedoch nur mäßiggradige Verlängerung der Relaxanswirkung war immer ohne Bedeutung, im Hinblick auf die Operationsdauer sogar eher erwünscht.

Da diese einfache und sichere Methode, Nebenwirkungen eines in der Anaesthesiologie unentbehrlichen Hilfsmittels zu verhindern, bisher nicht beschrieben wurde, hielten wir es für richtig, unsere Erfahrungen mitzuteilen.

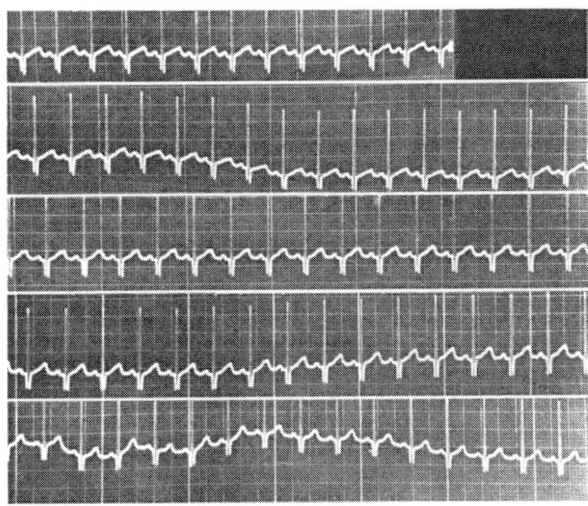

Abb. 2. M. R. 4/12 a, A. Z.: 4358/69. Elektrokardiogramm, Abl. II, N_2O/O_2-Halothan-Narkose, Novocain-Infusion $1^0/_{00}$

Zeile 1: Normales EKG in Narkose
Zeile 2: 15 sec nach 4 mg Lythenon (Wiederholungsdosis)
Zeile 3: 15 sec nach 4 mg Lysthenon (Wiederholungsdosis)
Zeile 4: 20 sec nach 4 mg Lysthenon (Wiederholungsdosis)
Zeile 5: 20 sec nach 4 mg Lysthenon (Wiederholungsdosis)
Zeitabstände zwischen den einzelnen Dosen: 10 min

Zusammenfassung

Durch die intravenöse Dauerinfusion einer einpromilligen Novocain-Lösung lassen sich die Kreislauf-Nebenwirkungen intermittierend gegebener Succinylbischolindosen vollständig vermeiden.

Summary

The side-effects on cardiac rhythm of intermittent injections of succinylbischoline may be completely avoided by slow continuous intravenous infusion of a 0.1 % solution of procaine.

Literatur

AUBERGER, H.: Herz-Kreislaufreaktionen auf Succinylcholin. Anaesthesist, 12, 3, 65 (1963).

BULLOUGH, J.: Intermittent suxamethonium injections. Brit. med. J. **1**, 786 (1959).

CRAYTHORNE, N. W. B., TURNDORF, H., DRIPPS, R. D.: Changes in pulsrate and rhythm associated with the use of succinylcholine in anaesthetized children. Anesthesiology, 21, **5**, 465 (1960).

DROH, R., HORST, J., KULM, F.: Die Wirkungen von Succinylbischolin und Succinylmonocholin auf das isolierte Herz. Anaesthesist **16**, 71 (1967).

— Die Wirkung von Acetylcholin auf das isolierte Herz. Anaesthesist **17**, 54 (1968).

EYRICH, K., FRIEDMANN, M., SCHOLLER, K. L.: Nebenwirkungen des Succinylcholin auf das Herz. Anaesthesist **14**, 303 (1965).

LEIGH, M. D., MCCOY, D. D., BELTON, K. M., LEWIS, G. B.: Bradycardia following intravenous administration of succinylcholine chloride to infants and children. Anesthesiology **18**, 698 (1957).

LUPPRIAN, K. G., CHURCHILL-DAVIDSON, H. C.: Effect of suxamethonium on cardiac rhythm. Brit. med. J. **2**, 1774 (1960).

MEYER, E., HÜGIN, W.: Herz-Kreislaufreaktionen auf Succinylcholin. Anaesthesist **12**, 65 (1963).

PURPURA, D. P., GRUNDFEST, H.: Blockade of cardiac synapses by succinylcholine. Science **124**, 319 (1956).

SCHOENSTADT, D. A., WHITCHER, C. E.: Observations on the mechanism of succinylcholine induced cardiac arrhythmias. Anesthesiology **24**, 358 (1963).

TAKAHASHI, K.: Incidence and Prophylaxis of Arrhythmia produced by succinylcholine chloride. Jap. J. Anaesth. **15**, 412 (1966).

WILLIAMS, C. H., DEUTSCH, S., LINDE, H. W., BULLOUGH, J. W., DRIPPS, R. D.: Effects of intravenous administered succinyldicholine on cardiac rate rhytm and arterial pressure. Anesthesiology **22**, 947 (1961).

Intraoperative Veränderungen des zentralen Venendruckes beim Säugling

U. Henneberg

Institut für Anaesthesiologie im Klinikum Steglitz
der Freien Universität Berlin
(Direktor: Prof. Dr. E. Kolb)

Der klinische Wert des zentralen Venendruckes ist unbestritten. Diese wichtige Kreislaufgröße hat ihren festen Platz neben dem arteriellen Blutdruck, der Blutdruckamplitude und der Pulsfrequenz eingenommen. Die prä-, intra- und postoperativen pathophysiologischen Zusammenhänge sind weitgehend abgeklärt [1, 2, 4, 7].

Beim Neugeborenen und Säugling kommt dem zentralen Venendruck eine weitere Bedeutung zu. Sowohl intra- als auch postoperativ fehlen uns in den meisten Fällen präzise Angaben über den arteriellen Druck und auch über die Blutdruckamplitude. Ein intraoperativer Blutverlust wird sich vielfach nur abschätzen, ein Blutersatz nur im Sinne einer groben Bilanz applizieren lassen. Allein der zentrale Venendruck kann uns die funktionelle Hypovolämie anzeigen und damit die Möglichkeit geben, ein quantitativ genau bestimmbares Volumen zu infundieren. Dabei spielt weniger die Relation zum Normalwert eine Rolle, der in der Literatur mit sehr unterschiedlichen Angaben mitgeteilt wird und damit die Schwierigkeit aufzeigt, einen präzisen Referenzpunkt zu bestimmen, als vor allem die Frage, zu welchem Venendruckanstieg ein gegebenes Volumen führt [6, 7].

In früheren Versuchen haben wir beim Erwachsenen ein Volumendruck-Diagramm sowohl prä- als auch intraoperativ aufgestellt. Präoperativ handelt es sich um Patienten mit Verschluß-Ikterus.

Diese Volumendruck-Diagramme wurden in der Art geschrieben, daß unter konstanten äußeren Bedingungen ein bestimmtes Blutvolumen transfundiert, die Infusion unterbrochen und der zentrale Venendruck über einige Minuten lang registriert wurde. Die Registriertechnik entsprach der bereits früher mitgeteilten [2]. Beim Erwachsenen wurden jeweils 100 ml transfundiert und dann der mittlere Venendruck registriert. Die Abbildung 1 zeigt einige Beispiele einer solchen Druckvolumen-Relation, wobei unten ein typisches Dreier-Paar bei der Hypovolämie und oben ein ähnliches Paar aus einer intraoperativen Messung jeweils am Ende einer Operation in

Normvolämie dargestellt ist. Gegen unsere Erwartungen zeigte sich, daß die Volumendruck-Relation in allen Fällen eine nahezu konstante war, und daß der Volumendehnungskoeffizient, der in einer früheren größeren Serie von Gauer und Henry [1] mit 7,5 cm pro Liter angegeben wurde, bei allen unseren Patienten bei etwa 8,8 cm pro Liter lag. Diese Größe blieb unabhängig von der Narkose und der jeweiligen Volumenauffüllung konstant. Alle diese Messungen erfolgten nach Erreichen eines narkotischen steady state oder unter Ruheumsatzbedingungen. Eine kardiale Insuffizienz lag in keinem Falle vor, auch ein abnormer extravasaler Volumenverlust wurde nicht beobachtet.

Schreiben wir nun diese Druckvolumen-Diagramme nicht übereinander sondern nebeneinander, so können wir aus diesem Diagramm (Abb. 2) das für jeden erwachsenen Patienten notwendige Blut- oder Plasmavolumen ermitteln, das erforderlich ist, den normalen zentralen Venendruck von etwa 4–6 cm Wassersäule zu erzielen. Daß in der Klinik eine Reihe von Faktoren, die diese Relation stören, sowohl intra- als auch postoperativ hineinspielen, ist bekannt. Dennoch glauben wir, daß mit Hilfe eines solchen Diagramms das zu jedem gewünschten Venendruck-Anstieg erforderliche Volumen entnommen werden kann. Dabei muß allerdings der Referenzpunkt konstant bleiben.

Wie sehen nun solche Volumendruck-Diagramme bei Neugeborenen und Säuglingen und wie bei Kleinkindern aus? Die geringe Komplikationsrate eines Cava-Katheters bei kurzer Liegedauer von wenigen Tagen gab uns bei erweiterter kinderchirurgischer Indikationsstellung die Möglichkeit, bei allen größeren Eingriffen im Säuglings- und Kleinkindesalter einen Cava-Katheter anzulegen. Nach Beendigung der jeweiligen Operation haben wir noch im narkotischen steady state ähnliche Druckvolumen-Diagramme geschrieben. Zunächst sei erwähnt, daß aus unseren Messungen bei gleichen Patientengruppen die Druckvolumen-Relation wiederum völlig konstant blieb, unsere Linien somit parallel lagen. Vergleichen wir aber die einzelnen Patientengruppen miteinander und bringen noch die Beziehung beim Erwachsenen mit hinein, so ergibt sich eine ganz charakteristische Fächerung (Abb. 3).

Das Druckvolumen-Diagramm verläuft beim Neugeborenen und Säugling sehr steil, fällt dann im Kleinkindesalter ab und nähert sich im Alter von 12–14 Jahren dem des Erwachsenen. Haben wir bei Erwachsenen den Volumendehnungskoeffizienten mit 8,8 cm pro l ermittelt, so würde er beim Kleinkind auf 500 cm pro l und beim Neugeborenen und Säugling auf 1500 cm pro l angestiegen sein. Vergleichbar wird dieser Koeffizient allerdings erst, wenn wir das altersentsprechende Blutvolumen in Beziehung setzen. Wir beziehen uns dabei auf Angaben, nach denen beim Neugeborenen das Blutvolumen mit 85 ml pro kg, beim Kleinkind mit 75 ml pro kg und beim Erwachsenen mit 65 ml pro kg liegt [5]. Das entsprechende Blut-

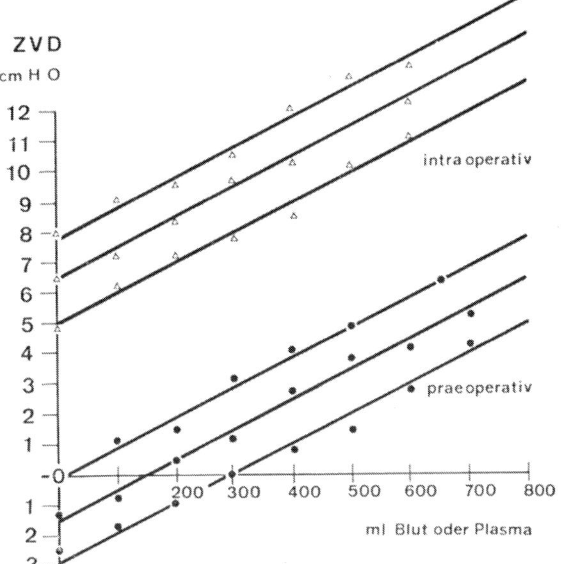

Abb. 1. Anstieg des zentralen Venendruckes bei hypovolämischen und normovolämischen Patienten (jeweils drei Beispiele)

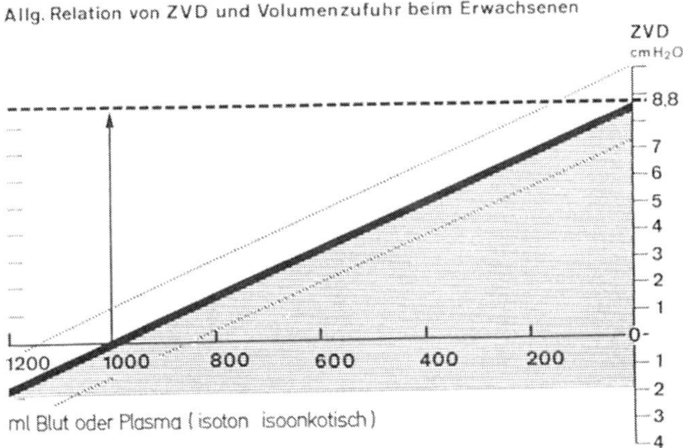

Abb. 2. Allgemeine Relation von zentralem Venendruck und Volumenzufuhr beim Erwachsenen, abgeleitet aus über 30 fortlaufenden Venendruck-Kontrollen mit verschiedenen Ausgangswerten (Hypo- und Normovolämie). Aus einem solchen Normogramm läßt sich zum gewünschten Venendruckanstieg das dazu erforderliche Blutvolumen ermitteln

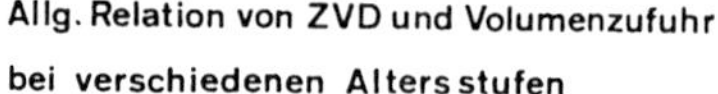

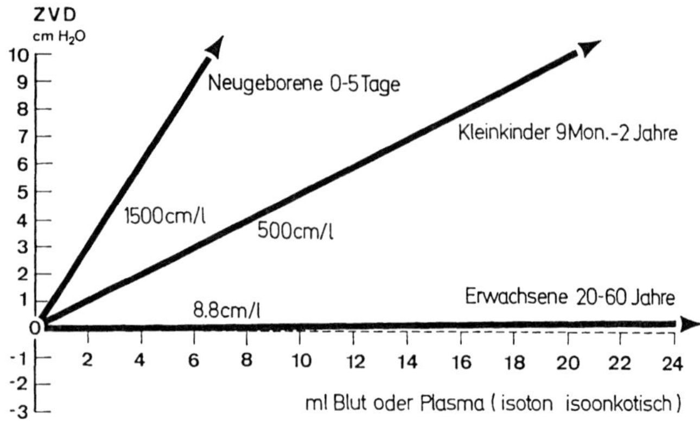

Abb. 3. Relation von zentralem Venendruck und Volumenzufuhr bei verschiedenen Altersstufen

volumen wäre somit beim Erwachsenen bei 4,0, beim Kleinkind bei 0,7 und beim Neugeborenen bei 0,125 l. Setzen wir nun dieses Blutvolumen in Beziehung zum Druckvolumenkoeffizienten, so zeigt sich, daß dieser beim Kleinkind 10mal so groß ist wie der beim Erwachsenen, daß er dagegen beim Neugeborenen nur auf das 5fache angestiegen ist (Tab. 1).

Tabelle 1. *Vergleich des mittleren Anstiegs des zentralen Venendruckes, bezogen auf 1000 ml Volumenzufuhr. Wird dieser Anstieg auf das altersentsprechende intravasale Blutvolumen (mittlere Reihe) bezogen, so ist die Dehnbarkeit des Niederdrucksystems (ZVD/l Blutvolumen) beim Kleinkind 10mal, beim Säugling nur 5mal geringer als die des Erwachsenen*

		Δ ZVD/l	Blutvolumen	Δ ZVD/l Blutvolumen
Erwachsener	65 kg	8,8 cm/l	4,0 l	8,8 cm/l
Kleinkind 18 Mon.	10,5 kg	500 cm/l	0,7 l	87,5 cm/l
Neugeborenes 5 Tage	1500 kg	1500 cm/l	0,125 l	45,0 cm/l

Das bedeutet für uns, daß bei einer Volumenzufuhr, die in Relation zum jeweiligen Blutvolumen gesetzt wurde, der Venendruck beim Kleinkind um das 10fache des Erwachsenenwertes ansteigt, beim Neugeborenen jedoch nur um das 5fache. Offenbar besitzt also das Neugeborene in seinem Niederdrucksystem eine doppelt so hohe Dehnbarkeit und damit aus der klinischen Sicht heraus eine doppelt so hohe Volumen-Toleranz wie Kleinkinder.

Diese Untersuchungen betrachten wir keinesfalls als abgeschlossen. Dennoch glauben wir, aus diesen Ergebnissen zwei Dinge folgern zu dürfen:

1. Der Volumendehnungskoeffizient des Niederdrucksystems ist beim Kleinkind etwa 10mal so groß wie der des Erwachsenen. Das Kleinkind hat also, bezogen auf das Blutvolumen, eine wesentlich verminderte Infusions-Toleranz.

2. Das Neugeborene und der Säugling haben gegenüber dem Kleinkind eine doppelt so hohe Toleranz, die Dehnbarkeit seines Niederdrucksystems ist 5mal größer als die des Erwachsenen. Bei jeder Blut- oder Plasma-Infusion sind diese Faktoren zu berücksichtigen.

Zusammenfassung

Das Volumen-Druck-Diagramm zeigt bereits beim Erwachsenen ohne Herzinsuffizienz unabhängig von der Narkose und vom jeweiligen Ausgangswert des zentralen Venendruckes einen linearen Verlauf, wobei eine Volumenzufuhr von 1000 ml Blut oder Plasma im Mittel zu einem Venendruckanstieg von 8,8 cm H_2O führt. Beim Säugling und Kleinkind steigt der zentrale Venendruck 200- bzw. 60mal stärker an. Wird dieser Anstieg jedoch auf das intravasale Blutvolumen bezogen, so ist die Dehnbarkeit des Niederdrucksystems beim Kleinkind 10mal, beim Säugling dagegen nur 5mal schwächer als beim Erwachsenen.

Summary

Infusion of blood or plasma in adult patients without cardiac insufficiency produces a linear rise in central venous pressure (CVP), independent of anaesthesia or of the initial value. After transfusion of 1000 ml CVP in adults rises to 8.8 cm H_2O; in newborns and in children, CVP increases 200 and 60 times, respectively, after equal transfusion. In relation to the blood volume of the small patient, however, the elasticity of the low-pressure system is in infants ten and in newborns five times lower than in adults. For each transfusion, not only the initial CVP is of importance but also the relationship between the volume given and the final CVP, according to the age of the patient and his total blood volume.

Literatur

1. Gauer, O. H., Henry, J., Sieker, H. O.: Changes in central venous pressure after moderate hemorrhage and transfusion in man. Circulat. Res. 4, 79 (1956).
2. Henneberg, U.: Die kontinuierliche Messung des zentralen Venendrucks bei

plastischen Eingriffen an der Aortenbifurkation. In: Anaesthesie in der Herz- und Gefäßchirurgie. Hrsg. von O. H. JUST und M. ZINDLER in der Reihe Anaesthesiologie und Wiederbelebung Band **20**. Berlin-Heidelberg-New York: Springer 1967.

3. — Kontrolle der Ventilation in der Neugeborenen- und Säuglingsanaesthesie. Anaesthesiologie und Wiederbelebung Band **29**. Berlin-Heidelberg-New York: Springer 1966.
4. KIRCHNER, E.: Schock und zentraler Venendruck. Münch. med. Wschr. **36**, 1846 (1967).
5. SMITH, R. M.: Anesthesia for Infants and Children. St. Louis: The C. V. Mosby Comp. 1963.
6. STOECKEL, H.: Intra- und postoperative Beurteilung des Kreislaufs durch zentrale Venendruckmessung. In: Kreislauf- und Stoffwechselprobleme bei Neugeborenen und Säuglingen. München-Berlin-Wien: Urban & Schwarzenberg 1968.
7. SYKES, M. K.: Venous pressure as a clinical indication of adequacy of transfusion. Ann. roy. Coll. Surg. Engl. **33**, 185 (1963).

Veränderungen der Homoiostase durch die präoperative Nahrungskarenz beim Säugling

W. Dick, M. Halmágyi und **S. Hofmann**

Institut für Anaesthesiologie (Direktor: Prof. Dr. R. Frey)
der Johannes Gutenberg-Universität Mainz

Die Furcht vor einer raschen Dehydration infolge ausgedehnter präoperativer Nahrungs- und Flüssigkeitskarenz hat zu einer von der Erwachsenenanaesthesie abweichenden Narkosevorbereitung beim Säugling geführt. Die orale Flüssigkeitszufuhr wird meistens erst 2–4 Std vor dem geplanten Eingriff beendet. Diese Praxis entspricht jedoch nur in beschränktem Umfang den Sicherheitsvorkehrungen, die während der Allgemeinanaesthesie zur Vermeidung der Aspiration von Mageninhalt getroffen werden. Die Rechtfertigung der gegenüber dem Erwachsenen verkürzten präoperativen Flüssigkeits- und Nahrungskarenz beim Säugling ließe sich aber nur aus einer exakt erfaßbaren Störung der Homoiostase durch diese Nahrungskarenz herleiten.

Im Hinblick darauf wurden Untersuchungen zur Klärung folgender Fragen durchgeführt:

1. Wie hoch sind die Verluste an Flüssigkeit und Elektrolyten während einer ausgedehnten Nahrungs- und Flüssigkeitskarenz im Säuglingsalter?

2. Welche Auswirkungen – wenn überhaupt – haben diese Verluste auf die Parameter der Homoiostase?

10 gesunde männliche Säuglinge im Alter zwischen 3 und 11 Monaten wurden einer durchschnittlichen 11stündigen Nahrungs- und Flüssigkeitskarenz ausgesetzt. Die Ermittlung der Ausgangswerte (Messung [1] Abb. 1)

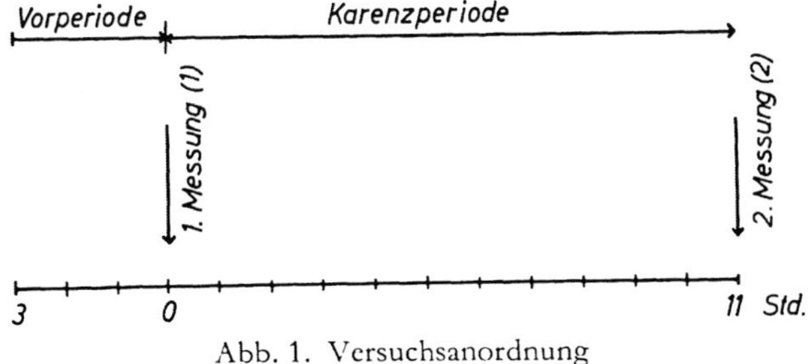

Abb. 1. Versuchsanordnung

erfolgte nach einer 3–4stündigen Vorperiode zu Beginn der Karenzzeit. Die Messung (2) führten wir zu Ende der Karenzperiode durch (Abb. 1).

Die Verluste wurden aus der Wasser- und Elektrolytausscheidung im Urin bestimmt.

Zur Beurteilung der Homoiostase dienten folgende Parameter:

1. Für den Wasser- und Elektrolythaushalt: die Konzentration von Elektrolyten, Kreatinin und Harnstoff sowie die Osmolarität im Serum.
2. Für die Blutzusammensetzung: Haemoglobin, Erythrocytenzahl, Haematokrit sowie Blut- und Plasmavolumen (mit ^{131}J und Volemetron aus dem venösen Blut).
3. Für den Säure-Basen-Haushalt: die blutgasanalytischen Werte (mit Hilfe der Astrup-Methode) im arteriellen Blut.

Die Verluste an Wasser und Elektrolyten im Harn sind in Absolutwerten und Relativprozenten, bezogen auf den normalen extracellulären Bestand, dargestellt (Tab. 1). Mit einer Flüssigkeitsausscheidung von 60 ml in 11 Std gehen im Durchschnitt 4,85 mval Kalium, d. h. etwa 29% des extracellulären Kaliumbestandes und geringe Mengen an Natrium, Calcium und Chlor verloren.

Tabelle 1. *Wasser- und Elektrolytverluste durch die Harnausscheidung während der Nahrungskarenz*

Meßgröße		Verluste	= % d. extracell. Bestandes
Menge	ml	60,00 ± 14,07	2,0
Na^+	mval	4,89 ± 1,48	1,2
K^+	mval	4,37 ± 0,82	29,0
Ca^{++}	mval	0,33 ± 0,02	2,5
Cl^-	mval	5,40 ± 1,18	1,7

Im Serum ist die Kaliumkonzentration mit 0,5 mval/l signifikant vermindert (Tab. 2). Die übrigen Elektrolytkonzentrationen weisen keine gesicherten Abweichungen vom Ausgangswert auf. Dagegen zeigt die Serumosmolarität eine statistisch auffällige Abnahme. Das Plasmavolumen ist, bezogen auf kg Körpergewicht, um 6,7 ml signifikant und das Gesamtblutvolumen um 4,4 ml auffällig erniedrigt. Alle anderen Meßgrößen im venösen und arteriellen Blut zeigen gegenüber den Kontrolldaten keine auffälligen oder signifikanten Veränderungen.

Die eingangs erhobene Fragestellung läßt sich aus der Auswertung der Untersuchungsergebnisse folgendermaßen beantworten: Die hohe Kaliumausscheidung im Urin geht mit einer signifikanten Erniedrigung der Kalium-

Tabelle 2. *Veränderungen der Homoiostase*

	Meßgröße		(1)–(2)	% d. Ausg.-wert.
Serum				
	Na^+	mval/l	− 3,00 ± 2,37	− 2,1
	K^+	„	− 0,53 ± 0,16!! b	− 10,0
	Ca^{++}	„	− 0,13 ± 0,17	− 2,5
	Cl^-	„	+ 6,50 ± 6,00	+ 5,7
	Kreatinin	mg %	+ 0,27 ± 0,16	+ 30,0
	Harnstoff	mg %	− 0,47 ± 2,87	− 1,3
	Osmol.	mosm/l	− 27,10 ± 11,85! a	− 10,0
	Ges. Eiweiß	g %	− 0,35 ± 0,16	− 5,2
	Albumine	%	− 3,66 ± 3,35	− 5,8
Blut				
	Ery	Mill/μl	+ 0,16 ± 0,20	+ 5,0
	Hb	g %	− 0,19 ± 1,02	− 2,0
	Htk	%	+ 0,50 ± 1,79	+ 2,5
	BV	ml/kg	− 4,40 ± 1,95! a	− 6,0
	PV	ml/kg	− 6,74 ± 1,68!! b	− 11,4
Blutgaswerte				
	pH		− 0,12 ± 0,13	
	pCO_2	mmHg	+ 1,11 ± 2,44	+ 3,0
	Stand. Bic.	mval/l	− 2,20 ± 1,42	− 11,0
	Pufferbas.	„	+ 0,43 ± 1,04	+ 1,0
	Bas. Übersch.	„	− 0,36 ± 0,71	− 7,5
	Act. Bic.	„	− 0,66 ± 1,44	− 3,5
	Ges. CO_2	„	− 1,34 ± 1,28	− 6,5
	pO_2	mmHg	+ 4,90 ± 5,02	+ 5,0
	O_2-Sättg.	%	− 0,06 ± 1,29	

a: ! $\alpha \leqq 0{,}05$; b: !! $\alpha \leqq 0{,}01$

konzentration im Serum einher. Die Flüssigkeitsverluste durch Urin und perspiratio insensibilis – die hier mit 90 ml über 11 Std rechnerisch ermittelt wurden – führen zu einer Reduktion des zirkulierenden Plasmavolumens. Ein stoffwechselwirksames Energiedefizit als Folge der Nahrungskarenz ließen die metabolischen Parameter nur andeutungsweise erkennen. Diese Veränderungen der Homoiostase begründen zweifelsohne die Notwendigkeit einer entsprechenden Substitution mit Beginn der Anaesthesie.

In Anbetracht der Gefahren einer Aspiration erscheint uns jedoch das Ausmaß der gefundenen Veränderungen der Homoiostase nicht gravierend genug, um die verkürzte präoperative Nahrungs- und Flüssigkeitskarenz beim Säugling rechtfertigen zu können.

Zusammenfassung

An 10 Säuglingen wurde nach einer 11stündigen Nahrungs- und Flüssigkeitskarenz das Verhalten der Blutzusammensetzung sowie des Wasser-, Elektrolyt- und Säure-Basenhaushaltes untersucht. Die signifikanten Veränderungen bestanden in einer Verminderung der Kaliumkonzentration im Serum (— 0,5 mval/l), bedingt durch eine hohe Kaliumausscheidung mit dem Urin sowie in einer Reduktion des Plasmavolumens/KG (— 6,7 ml) und des Blutvolumens/KG (— 4,4 ml). Die anderen registrierten Parameter blieben dagegen weitgehend konstant. Eine verkürzte Nüchternperiode beim Säugling ist demnach im Interesse der Sicherheit während der Anaesthesie nicht gerechtfertigt, wenn präexistente Störungen fehlen und die auftretenden Verluste mit Anaesthesiebeginn ersetzt werden.

Summary

The parameters of blood chemistry, water-electrolyte and acid-base balance have been investigated in 10 infants, in whom food and fluid intake had been restricted for 11 hours. After this period the K^+ concentration was lowered (as the result of high potassium excretion by the kidneys) and the volume of plasma and blood per kg body weight was reduced by 6.7 and 4.4 ml respectively.

The other parameters investigated were unchanged. As a result of these investigations one can say that restriction of food and fluids prior to an operation under general anaesthesia should be maintained for the same period as in adults to ensure a safe anaesthetic procedure.

There should be no pre-existent disturbances and losses of K^+ and water should be made up when anaesthesia is started.

Literatur

Sitzmann, F. C.: Päd. Praxis **5**, 132 (1966).
Schain, R. J., O'Brien, K.: Clin. chim. Acta **13**, 200 (1966).
Ewerbeck, H.: Der Säugling. Berlin-Göttingen-Heidelberg: Springer 1962.

Diagnostik, Prophylaxe und Therapie operations- und narkosebedingter Störungen im Elektrolyt-, Wasser- und Säure-Basen-Haushalt bei Neugeborenen und Säuglingen

L. Hopfgartner und **E. Bosina**

Chirurgische Abteilung des Mautner Markhof'schen Kinderspitals, Wien
(Vorstand: Dr. P. Wurnig)

Einzelne wichtige Ursachen, die sowohl seitens der Operation als auch seitens der Narkose zu Störungen des Wasser- und Elektrolythaushaltes wie auch des Säure-Basengleichgewichtes führen, seien kurz angeführt:

Im Rahmen des Therapieplanes angelegte Sonden, Drainagen, aber auch operative Fisteln und ausgedehnte Darmresektionen führen zu einem vermehrten Wasser- und Elektrolytverlust. Schock, Blutverlust, Unterkühlung, periphere Mangeldurchblutung, aber auch Störungen der Ventilation aufgrund des operativen Eingriffes, aber auch seitens der Narkose, führen zu Störungen des Säure-Basenhaushaltes (L'Allemand, Bolt u. Mitarb., Bücherl, Derra u. Mitarb., Eichler, Helbig, Hutschenreuter, Lawin, Kronschwitz u. a.).

Die Folgen nicht erkannter oder nicht beachteter Störungen sind gravierend.

Dazu ein Beispiel: Pat. S. M., AZ M/69/647 (Abb. 1).

Ein 8 kg schwerer Säugling wird unter der Diagnose Ileus bei fraglicher Perforationsperitonitis aufgenommen.

Bei der Aufnahme ausgeprägter Schockzustand bei schwerer Exsiccose und Anaemie (Hkr. 28%). Sofortige Laparatomie und Revision (4. 3. 1969). Lachgas-, Sauerstoff-Halothannarkose. Als Relaxans Lysthenon zur Intubation und Tubocurarin zur weiteren Relaxierung. Nach Beendigung der Operation keine Spontanatmung. Erst nach 9stündigen Bemühungen mit vorerst manueller Beatmung, dann Respiratoreinsatz, konnte nach Auffüllung des Kreislaufes mit insgesamt 420 ccm Blut und nach Korrektur der anfänglich bestehenden kombinierten schweren metabolischen und respiratorischen Acidose (pH 7,05) die Extubation vorgenommen werden.

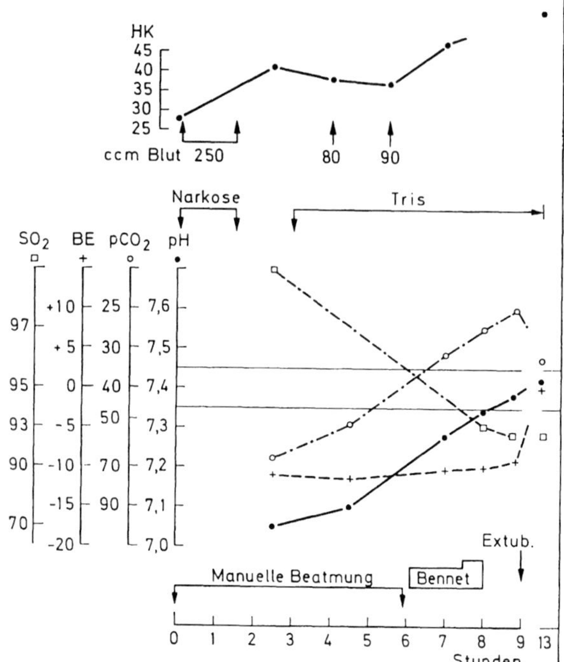

Abb. 1. (Fall S. M. AZ M/69/647). Hämatokrit, Blutgase und Säurebasenbilanz bei einem Fall postoperativer respiratorischer Insuffizienz und ihre Änderung unter Therapie

Wären präoperativ folgende Punkte beachtet worden:

1. Auffüllen des Kreislaufes,
2. Korrektur der Anaemie und
3. Korrektur der sicherlich schon präoperativ bestehenden Acidose,

dann wäre diese äußerst bedrohliche Komplikation aller Wahrscheinlichkeit nach vermeidbar gewesen. Dies zeigt sich anhand dieses Falles. Am 5. postoperativen Tag kam es neuerlich zum Auftreten eines Ileus aufgrund einer ileo-ilealen Invagination, der die Relaparatomie notwendig machte. Trotz des wesentlich belastenderen Eingriffes, es wurde die Desinvagination mit Enterostomie und Dünndarmschienung vorgenommen, verlief die Narkose vollkommen komplikationslos. Der Patient kam mit optimalen Kreislaufverhältnissen und ausgeglichener Elektrolyt- und Säure-Basenbilanz zur Operation.

Ein weiteres Beispiel soll den Erfolg konsequenter Maßnahmen demonstrieren. (Pat. S. S., AZ M/68/1862). Abb. 2.

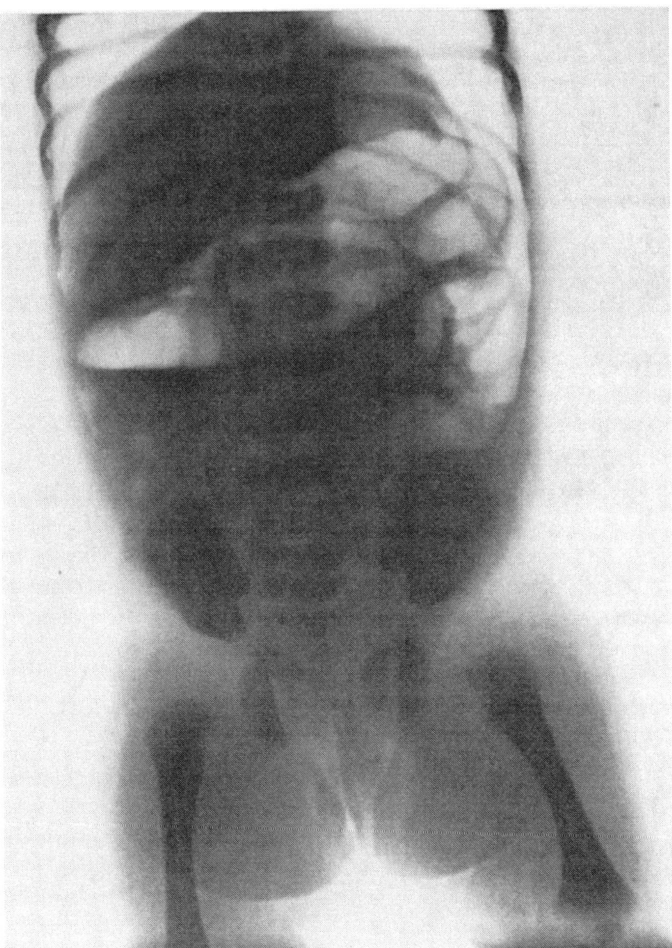

Abb. 2. Fall 2 (Pat. S. S., AZ/68/1862). Hochgradiger Dünndarmileus bei einem 1 Tag alten Neugeborenen mit verschleppter Perforationsperitonitis bei Jejunumatresie. Beachte die 2 Querfinger breite beiderseitige subphrenische Luftsichel

Am 29. 2. 1968 wurde das 1 Tag alte Neugeborene mit hochgradiger Abdominalblähung von einem auswärtigen Krankenhaus übernommen. Die Abdomenleeraufnahme zeigte zahlreiche geblähte Dünndarmschlingen mit Spiegelbildungen und einer 2 Querfinger breiten beiderseitigen subphrenischen Luftsichel. Bei der Aufnahme stark reduzierter Allgemeinzustand und Kreislaufkollaps. Nach Gabe von 10 ml 10% Lävulose und 10 ml Rheomacrodex Besserung der Kreislaufsituation, so daß die Laparatomie vorgenommen werden konnte. Es fand sich eine Jejunumatresie mit Darmperforation und Peritonitis. Die schwer veränderten Darmanteile machten eine ausgedehnte Darmresektion notwendig. Die Länge des verbliebenen Dünndarmes betrug ca. 30 cm. Im Anschluß an die Operation wurde durch 7 Tage eine komplette parenterale Substitution durchgeführt. Nach Beginn der oralen Ernährung mußten, da die orale Ernährungsmenge nur langsam gesteigert werden konnte und dem erforderlichen Tagesbedarf nachhinkte, ab dem 13. Tag zusätzlich zuerst täglich, dann jeden 2. Tag 100 ml Plasma infundiert werden. Am 38. postoperativen Tag kam es aufgrund von Ernährungsstörungen, wie sie bei ausgedehnten Darmresektionen beobachtet werden, zu einer Enteritis mit einer schweren Entgleisung des Elektrolyt- und Säure-Basenhaushaltes. Diese Entgleisung machte durch 4 Tage hindurch eine vollständige parenterale Korrektur notwendig. Im Anschluß daran wurde die orale Ernährung vorsichtig wieder aufgebaut. Das dabei auftretende Kaloriendefizit wurde durch zusätzliche Infusionen von Fett- und Aminosäurelösungen ausgeglichen. Insgesamt war es durch 72 Tage notwendig, drohende Entgleisungen aufgrund der ausgedehnten Darmresektion durch zusätzliche parenterale Zufuhr zu korrigieren. Nach 99tägigem Krankenhausaufenthalt konnte der Säugling entlassen werden. Mehrere Nachkontrollen zeigten im weiteren Verlauf eine normale Entwicklung.

Die Diagnose einer Wasser- und Elektrolytentgleisung wird aus dem klinischen Bild und gezielten Laboruntersuchungen gestellt. In der überwiegenden Mehrzahl der Fälle liegt eine hypertone oder isotone Dehydratation vor.

Klinische Zeichen für die Diagnose einer Störung des Säure-Basenhaushaltes bei Neugeborenen und Säuglingen sind unverläßlich. Exakten Aufschluß über den Grad der Entgleisung geben die mit der Methode nach Astrup (Siggard-Andersen und Engel) gewonnenen Werte mit zusätzlicher Bestimmung des Sauerstoffdruckes und der Sauerstoffsättigung.

Die Prophylaxe umfaßt jene Maßnahmen, die

1. ein genaues Bild über den Zustand des Patienten geben und die
2. der Kontrolle und einer optimalen Aufrechterhaltung vitaler Funktionen dienen.

Sie gliedern sich in:

A. Präoperative Bestimmungen
B. Präoperative Vorbereitungen
C. Intraoperative Maßnahmen
D. Postoperative Maßnahmen.

A. Präoperative Bestimmungen

Zur Bestimmung der Werte a–e (siehe Tab. 1) bieten sich leistungsfähige Mikromethoden an. Die benötigte Blutmenge (Kapillarblut) ist so gering, daß die Bestimmungen jederzeit ohne technische Schwierigkeiten wiederholt werden können. Die Bestimmung der Blutgruppe ist so selbstverständlich, daß sie nur der Vollständigkeit halber angeführt wurde. Die Atemfrequenzzählung gibt einen guten, wenn auch groben Anhalt für die respiratorische Situation eines Säuglings. Eine gesteigerte Atemfrequenz wird als Zeichen einer beginnenden oder bestehenden respiratorischen Insuffizienz gewertet. Die Situation wird aber wegen der vermehrten Totraumventilation nicht verbessert (ENGSTRÖM, BOSINA u. Mitarb.). Bei respiratorischen Störungen älterer Säuglinge kann es zu einem Rückfall in den Atemtyp des Neugeborenen (periodische Schnappatmung) kommen (KRONSCHWITZ).

Tabelle 1. *Präoperative Bestimmungen*

a) Hämatokrit	Mikromethode
b) Hämoglobin	Mikromethode
c) Elektrolyte	Mikromethode
d) Säure-Basenbilanz	Mikromethode
e) Blutgasanalyse	Mikromethode
f) Blutgruppe	
g) Atemfrequenz	
h) Temperatur	

B. Präoperative Vorbereitungen

Zu den präoperativen Vorbereitungen (siehe Tab. 2) gehört die Bereitstellung genügender Mengen Transfusionsblutes, weiters eine Heizmatte, um eine Unterkühlung während der Operation zu vermeiden. Demselben Zweck dient auch das Abdecken des Patienten mit einer sterilen Plastikfolie. Das Anlegen eines Venenkatheters und die Intubation bieten die beste Gewähr dafür, den Patienten jederzeit „in der Hand" zu haben. Wie HUT-

Tabelle 2. *Präoperative Vorbereitungen*

a) Blutkonserven
b) Heizmatte
c) Magensonde
d) Venenkatheter
e) Intubation (richtige Tubusgröße)
f) Plastikfolie

SCHENREUTER, aber auch WAWERSIK dargelegt haben, ist die Wahl der richtigen Tubusgröße von ausschlaggebender Bedeutung. Die Magensonde dient der postoperativen Dekompression des Gastrointestinaltraktes.

C. Intraoperative Maßnahmen

Intraoperative Maßnahmen (siehe Tab. 3) erstrecken sich auf einen möglichst exakten Flüssigkeits- und Blutersatz, das Freihalten der Atemwege, Kontrolle der Pulsfrequenz, aber vor allem der peripheren Pulswelle mittels Monitor. Unserer Erfahrung nach gibt die Höhe der Pulswellenamplitude einen verwertbaren Anhaltspunkt für die periphere Durchblutung. Weiters Temperaturkontrolle und bei Bedarf Blutgasanalyse und Säure-Basenbilanz.

Tabelle 3. *Intraoperative Maßnahmen*

a) exakter Flüssigkeits- und Blutersatz (Fotometrische Blutverlustbestimmung)
b) Freihalten der Atemwege
c) Kontrolle der Pulsfrequenz
d) Kontrolle der peripheren Pulswelle (Monitor)
e) Temperaturkontrolle
f) Blutgasanalyse und Säure-Basenbilanz

D. Postoperative Maßnahmen

Die postoperativen Maßnahmen (siehe Tab. 4) beinhalten die zum Teil schon angeführten präoperativen Bestimmungen. Dazu kommen noch stündliche Kontrolle des Harnvolumens und des spezifischen Gewichtes,

Tabelle 4. *Postoperative Maßnahmen*

a) Hämatokrit
b) Hämoglobin
c) Elektrolyte
d) Säure-Basenbilanz
e) Blutgasanalyse
f) Atemfrequenz
g) Kontrolle des Harnvolumens } stündlich
h) spezifisches Gewicht } stündlich
i) Flüssigkeitsbilanz
j) Kreislaufüberwachung
k) Temperatur
l) Gewicht
m) Röntgenuntersuchungen

exakte Flüssigkeitsbilanz, Kreislaufüberwachung, Temperatur- und Gewichtskontrolle, sowie wenn nötig Röntgenuntersuchungen. Unserer Meinung und unserer Erfahrung nach fordert jede Verschlechterung des Zustandes des Patienten eine gezielte Röntgenaufnahme, sei es eine Thoraxübersichtsaufnahme oder eine Abdomenleeraufnahme, um die Gesamtsituation voll und ganz beurteilen zu können.

Die Therapie einer Wasser- und Elektrolytstörung besteht grundsätzlich aus 2 Maßnahmen:

1. Ersatz eines bereits bestehenden Defizits (durch Erbrechen, Fieber, Durchfälle usw.)
2. Ersatz laufender Verluste (perspiratio insensibilis, Harn, Fisteln, Drainagen etc.).

Die Korrektur bereits bestehender Verluste wird mit Hilfe des Diagramms von WAWERSIK durchgeführt. Laufende Verluste werden bilanzmäßig erfaßt. Den Ausgangspunkt jeder Flüssigkeitstherapie stellt die Errechnung des 24-Stundenbedarfes aufgrund der Körperoberfläche dar. Obwohl von verschiedenen Autoren (HELBIG, HUNGERLAND u. a.) 2500 ml/m^2 Körperoberfläche für Säuglinge als Bemessungszahl angegeben werden, liegt unsere Bemessungsgrundlage bei 1500 ml/m^2 Körperoberfläche, zuzüglich außerordentlicher Verluste. Als Grundlage der Infusionstherapie dient uns eine 10% Lävuloselösung mit Basiszusatz, d. h. auf 100 ml 10% Lävuloselösung eine Elektrolytkonzentration von 15 mval. Sie liegt damit über dem Minimalelektrolytbedarf und liefert metabolisch freies Wasser entsprechend der Hälfte des Lösungsvolumens. Für den Tagesnormalbedarf an Elektrolyten werden folgende Richtzahlen angegeben (nach BACHMANN).

Na 4–6 mval/kg KG
K 2–3 mval/kg KG
Cl 4–6 mval/kg KG

Außerordentliche Elektrolytverluste erfordern einen gezielten Elektrolytersatz. Jeder operative Eingriff führt zu vermehrtem Kaliumverlust. Die Bedeutung des Kaliumions für das Membranpotential der Zelloberfläche ist hinlänglich bekannt. Es muß daher ein möglichst optimaler Kaliumersatz gefordert werden, um postoperative Funktionsstörungen zu vermeiden. Die Gefahren der Kaliumsubstitution liegen bei funktionstüchtiger Niere nur in einer zu raschen Applikation. Die Dauertropfinfusion schützt vor einer zu raschen Zunahme der Potentialhöhe aufgrund des größeren Konzentrationsgefälles zwischen intra- und extracellulärem Raum. Die Korrektur eines Kaliumdefizits bedarf einer Zeit von 24–48 Std. Der Kontrolle dienen Serumkaliumwerte (wenn nötig 2–3mal tägl.), Kaliumausscheidung im Harn pro 24 Std bilanziert auf 1 l, EKG und die Gesamtsituation des

Patienten. Natrium- und Chloridverluste erfordern einen entsprechenden Zusatz zur Infusionslösung aufgrund der vorliegenden Serumwerte.

Etwas anders liegen die Verhältnisse bei Neugeborenen. Aufgrund der physiologischen Unreife der Niere besteht eine erhöhte Tendenz zur Natriumretention, die durch den operativen Eingriff noch verstärkt wird. Weiters tritt, wie Rickham nachgewiesen hat, postoperativ keine vermehrte Kaliumausscheidung auf. Neugeborene Kinder sollen daher nach Rickham, wenn keine Verluste vom Magendarmtrakt auftreten, mit reiner Lävuloselösung infundiert werden. Im Gegensatz dazu vertritt Wilkinson den Standpunkt, die postoperative Korrektur ohne Infusion nur mit Muttermilch durchzuführen. Die Therapie unserer Neugeborenen richtet sich nach dem Einzelfall. Die Infusionsbehandlung erfolgt mit 10% Lävuloselösung elektrolytfrei bei normalen oder erhöhten Elektrolytwerten. Ein vorhandenes Elektrolytdefizit wird durch entsprechende Zusätze zur Infusionslösung korrigiert. Die Umstellung auf Muttermilchernährung wird so bald als möglich vorgenommen. Wird durch die orale Zufuhr der volle Tagesbedarf nicht erreicht, dann wird das Defizit durch zusätzliche parenterale Zufuhr gedeckt.

Zur Therapie einer metabolischen Acidose verwenden wir Tris-Puffer. Die Berechnung der zur Korrektur notwendigen Milliäquivalent Tris wird aus der Formel errechnet:

$$\text{Base Excess} \times \frac{\text{KG}}{2} = \text{Milliäquivalent Tris.}$$

Die Korrektur soll innerhalb von 6–8 Std erreicht sein. Die benötigte Menge Tris wird der Infusionslösung zugesetzt. Die Therapie der metabolischen Alkalose (im chirurgischen Krankengut fast durchwegs hypochloraemische Alkalosen) erfolgt mit Lysinchlorid nach der Formel:

$$\text{Base Excess} \times \frac{\text{KG}}{3} = \text{Milliäquivalent Lysinchlorid.}$$

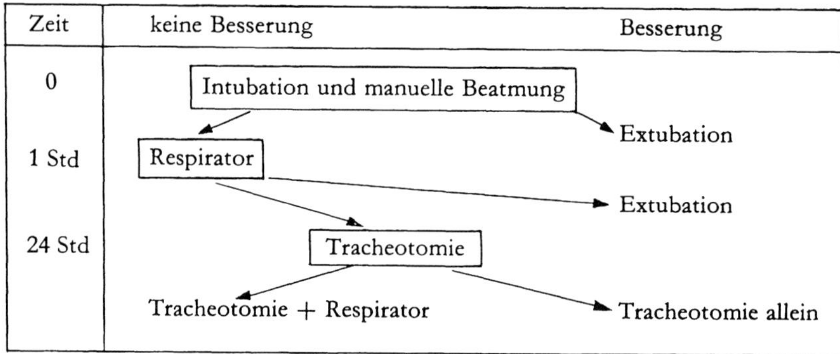

Abb. 3. Behandlungsschema der reinen Ateminsuffizienz

Auf die Behandlung respiratorischer Störungen einzugehen, würde den Rahmen dieses Referates sprengen. Wir möchten nur noch kurz das bei uns angewendete Therapieschema bei reiner Ateminsuffizienz aufzeigen (Abb. 3). Vorerst Intubation und manuelle Beatmung. Erfolgt nach 1 Std keine Besserung, wird die Beatmung mit dem Respirator fortgesetzt. Erstreckt sich die Respiratortherapie über mehr als 24 Std, dann wird eine Tracheotomie durchgeführt und wenn notwendig die Respiratorbeatmung mit Hilfe der Tracheotomie fortgesetzt.

Zusammenfassung

Nach einem Bericht über zwei Fälle werden von den Autoren die Voraussetzungen angeführt, auf denen die Behandlung bei Neugeborenen und Säuglingen prä-, intra- und postoperativ aufbaut. Eine Beeinträchtigung der wichtigsten Körperfunktionen darf gerade in dieser Altersgruppe nicht auftreten. In diesem Zusammenhang wird die spezielle Behandlung von Wasser-, Elektrolyt- und Säure-Basenentgleisungen bei Neugeborenen und Säuglingen besprochen. Zum Schluß gelangt noch ein Überblick über die Behandlung der respiratorischen Insuffizienz zur Darstellung (Tracheotomie, Respiratorbehandlung).

Summary

The authors present two case reports and discuss the management of newborns and babies before, during and after operation. Any impairment of essential physical functions should be avoided in this age group. In this connection the authors discuss the special treatment of water, electrolyte and acid-base disorders in newborn infants and babies. Finally, they review the treatment of respiratory insufficiency (tracheotomy, artificial ventilation).

Literatur

1. Bolt, W., Gerlach, H. A.: Erster europäischer Kongreß für Anaesthesiologie. Fortbildungskurse Wien 3.–9. 9. 1962.
2. Bosina, E., Wurnig, P.: Wien. med. Wschr. **118/17**, 387 (1968).
3. Bücherl, E. S.: Erster europäischer Kongreß für Anaesthesiologie. Fortbildungskurse Wien 3.–9. 9. 1962.
4. Hecker, W. Ch., Daum, R., Wawersik, J., Hollmann, G., Forche, E., Ruter, E.: Langenbecks Arch. klin. Chir. **313**, 186 (1965).
5. Helbig, D.: Z. Kinderchir. **2/2**, 173 (1965).
6. — Chirurg **40/1**, 19 (1969).
7. Hopfgartner, L.: Möglichkeiten und Ergebnisse der Intensivtherapie im Säuglingsalter (im Druck).
8. Hutschenreuter, K.: Anaesthesist **11**, 163 (1962).
9. Kildeberg, P.: Clinical Acid-Base Physiology. Copenhagen: Munksgaard 1968.

10. Kronschwitz, H.: Z. Kinderchir. **2/4**, 409 (1965).
11. L'Allemand, H.: Erster europäischer Kongreß für Anaesthesiologie. Fortbildungskurse Wien 3.–9. 9. 1962.
12. Lawin, P., Burchardi, H.: Münch. med. Wschr. **107/12**, 590 (1965).
13. Ranlov, P., Siggard-Andersen, O.: Acta paediat. scand. **54**, 531 (1965).
14. Reimold, E.: Med. Mitt. (Melsungen) 98 Sonderdruck.
15. Schöber, J. G., Tympner, K.-D., Bühlmeyer, K.: Klin. Wschr. **45/6**, 282 (1967).
16. Wawersik, J.: Z. Kinderchir. **6/2**, 157 (1968).
17. Wilkinson, A. W.: Paediatric Surgery Course 846, London 16. 2.–1. 3. 1969.
18. Wurnig, P., Hopfgartner, L.: Wien. med. Wschr. **118/12**, 260 (1968).

Vergleichende Untersuchungen zur Begrenzung des Wärmeverlustes beim Säugling während der Anaesthesie

W. Dick, H. Kreuscher und **D. Lühken**

Institut für Anaesthesiologie (Direktor: Prof. Dr. R. Frey)
der Johannes Gutenberg-Universität Mainz

Anaesthesie und Operation bringen für den Säugling die Gefahr ausgeprägter Wärmeverluste mit sich. Idealbedingungen, d. h. hohe Raumtemperatur und Raumfeuchte sowie geringe Luftzirkulation, die erforderlich wären, um die Körpertemperatur des Säuglings konstant zu halten, können nicht einmal in voll klimatisierten Operationsräumen hergestellt werden.

Die an sich schon hohe Wärmeabstrahlung über die Haut wird während des operativen Eingriffs noch vergrößert durch die Eröffnung von Körperhöhlen, durch Blut- und Flüssigkeitsverluste und Infusionen kalter Lösungen, so daß Erniedrigungen der Kerntemperatur bis zu 3° C auftreten. Dadurch erhöht sich wiederum das Risiko des operativen Eingriffs erheblich, indem als Folge der Hypothermie unkontrollierte kardiovasculäre Reaktionen auftreten, der Metabolismus der Anaesthetica und Relaxantien verändert und die Aufwach- und Rekonvaleszenzphase infolge postoperativer Atemstörungen verzögert und kompliziert werden.

Diesen Wärmeverlusten versucht man vorzubeugen durch Applikation exogener Wärme, etwa in Form von Wärmelampen, Wassermatten, thermostatisch regulierten Heizkissen, rectalen Wärmesonden u. ä.. Gemeinsam ist bisher allen diesen Geräten die relativ geringe Kontaktfläche zum Patienten (etwa $^1/_3$ der Körperoberfläche), die Gefahr von Verbrennungen und die geringe Temperaturkonstanz.

Eine andere Methode der Wärmekonservierung ohne oder mit Applikation exogener Energie besteht in der Verwendung strahlungsarmer Metallfolien, wie sie für die Bergung Unfallverletzter oder Ertrunkener seit einiger Zeit in Gebrauch sind. Diese Folien bestehen aus Polyester und sind innen und außen mit einer dünnen Aluminiumschicht überzogen [1]. Eine ähnliche Folie wurde kürzlich von Baum und Scopes in England erfolgreich auf einer Neugeborenenstation erprobt.

Um die Eigenschaften dieser Folie und ihre Eignung für den Bereich der Kinderanaesthesie zu prüfen, verglichen wir den Temperaturverlauf von jeweils 6 Säuglingen unter Anaesthesiebedingungen, indem wir die Säuglinge

1. unbedeckt ließen,
2. auf einer thermostatisch regulierten Wärmematte lagerten,
3. teilweise in die Polyesterfolie einhüllten, wobei das vorgesehene Operationsfeld frei blieb,
4. vollständig mit der Folie bedeckten.

Die in allen 4 Gruppen konstante Meßzeit betrug 40 min unter Allgemeinanaesthesie mit endotrachealer Intubation und kontrollierter Beatmung. Dabei wurden Ösophagus- und Rectaltemperatur, inspiratorische und exspiratorische Gastemperatur, Raumtemperatur und relative Feuchte sowie Frischgasstrom und Minutenventilation bestimmt.

Abbildung 1 gibt den Temperaturverlauf unter den o.g. Bedingungen wieder. Zur Veranschaulichung wurde die Ösophagustemperatur herangezogen. Bei nur geringem Anstieg der Raumtemperatur und der Raum-

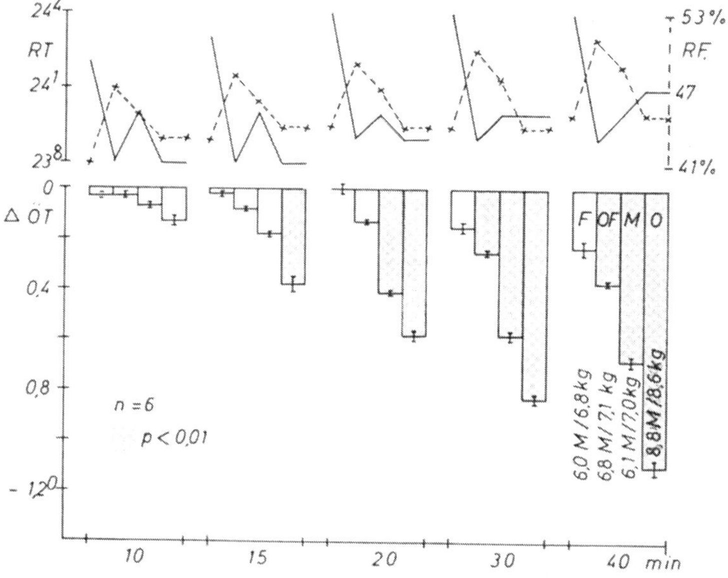

Abb. 1. Verlauf der Ösophagustemperatur während einer Anaesthesiedauer von 40 Minuten

Gruppe 1 = F, Gruppe 2 = OF, Gruppe 3 = M, Gruppe 4 = O.
Dargestellt ist die Änderung der Ösophagustemperatur innerhalb der o. g. Gruppen.
RF = Raumfeuchte, RT = Raumtemperatur

feuchte (oberer Teil von Abb. 1) im Verlauf des Meßzeitraumes ist die Ösophagustemperatur in Gruppe 1 bereits nach 15 min signifikant um 0,4° C abgefallen. Am Ende der Meßzeit beträgt der gesamte Abfall der Körpertemperatur 1,2° C.

In Gruppe 2 (M in Abb. 1) setzt der Temperaturabfall ähnlich früh ein wie in Gruppe 1, erreicht jedoch erst nach 20 min Anaesthesiezeit die Signifikanzgrenze. Der maximale Temperaturabfall am Ende der Meßzeit beträgt mit 0,75° C etwa 65% des Wärmeverlustes in Gruppe 1.

In Gruppe 3 wird die Signifikanzgrenze erst nach 30 min Meßzeit erreicht, der maximale Temperaturverlust beträgt nach 40 min Anaesthesiedauer mit 0,4° C lediglich $^1/_3$ des Verlustes in Gruppe 1.

Nicht signifikant verändert ist die Ösophagustemperatur in Gruppe 4, der maximale Temperaturabfall liegt mit 0,24° C noch im Streubereich der Gruppe. Auffällig ist weiterhin, daß die Säuglinge der Gruppe 1, die den größten Abfall der Kerntemperatur aufweisen, gleichzeitig das höchste Körpergewicht haben und die Gruppe 4 mit dem geringsten Wärmeverlust das niedrigste Körpergewicht. Signifikante Änderungen von Raumtemperatur und Raumfeuchte während der Meßzeit waren nicht zu verzeichnen, die Ventilation pro kg/min betrug im Mittel 250 ml.

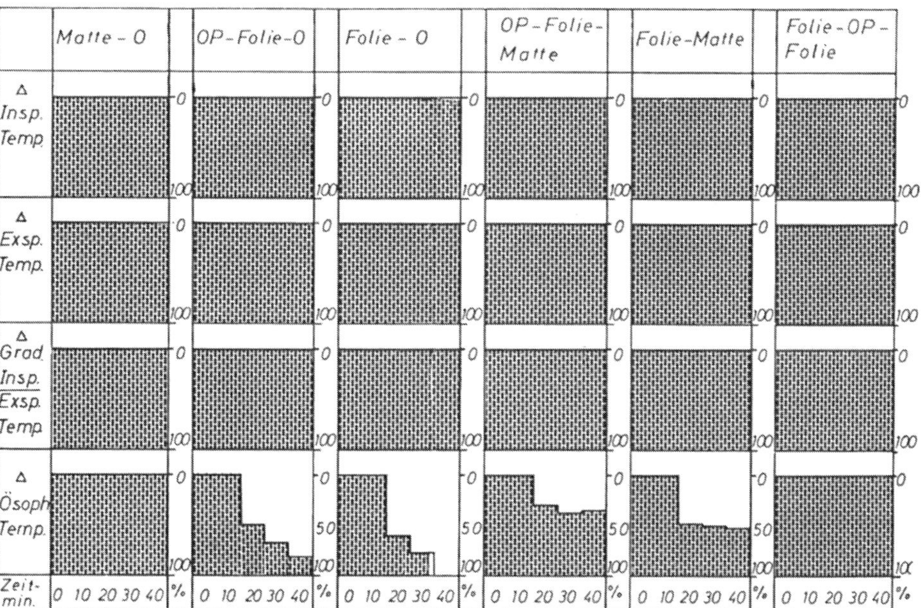

Abb. 2. Vergleich der Änderung der Meßgrößen innerhalb der 4 Gruppen. Die Änderungen sind, soweit statistisch relevant, jeweils in Prozenten gegenüber den Änderungen der Vergleichsgruppe angegeben

In Abbildung 2 sind die signifikanten Differenzen zwischen den 4 Gruppen in Prozent dargestellt. Dabei wurde die größte Temperaturdifferenz = 100% gesetzt. Inspirations- und Exspirationstemperatur sowie deren Differenz sind der Vollständigkeit halber mit aufgeführt.

Beim Vergleich der 4 Gruppen untereinander läßt sich kein signifikanter Unterschied für die Inspirations- und Exspirationstemperatur bzw. deren Differenz als relatives Maß für den respiratorischen Wärmeverlust feststellen. Der Temperaturverlauf ohne wärmekonservierende Maßnahmen und unter Verwendung einer Wärmematte läßt ebenso wie der Temperaturverlauf in den Gruppen 3 und 4 (mit Folie) keine signifikante Differenz erkennen.

Der größte Unterschied ergibt sich bei der Gegenüberstellung von Gruppe 1 und 4, es folgen die Relationen Gruppe 1 und 3, Gruppe 2 und 4 und schließlich Gruppe 2 und 3.

Folgerungen

Aus dem Temperaturverlauf in den einzelnen Gruppen und ihrer Gegenüberstellung läßt sich schließen, daß die Verwendung der Polyesterfolie der exogenen Wärmezufuhr mit Hilfe der Wärmematte überlegen ist, da Beginn und Ausmaß des Wärmeverlustes deutlich verzögert und vermindert werden. Die Folie ist zudem relativ billig, kann mehrfach verwendet werden, bedeckt auch während der Operation etwa $^3/_4$ der Körperoberfläche, schließt die Gefahr von Verbrennungen vollständig aus und stört weder den operativen Eingriff noch die Verwendung des Thermocauters.

Wärmestauungen, ohnehin bei Säuglingen kaum zu befürchten, haben wir weder während der Versuche noch in der klinischen Anwendung bisher beobachten können. Als technische Verbesserung der Folie für den Anaesthesiebereich wäre die Beschichtung mit einem Klebstoff zur erhöhten Haftung vorzuschlagen.

Zusammenfassung

In vergleichenden Untersuchungen bei insgesamt 24 Säuglingen wurde der Verlauf der Körpertemperatur während einer Anaesthesiedauer von 40 min registriert. Bei einer Einteilung in 4 Gruppen zu je 6 Säuglingen blieb die Gruppe 1 unbedeckt, in der Gruppe 2 wurden die Säuglinge auf einer Wärmematte gelagert, in Gruppe 4 vollständig und in Gruppe 3 so in eine Polyesterfolie eingehüllt, daß das Operationsfeld frei blieb. (Raumtemperatur: 23,8–24,2° C, relative Feuchte 41–51%). Die Polyesterfolie in Gruppe 3 und 4 erwies sich gegenüber der Wärmematte in Gruppe 2 hinsichtlich der Wärmekonservierung überlegen, so daß sie zur Vermeidung intraoperativer Wärmeverluste geeignet erscheint.

Summary

Body temperature has been recorded for four groups each of six infants, placed on an operating table under general anaesthesia for 40 min under 4 different sets of conditions: uncovered; uncovered on a water mattress (40° C); totally covered by polyester film; and partly covered by polyester film, with the operating field uncovered. (Room temperature 23.8 to 24.2° C; relative humidity 41–51 %).

Polyester film was more efficient than the water mattress in preventing heat-loss and appears to be well-adapted for use in conserving body heat during operations.

Literatur

1. Baum, J. D., Scopes, J. W.: The silver swaddler. Lancet **1**, 672 (1968).

Brück, K.: Temperature regulation in the newborn. Biol. Neonat. (Basel) **3**, 65 (1961).

Harrison, G. G., Bull, A. B., Schmidt, H. J.: Temperature changes in children during general Anaesthesia. Brit. J. Anaesth. **32**, 60 (1960).

Roe, C. F., Santulli, T. V., Blair, C. S.: Heat loss in infants during general Anaesthesia and operation. J. ped. Surg. **1**, 266 (1966).

Anaesthesie bei Neugeborenen und Säuglingen in der Neurochirurgie

S. J. Loennecken

Anaesthesieabteilung der Neurochirurgischen Universitätsklinik Köln
(Leitender Arzt: Prof. Dr. S. J. LOENNECKEN)

Die Neurochirurgie in der Nähe der zentralen Regulationsorgane und die spezielle Operationslagerung bieten dem Anaesthesisten viele Probleme, worauf kurz eingegangen werden soll, – hoffentlich ohne jedoch Eulen nach Athen zu tragen –.

Zur Prämedikation

Bei Neugeborenen sind Analgetica selten notwendig. Bei Säuglingen wird nach Gewicht und Alter wie sonst üblich Dolantin oder Eukodal gegeben. Ob Atropin für die Prämedikation allgemein notwendig ist oder nicht, steht noch zur Diskussion. In der Neurochirurgie, wo mit der Möglichkeit einer Reizung des Parasympathicus gerechnet werden muß, ist die Atropingabe bei Neugeborenen und Säuglingen unerläßlich. Unter 4 Monate alte Säuglinge bekommen $^1/_8$–$^1/_4$ mg Atropin, über 4 Monate $^1/_2$ mg Atropin bei normalem Körpergewicht. Das bedeutet eine relativ hohe Dosierung, die jedoch, was die Erfahrung zeigt, gut vertragen wird.

Narkosemittel

Bei Neugeborenen wird als Narkosemittel ein Halothan-Lachgas-Sauerstoffgemisch mit einer Halothankonzentration von 0,8–1,5 Vol.% gegeben.

Bei Säuglingen hat sich als Einleitung die rectale Trapanalgabe sehr bewährt – Dosis: 35–40 mg Trapanal pro kg Körpergewicht, Applikation 15 min vor Narkosebeginn – die Narkose wird dann fortgesetzt mit Halothan 1,0 Vol.% und Lachgas-Sauerstoff. Äther und Penthrane werden nicht gebraucht. Die Narkosemittel bleiben in der Neurochirurgie sonst die gleichen wie in der Allgemeinchirurgie. Eine erhöhte Empfindlichkeit gegenüber den Narkosemitteln bei gesteigertem Hirndruck, z. B. beim Hydrocephalus, ist zu beachten. Ebenso führen schnelle Änderungen des intracraniellen Druckes, z. B. hervorgerufen durch unsanfte Narkoseeinleitung, Husten oder Erbrechen, leicht zu Atemkomplikationen.

Narkoseüberwachung

Eine besondere Schwierigkeit bietet bei den Kopfoperationen der Neugeborenen und Säuglinge die Überwachung der Atmung. Einerseits kommt es bei der Bauchlage bei Operationen im Bereich der hinteren Schädelgrube und an der Wirbelsäule zur schnelleren Ermüdung der Atemmuskulatur mit einem Anstieg des venösen Druckes und der CO_2-Spannung, andererseits wirken die schweren Abdecktücher und die Belastung durch die Instrumente zusätzlich erschwerend. Wegen der Kleinheit des Objektes kann weiterhin der Atembeutel nicht sichtbar befestigt werden, so daß wir seit 12 Jahren zur Überwachung der Atmung einen umgebauten Telefonverstärker benutzen. An Stelle des Telefonadapters wird ein Spezialmikrofon angeschlossen und einfach auf das Atmungsventil geklemmt. Der Verstärker wird dann soweit aufgedreht, daß das Atmen des Kindes gut zu hören ist. Mit einiger Übung kann man aus der Qualität des Atemgeräusches den Narkosezustand beurteilen.

Wie bei jeder Operation muß die Möglichkeit einer parenteralen Flüssigkeitszufuhr bestehen, insbesondere, da die Neugeborenen und Säuglinge keine Flüssigkeitsverluste tolerieren (80% des Körpergewichtes bestehen aus Wasser, davon entfallen 40% auf die extracelluläre Flüssigkeit). 15% dieser Körperflüssigkeit gehen täglich verloren und müssen ersetzt werden. Aus dem oben erwähnten Grunde verzichten wir deshalb auf das sog. Nüchternheitsgesetz und geben den Säuglingen 2–3 Std vor Narkosebeginn noch gesüßten Fencheltee zu trinken. Zwischenfälle durch Erbrechen wurden nicht beobachtet.

Bei Neugeborenen besteht die Möglichkeit, über die Nabelvene zu infundieren, während man bei den übrigen Säuglingen selten ohne eine Venae sectio auskommt. Entsprechend unserem Fachgebiet ist die Intubation fast immer notwendig. Obgleich es bei Neugeborenen und Säuglingen möglich ist, ohne Succinyl zu intubieren, sollte man bei den neurochirurgischen Patienten nicht darauf verzichten, weil die Intubation dadurch leichter durchzuführen ist. Als Intubationskatheter verwenden wir die Plastikkatheter mit Olive nach LOENNECKEN. Das innere Lumen ist optimal weit, die Abknickungsgefahr gering. Die Olive verhindert ein Zutieftreten des Katheters, gleichzeitig ermöglicht sie eine gute Abdichtung der Trachea bei der künstlichen Beatmung. Es muß jedoch darauf geachtet werden, daß bei der Fixation der Katheter leicht federnd nach innen gedrückt wird, damit er sich nicht bei Lagerungsänderung verschieben kann. Sehr wichtig ist die intraoperative Zusammenarbeit zwischen Anaesthesist und Neurochirurg, damit die Narkosetiefe jederzeit dem Eingriff angepaßt werden kann; denn beim Präparieren der Nervenstränge, bei Operationen im Bereich der hinteren Schädelgrube muß die Narkose oft vorübergehend vertieft werden. Umgekehrt muß der Anaesthesist den Neurochirurgen sofort informieren, wenn Unregelmäßigkeiten der Atmung auftreten. Kam es während der Operation, bei der Tumordarstellung, 2–3mal zu Atemstörungen, konnte am 2. postoperativen Tag öfters eine Wiederholung des Atemstillstandes beobachtet werden. Um eine Hirndrucksteigerung und eine Hirnschwellung möglichst zu vermeiden, soll das Aufwachen prolongiert stattfinden. Das Extubieren von Neugeborenen und Säuglingen ist oft erschwert durch den reflektorischen Atemstillstand. Die Extubation gelingt komplikationslos, wenn abgewartet wird, bis sich der Säugling spontan bewegt und der Kreislauf gut tonisiert ist. Neugeborene und Säuglinge bleiben bei sonst ungestörtem Verlauf nur 6 Std auf der Intensivstation. Sie werden dann in die Universitätskinderklinik zurückverlegt, weil bei diesen Patienten die Ernährung im Vordergrund steht.

Zusammenfassung

Die Anaesthesie für Neugeborene und Säuglinge in der Neurochirurgie wird kurz umrissen. Atropin als Prämedikation ist unerläßlich. Für die Narkoseeinleitung wird Trapanal rektal verwendet. Als Narkosemittel hat sich Halothan-Lachgas-Sauerstoff bewährt. Tiefe Narkose und prolongiertes Aufwachen empfiehlt sich, um Hirndruckschwankungen zu vermeiden. Ein Atemüberwachungsgerät wird besprochen.

Summary

Anaesthesia for newborn and young infants undergoing neurosurgery is briefly described. The methods of premedication, induction and maintenance of anaesthesia are outlined. Atropine is advantageous for preanaesthetic medication when given to supplement general anaesthesia. Thiopental given per rectum always produces satisfactory induction. Halothane as the main anaesthetic provides a good safe sleep. A new monitor for control of respiration is discussed.

Literatur

LOENNECKEN, S. J., SCHMÜCKER, H.: Atmungskontrolle bei Kinder- und Säuglingsnarkosen mit Hilfe eines Transistorverstärkers. Prakt. Anaesthesie u. Wiederbelebung I Heft **5**, 312 (1969).

— Praemedication and Anaesthesia in Paediatric Neurosurgery. Acta anaesth. scand. Suppl. **VI**, 8 (1960).

Erfahrungen mit einer sterilen Narkosetechnik bei Spalten-Operationen

P. Porges

Institut für Anaesthesiologie der Universität Wien
(Vorstand: Prof. Dr. O. Mayrhofer)

Die sterile Arbeitsweise des Anaesthesisten, wie sie bei Spaltenoperationen an der Universitätsklinik für Kieferchirurgie der Universität Wien seit vielen Jahren eingeführt ist, sei hier kurz beschrieben: Das gut vorbereitete Kind[1] wird auf den Operationstisch gelagert, das Gesicht wird mit einem Hautreinigungsmittel gewaschen, rundherum wird mit sterilen Tüchern abgedeckt. Unterdessen wäscht sich der Anaesthesist die Hände auf dieselbe Art und Weise wie der Operateur, wird eingekleidet, bekommt Haube und Maske und zieht Handschuhe an.

Die Operationsschwester deckt das Anaesthesietischchen steril ab und breitet darauf das sterilisierte Narkosebesteck aus. Dazu gehören ein Digby Leigh-Nichtrückatmungsgerät oder ein Ayre'sches T-Stück, ein Verbindungsschlauch zur Narkosemaschine, einige Hütchen aus Billrothbatist, mit deren Hilfe die Narkosemaschine ohne direkte Berührung bedient werden kann, ein Laryngoskop mit mehreren Spateln, Tuben und eine Magill'sche Zange. Eine Hilfsperson gibt die Batterien in den ihr hingehaltenen Griff des Laryngoskops. Der Anaesthesist beginnt die Narkose mit der Maske. Wir machen einfachheitshalber in diesem Fall reine Inhalationsnarkosen, früher mit Äther, jetzt mit Halothan oder Flu-Äther, dem azeotropen Halothan-Äther-Gemisch. Ein zweiter Arzt, wenn vorhanden ein Anaesthesist, sonst der noch nicht gewaschene chirurgische Assistent, prüft nach der Intubation auskultatorisch den richtigen Sitz des Tubus und legt eine Infusion an einer unteren Extremität an. Der Tubus wird dann mittels einer Seidennaht an der Lippenrot-Hautgrenze oder bei nasaler Intubation an der Basis des Nasenflügels befestigt.

Der Arbeitsbereich des Anaesthesisten und der des Chirurgen sind bei dieser Vorgangsweise nicht voneinander getrennt. Der Anaesthesist kann jederzeit alle Teile des Narkosesystems berühren und zurechtrücken und

[1] 1 mg Promethazin und 2 mg Pethidin pro kg Körpergewicht, 0,2–0,3 mg Atropin und zur Hyperthermieprophylaxe bis 1 Jahr ein Drittel Ampulle, über 1 Jahr eine halbe Ampulle Hydergin.

die Atmung nach Bedarf assistieren. Es gibt kein Herummanipulieren unter der Abdeckung. Der Atembeutel bleibt immer sichtbar. Wenn es sich gerade ergibt, wird der Anaesthesist dem Operateur auch gelegentlich eine Klemme abnehmen oder einen Faden halten. Die enge Nachbarschaft von Operationsgebiet und Atemweg ist auf diese Weise vollkommen problemlos geworden. Der einzige Nachteil dieser Vorgangsweise ist die Unmöglichkeit der exakten Kreislaufüberwachung durch den Anaesthesisten. Der Blutdruck kann nur durch eine andere, nicht gewaschene Person gemessen werden. Im Hinblick auf die Möglichkeit zur perfekten Kontrolle der Atemwege kann dieser Nachteil, glauben wir, leicht in Kauf genommen werden. Da sich diese sterile Intubationsmethode bei uns seit ca. 15 Jahren bestens bewährt hat, – lokale Wundinfektionen kommen überhaupt nicht vor, Operateure und Anaesthesisten haben sich vollkommen an diese Art der „Zusammenarbeit" gewöhnt, – die Vorgangsweise aber anderswo wenig Verbreitung gefunden hat, haben wir uns erlaubt, sie hier wieder, wie schon bei ähnlichen Gelegenheiten der Allgemeinheit vorzustellen.

Zusammenfassung

Es wird eine sterile Narkosetechnik für Operationen von Lippen- und Gaumenspalten beschrieben. Die Überwachung der Atmung des Kindes ist leichter möglich. Die Methode ermöglicht eine bessere Zusammenarbeit von Operateur und Anaesthesist.

Summary

A sterile anaesthetic technique for the operation of hare lip and cleft palate is described in detail. The vicinity of the airway to the site of operation is thus no problem. Control of the child's respiration is facilitated, and improved cooperation between surgeon and anaesthetist is possible.

Literatur

1. Kucher, R., Mersich, Elvira, Steinbereithner, K.: Anaesthesist 9, 3 (1960).
2. Porges, P.: Dtsch. zahnärztl. Z. **21**, 1188 (1966).
3. Ullik, R.: Disk. wiss. Sitzg. Öst. Ges. Aneasth., Jänner 52.

Erfahrungen mit der Anaesthesie für Palliativoperationen und Totalkorrekturen ohne Herz-Lungen-Maschine bei congenitalen Herzvitien im Säuglings- und Kleinkindesalter unter 2 Jahren

R. Gattiker und **O. Laepple**

Institut für Anaesthesiologie
der Universitätskliniken des Kantonsspitals Zürich
(Direktor: Prof. Dr. G. Hossli)

Congenitale Herzvitien führen in vielen Fällen schon im frühkindlichen Alter zu schwerem medizinisch unbeeinflußbarem Herzversagen, so daß die kleinen Patienten nur noch durch einen chirurgischen Eingriff vor dem sicheren Tod bewahrt werden können. Eine *Totalkorrektur* unter den üblichen Bedingungen, wie Normo- oder *mäßiger Oberflächenhypothermie*, kommt indessen nur bei einfachen congenitalen Vitien, wie Ductus Botalli apertus, Coarctatio aortae, Trilogie von Fallot, Pulmonalstenose oder Vorhofseptumdefekt mit falsch mündenden Lungenvenen, in Frage. Der Verschluß eines Kammerseptumdefekts, sowie die Korrektur komplexer Vitien wie Transposition der großen Gefäße, Fallot'scher Tetralogie, Canalis atrioventricularis communis und anderer bedürfen einer länger dauernden Stilllegung des Herzens, die bei Erwachsenen und größeren Kindern durch extrakorporale Zirkulation überbrückt wird. Aus Gründen, auf die wir hier nicht eingehen können, wird jedoch der extrakorporale Kreislauf von Säuglingen und Kleinkindern unter 2 Jahren oder mit einem Körpergewicht von unter 10 kg außerordentlich schlecht ertragen und ist mit einer hohen Mortalität belastet [4, 15, 16].

Dagegen gibt es eine Reihe von Palliativeingriffen [14], die geeignet sind, die hämodynamische Situation bei bestimmten Gruppen von cardialen Vitien derart zu verbessern, daß die Kinder nicht nur am Leben erhalten werden können, sondern daß ihnen auch eine annähernd normale körperliche Entwicklung zuteil wird bis zu dem Zeitpunkt, da ihr Herzleiden mit Hilfe der Herz-Lungen-Maschine total korrigiert werden kann. Palliativeingriffe haben jedoch den Nachteil, daß sie meistens in der Schaffung eines zusätzlichen, künstlichen Herzfehlers bestehen, welcher bei der späteren

Totalkorrektur rückgängig gemacht werden muß, was diese Zweitoperation erschweren kann. Man hat deshalb nach neuen Wegen zur einzeitigen, frühen Totalkorrektur auch komplexer Vitien gesucht. Die erhöhte Resistenz des Säuglingsherzens gegenüber kälte-induziertem Kammerflimmern gestattet es, mittels *tiefer Oberflächenhypothermie* Körpertemperaturen zu erreichen, die einen Kreislaufunterbruch bis maximal 45–60 min ohne anoxische Hirnschädigung ermöglichen (Tab. 1).

Tabelle 1. *Schematische Darstellung der Möglichkeiten herzchirurgischer Eingriffe im Kleinkindesalter unter 2 Jahren ohne Herz-Lungen-Maschine und die dabei verwendeten Anaesthesie-Techniken*

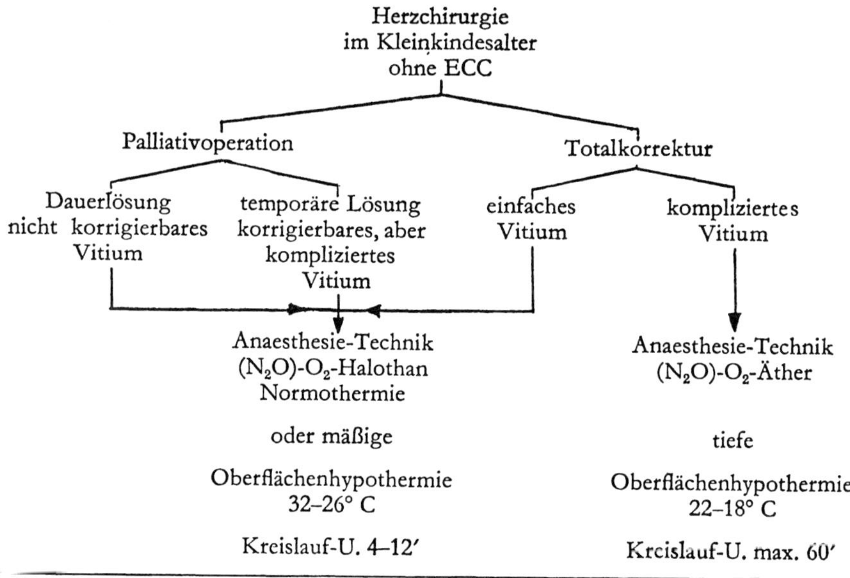

Von 1962–1968 wurden an der Chirurgischen Universitätsklinik A des Kantonsspitals Zürich von Prof. Dr. Å. Senning u. Mitarb. 211 Säuglinge und Kleinkinder im Alter bis zu 2 Jahren wegen congenitalen Herzvitien operiert (Abb. 1). Davon waren 28 weniger als 10 Tage und 65 weniger als 30 Tage alt. 180 Kinder standen im Alter bis zu 1 Jahr und nur 31 waren älter als 1 Jahr. In 175 Fällen wurden verschiedene Palliativoperationen in Normo- und mäßiger Oberflächenhypothermie ausgeführt. In 36 Fällen konnte das Herzvitium total korrigiert werden, und zwar bei 16 Kindern in tiefer, bei 12 in mäßiger Oberflächenhypothermie und bei 8 in Normothermie.

Die *Anaesthesie* für solche Eingriffe bietet mancherlei Probleme, die vor allem durch die relative oder absolute Notfallsituation beherrscht werden

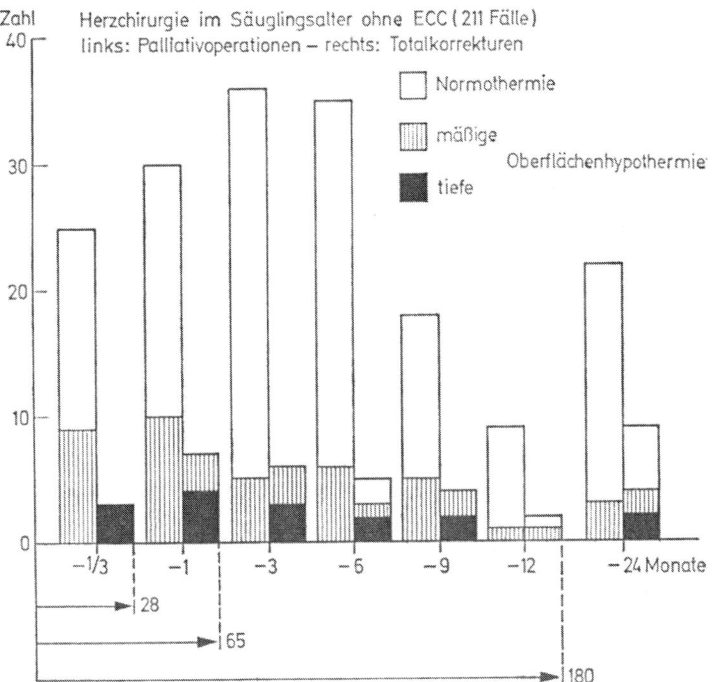

Abb. 1. Altersverteilung von 211 Säuglingen und Kleinkindern mit congenitalen Herzfehlern. Säulen links: Palliativeingriffe, Säulen rechts: Totalkorrekturen. Weiß: Normothermie, schraffiert: mäßige, schwarz: tiefe Oberflächenhypothermie

[7, 17]. So befinden sich viele dieser Kinder nicht nur in cardial dekompensiertem, sondern auch in allgemein schwer dystrophischem Zustand. Oft liegt eine metabolische Acidose infolge chronischer Hypoxie oder „Low output" vor. Sie sollte immer korrigiert werden, bevor man das Kind der Gefahr zusätzlicher Störungen der Homöostase durch Narkose und Operation aussetzt. Einige unserer kleinen Patienten standen bereits präoperativ unter künstlicher Beatmung, z. T. seit Geburt. Herzkatheteruntersuchungen werden besonders schlecht vertragen, und viele Kinder mußten anschließend als absolute Notfälle operiert werden.

Wenn es der Zustand des Kindes erlaubt, geben wir als Prämedikation 1–2 mg Phenergan und 1 mg Pethidin pro kg Körpergewicht, sowie 0,1–0,2 mg Atropin i.m. Kinder mit einem Körpergewicht von über 7 kg erhalten in der Regel Pentothal rectal 30 mg pro kg Körpergewicht. Alle Kinder wurden mit Engström-Respiratoren beatmet und mit Alloferin oder Celocurin relaxiert. Das dabei verwendete Gasgemisch setzte sich aus Lachgas/Sauerstoff und Halothan oder Äther zusammen. Schwer hypoxische Kinder mit Transposition der großen Gefäße oder extremem Morbus Fallot wurden ohne Lachgaszusatz beatmet. Die nach dem Kinder-Nomogramm von ENGSTRÖM u. Mitarb. [5] berechnete Ventilation wurde in vielen Fällen durch Mikro-Blutgasanalyse anhand des pCO_2 kontrolliert und bei Bedarf korrigiert. Der pCO_2 wurde sowohl bei Normo- wie Hypothermie um 30 bis 35 mmHg gehalten, einzig bei tiefer Oberflächenhypothermie sank er zuweilen trotz maximaler Reduktion der Ventilation bis gegen 20 mmHg. Bei Kindern mit erhöhtem Beatmungswiderstand infolge bei cardialen Vitien häufig vorkommenden chronischen Bronchitiden oder Lungenödem ist darauf zu achten, daß das Kompressionsvolumen des Respirators oft größer sein kann als die alveoläre Ventilation [11].

Bei allen Säuglingen wird mittels eines rectal eingelegten Thermistors die Temperatur laufend kontrolliert. *Spontanabkühlung* bis gegen 32° C, wie sie bei Kleinkindern häufig eintritt, suchen wir nicht zu vermeiden, sondern nehmen sie zum Schutz vor Hypoxieschäden bei den häufig auftretenden Kreislaufzwischenfällen gerne in Kauf. Kontrollierte Hypothermie wird im Eiswasserbad erreicht.

Für den bei Kleinkindern besonders wichtigen minutiösen Blutersatz legen wir eine Cubital- oder Jugularvene frei und schieben einen Plastikkatheter möglichst bis in die V. cava sup. vor. Venen an den unteren Extremitäten wählen wir zu diesem Zweck nur bei Tricuspidalatresien, bei denen eine cavo-pulmonale Anastomose nach GLENN [6] vorgenommen werden soll und deshalb jede Gefahr der Thrombosierung im Abflußgebiet der V. cava sup. vermieden werden muß. Zur direkten Druckmessung wurde besonders in Fällen mit tiefer Oberflächenhypothermie oft auch eine A. radialis mit einem feinen Katheter kanüliert. In den meisten Fällen wurde der arterielle Druck jedoch mit einem Oscillotonometer oder überhaupt nicht gemessen. Viel wichtiger als die arterielle Druckmessung ist unseres Erachtens die genaue Überwachung der *Herzfrequenz* mittels fortlaufender EKG-Kontrolle, da der Säugling praktisch auf jede Noxe, sei diese durch Anoxie, Blutverlust, Überdosierung von Narkotica, Überblähung des Magens oder chirurgische Manipulation des Herzens bedingt, mit einem *Frequenzabfall* als Ausdruck einer sog. „Low output-"Phase oder eines drohenden Herzstillstandes reagiert.

Bradykarde Episoden oder Herz-Kreislaufstillstände können gelegentlich schon bei Narkoseeinleitung auftreten. Besonders häufig kommen sie jedoch im Zusammenhang mit den für jede Operation typischen kritischen Phasen vor (Abb. 2). Wichtig ist, daß sie sofort erkannt und unverzüglich behandelt werden. Das Mittel der Wahl ist *Adrenalin*. Wir halten es schon vor Beginn der Narkose in der gebrauchsfertigen Lösung von 5 mcg/ml bereit. Die intravenös verabreichte Einzeldosis beträgt bei Säuglingen 2,5–5 mcg. Sie kann so oft als nötig wiederholt werden. Auch *Calciumchlorid* in der Dosis von 50–100 mg kommt in solchen Situationen zur Anwendung. Selbstverständlich werden gleichzeitig allfällige behebbare Noxen, wie inadäquate

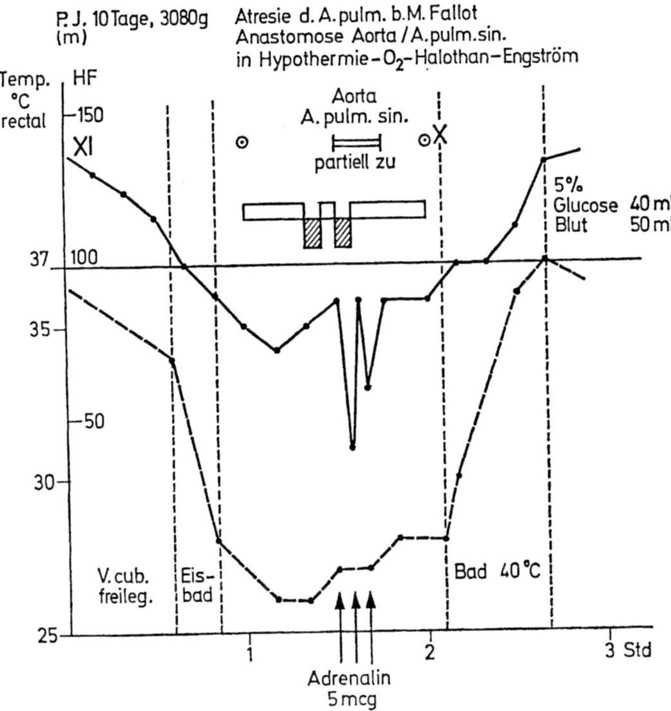

Abb. 2. Narkose- und Hypothermieprotokoll eines 10 Tage alten und 3080 g schweren Knaben mit subtotaler Pulmonalatresie bei Morbus Fallot, bei dem ein aorto-pulmonales Fenster angelegt wurde. Der Hypothermie entsprechender Pulsfrequenzabfall und bradykarde Episode infolge myokardialer Hypoxie während partieller Abklemmung der Aorta und der linksseitigen Pulmonalarterie. Behandlung mit Adrenalin i.v.

Ventilation, Hypovolämie oder Überdosierung usw. ausgeschlossen oder behoben. Bei wiederholten Episoden von Bradykardie und ungenügender Herzaktion muß daran gedacht werden, daß sich beim Kleinkind viel schneller eine metabolische Acidose einstellt als bei Erwachsenen und größeren Kindern. Diese wird mit *Natriumbicarbonat* korrigiert. Persistierende Knotenbradykardien oder atrioventriculäre Blockbilder behandeln wir vor allem postoperativ mit Orciprenalin (Alupent) als Tropfinfusion von $^1/_2$ bis 2 mcg/min.

Kritische Phasen der einzelnen Palliativeingriffe (Tab. 2) sind: die Widerstandserhöhung in der *A. pulmonalis* durch *Bändelung* nach Dammann-Müller-Albert [10] bei Vitien mit Überfüllung des Lungenstrombettes und bereits vorhandener oder drohender pulmonaler Hypertension; die partielle Abklemmung der Vorhöfe bei Anlegen eines künstlichen Vorhofseptumdefektes nach Blalock-Hanlon [1] zur besseren Durchmischung von venösem und arterialisiertem Blut bei Transposition der großen Gefäße; partielle Abklemmung der Aorta bzw. V. cava sup. und der A. pulmonalis oder eines ihrer Äste bei Anlegen einer aorto-pulmonalen Anastomose nach POTTS [9], SENNING [15] oder WATERSTON [18] bzw. cavo-pulmonalen Anastomose nach GLENN [6] zur Verbesserung der Lungendurchblutung bei Morbus Fallot bzw. Tricuspidalatresie. Bei dieser letzten Gruppe kommen Bradykardien, Herzstillstände und intraoperative Todesfälle am häufigsten vor (Tab. 2). Sie sind hypoxisch bedingt durch Abklemmung von Pulmonalisästen bei ohnehin prekärer Lungendurchblutung. Infundibulektomie und pulmonale Valvulotomie nach BROCK [2, 3] werden dagegen deutlich besser vertragen.

Tabelle 2. *Palliativoperationen und Teilkorrekturen bei 175 Säuglingen und Kleinkindern unter 2 Jahren mit congenitalen Herzfehlern. Häufigkeit der Komplikationen bei den einzelnen Operationsmethoden während Narkoseeinleitung, intra- und postoperativ*

Operation	N	Notfälle	Narkose-Einleit.		Intraoperativ			Postoperativ	
			Brad. Ep.	Krl. St.	Brad. Ep.	Krl. St.	Exitus	Beatm.	Exitus
		%	%	%	%	%	%	%	%
„Banding" A. pulm. bei pulm. Überflutung	49	2,0	6,1		71,5	6,1	8,3	22,5	6,1
„Blalock-Hanlon" bei Transp. d. g. G.	70	11,4		4,3	68,5	11,4	2,9	25,8	15,7
Aorto-pulm. Anastomosen bei pulm. Mangeldurchblutung	24	20,8	4,2	4,2	75,0	16,7	8,3	41,5	4,2
Brock' Infundibulekt. u. pulm. Valvulotomie bei Fallot	16	6,3			43,8	12,5	6,3	25,0	
„Glenn" bei Tricuspidalatresie	6	16,7			83,3				50,0
Teilkorrekturen (versch. Vitien)	10	10,0			60,0	20,0		40,0	50,0
Total	175	17	2,3	2,3	68,0	10,9	5,1	26,8	13,2

Etwa $^1/_4$ aller Patienten mit Palliativoperationen mußten postoperativ wegen inadäquater Spontanatmung oder prophylaktisch, aus kardialer Indikation, beatmet werden. Die aorto-pulmonalen Anastomosen sind auch hier, wegen der beträchtlichen Gefahr des postoperativen Lungenödems infolge zu großen Shunts, an 1. Stelle. Bei Beatmung, die länger als 24 bis 48 Std dauerte, wurde das Kind naso-tracheal intubiert. Tracheotomien wurden in dieser Altersgruppe praktisch nie vorgenommen.

Totalkorrekturen einfacher Vitien in Normo- oder mäßiger Hypothermie boten keine besonderen Probleme (20 Fälle).

Schließlich wurden seit dem Jahre 1968 16 *Totalkorrekturen in tiefer Oberflächenhypothermie* von 23,5–18,5° C und *Äthernarkose* durchgeführt. 8 Kinder, im Alter von 15 Std bis 10 Wochen, litten an Transposition der großen Gefäße, die übrigen 8, im Alter von 7 Wochen bis 2 Jahren, an Ventrikelseptumdefekt oder Morbus Fallot. Der Kreislaufunterbruch der durch

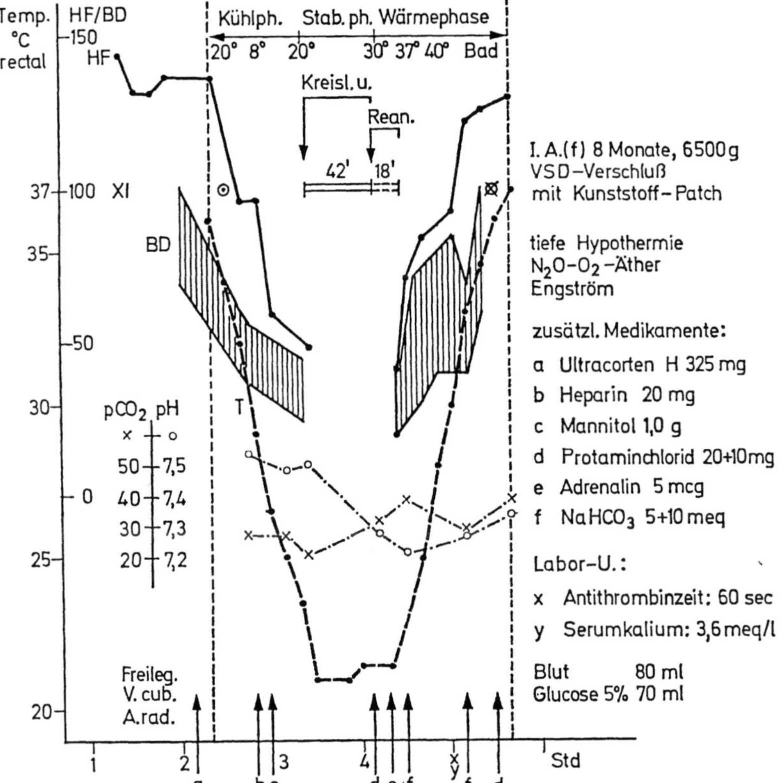

Abb. 3. Narkose- und Hypothermieprotokoll eines 8 Monate alten und 6500 g schweren Mädchens, bei dem in tiefer Oberflächenhypothermie ein Ventrikelseptumdefekt verschlossen wurde. Kreislaufstillstand: 43 min bei einer Körpertemperatur von 21° C

Abklemmung der Vv. cavae und der großen Arterien eingeleitet wurde, dauerte in der 1. Gruppe 33–61 min, in der 2. 28–55 min. Die kürzeste Wiederbelebungszeit nach dem Kreislaufstillstand dauerte 1 min, die längste 26 min. Nur 1 Kind ist nach erfolgloser Wiederbelebung nach 86 min intraoperativ an schwerster rezidivierender Acidose gestorben; 6 weitere haben wir innerhalb der ersten 3 postoperativen Tage verloren, davon 1 an schwerer Gerinnungsstörung mit intracerebralen Blutungen, 2 an Anurie. Bei allen 16 Kindern bestand eine dringende vitale Operationsindikation. 15 von 16 mußten postoperativ beatmet werden. Die einzeitige Totalkorrektur kardialer Vitien bei Säuglingen in tiefer Oberflächenhypothermie ist eine sich noch im Entwicklungsstadium befindliche Methode, und wir möchten hier nicht weiter darauf eingehen. Die von uns zur Zeit angewandte Anaesthesie- und Hypothermietechnik geht aus Abbildung 3 hervor. Zum Schutz vor gewissen cerebralen Schäden [9] sowie zur Kompensation der postnatal bestehenden Nebennierenrindeninsuffizienz [8, 13] wird Cortison in hoher Dosierung (50 mg/kg) gegeben [9]. Trotz der jetzt noch hohen Mortalität von fast 50%, die jedoch z. T. durch den prekären kardialen Zustand dieser Kinder selbst bedingt war, weist vielleicht doch diese Methode den Weg der Zukunft zur erfolgreichen Behandlung herzkranker Säuglinge und Kleinkinder.

Zusammenfassung

Anhand von 211 Fällen werden die chirurgischen Möglichkeiten der Behandlung congenitaler Herzfehler ohne Herz-Lungen-Maschine im Säuglings- und Kleinkindesalter unter 2 Jahren und die dabei angewandten Anaesthesie-Techniken beschrieben. In 175 Fällen wurden verschiedene Palliativoperationen in Normo- und mäßiger Oberflächenhypothermie vorgenommen. Bei 36 Kindern konnte der Herzfehler total korrigiert werden und zwar bei 20 mit einfachen Vitien in Normo- oder mäßiger Hypothermie, bei 16 mit komplizierten Vitien (VSD, Transposition der großen Gefäße, Morbus Fallot) in einer tiefen Oberflächenhypothermie mit Kreislaufunterbruch von 28–61 min bei 23,5–18° C. Probleme und Komplikationen der Anaesthesie sowie ihre Häufigkeit bei den einzelnen Operationsmethoden werden besprochen.

Summary

Surgical approaches and anaesthesiological techniques employed in the treatment of congenital heart diseases without the use of a heart-lung machine in 211 newborns and infants under 2 years of age are discussed.

175 cases were subjected to a palliative procedure in normothermia or moderate hypothermia. In 36 cases a complete correction of the heart lesion was achieved: in 20 cases with simple lesions in normothermia or moderate surface cooling, in 16 infants with more complicated malformations, such as

VSD, transposition of the great vessels and tetralogy of Fallot, by the use of deep surface cooling to 23.5–18.0° C with a circulatory arrest of 28–61 min. Special attention was given to the typical complications of anaesthesia and their treatment during the various types of surgical procedure.

Literatur

1. Blalock, A., Hanlon, C. R.: Interatrial septal defect: its experimental production under direct vision without interruption of the circulation. Surg. Gynec. Obstet. **87**, 183 (1948).
2. Brock, R. C., Campbell, M.: Valvulotomy for pulmonary valvular stenosis. Brit. Heart. J. **12**, 377 (1950).
3. — — Infundibular resection or dilatation for infundibular stenosis. Brit. Heart J. **12**, 403 (1950).
4. Cooley, D. A., Hallmann, G. L.: Surgery during the first year of life for cardiovascular anomalies. A review of 500 consecutive operations. J. cardiovasc. Surg. (Torino) **5**, 584 (1964).
5. Engström, C. G., Herzog, P., Norlander, O. P., Swensson, S. A.: Ventilation Nomogram for the newborn and small children to be used with the Engström Respirator. Acta anaesth. scand. **6**, 175 (1962).
6. Glenn, W. W. L.: Circulatory bypass of the right side of the heart. IV. Shunt between sup. vena cava and the right distal pulmonary artery. – Report of clinical application. New Engl. J. Med. **259**, 117 (1958).
7. Keats, A. S., Jackson, L.: Anesthesia for emergency cardiovascular surgery. Clin. Anesth. **2**, 47 (1963).
8. Klein, R.: Neonatal adrenal physiology. Pediat. Clin. N. Amer. **1**, 321 (1954).
9. Mohri, H., Barnes, R. W., Winterscheid, L. C., Dillard, D. H., Merendino, K. A.: Challenge of prolonged suspended Animation: a method of surface-induced deep hypothermia. Ann. Surg. **168**, 779 (1968).
10. Muller, W. H., Dammann, J. F.: The treatment of certain congenital malformations of the heart by the creation of pulmonic stenosis to reduce pulmonic hypertension and excessive pulmonary blood flow. Surg. Gynec. Obstet. **87**, 183 (1948).
11. Okmian, L. G.: Artificial ventilation by respirator for newborn infants during anesthesia I. Acta anaesth. scand. **7**, 31 (1963).
12. Rotts, W. J., Smith, W., Gibson, S.: Anastomosis of the Aorta to a pulmonary artery: certain types in congenital heart disease. J. Amer. med. Ass. **132** 627 (1946).
13. Rickham, P. P.: Metabolic response to neonatal surgery. Cambridge Mass.: Harvard University Press 1957.
14. Schwarz, H.: Herzchirurgie beim Säugling und Kleinkind. Berlin-Heidelberg-New York: Springer 1968.
15. Senning, Å.: Die chirurgische Behandlung der Fallot'schen Tetralogie. Schweiz. med. Wschr. **90**, 839 (1960).
16. — Indicazioni e limiti del „bypass" nella prima infanzia. Ann. med. Sondalo **9**, 481 (1965).
17. Strong, M. J., Keats, A. S., Cooley, D. A.: Anesthesia for cardiovascular surgery in infancy. Anesthesiology **27**, 257 (1966).
18. Waterston, D. J.: Treatment of Fallot's tetralogy in infants (zit. bei H. Schwarz: Herzchirurgie beim Säugling und Kleinkind. Berlin-Heidelberg-New York: Springer 1968).

TEIL II

Anaesthesie im höheren Lebensalter

Grundprinzipien der Narkoseführung im Senium

O. Mayrhofer, M. Kreuzer und **G. Niessner**

Institut für Anaesthesiologie der Universität Wien
(Vorstand: Prof. Dr. O. Mayrhofer)

Die ständige Zunahme der Lebenserwartung unserer Bevölkerung und die verbesserten therapeutischen Möglichkeiten der modernen Medizin führen dazu, daß wir heute in steigendem Maße alte Patienten in unseren Operationssälen sehen. Dabei muß es natürlich unser Bestreben als Anaesthesisten sein, das zweifellos erhöhte Risiko von Operation und Narkose auch für diese Gruppe so niedrig wie möglich zu halten.

Aus der Österreichischen Bevölkerungsstatistik ist zu ersehen, daß Ende 1967 von insgesamt 7320000 Einwohnern fast genau 1 Million 65 und mehr Jahre alt waren, das sind 13,6%. 1951 waren es nur 10,6%, 1961 12,6% gewesen. Leider standen uns keine Angaben über den Anteil der über 80jährigen zur Verfügung. Es ist aber eine bekannte Tatsache, daß gerade in größeren Städten die Überalterung der Bevölkerung stark zunimmt. So sind z. B. 3% aller Westberliner über 80 Jahre alt und v. Bramann u. Herold, die über diesbezügliche Anaesthesieerfahrungen aus der Freien Universität berichten, fanden, daß 2,1% ihres Operationskrankengutes über einen Zeitraum von 5 Jahren der Altersgruppe über 80 angehörten.

Wir selbst zählten im Kalenderjahr 1968 unter 7411 Anaesthesien, für die ein Narkoseprotokoll geführt wurde (ambulatorische Patienten, sowie diagnostische und Kurzeingriffe bis zu 15 min Dauer sind dabei nicht mit inbegriffen) 125 Patienten, die über 80 Jahre alt waren, das sind 1,7%.

Pathophysiologische Besonderheiten des Seniums aus der Sicht des Anaesthesisten

Für den Anaesthesisten bietet der alte Patient eine Reihe von Besonderheiten, die bei der Narkoseführung zu beachten sind. Wir haben darauf an anderer Stelle schon wiederholt hingewiesen und wollen daher heute nur stichwortartig zusammenfassen:

1. Die Atemfunktion und der Gasaustausch sind fast immer gestört. Häufig liegt eine chronische spastische Bronchitis vor. Ein starrer Emphysemthorax ist geradezu die Regel.

2. Die Regulationsfähigkeit des Kreislaufsystems ist minimal. Zumeist ist sowohl die linke Herzkammer als Folge einer Hypertonie, als auch die rechte im Sinne eines Cor pulmonale erweitert.

3. Nieren- und Leberleistung sind praktisch immer eingeschränkt. Oft besteht auch ein Altersdiabetes oder eine NNR-Insuffizienz.

4. Alte Menschen sind in der Regel empfindlicher gegen zentral dämpfende Medikamente, wie z. B. Analgetika und Hypnotika.

5. Nicht selten zeigen diese Patienten auch eine psychische Abwehrhaltung gegen Narkose und Operation, manchmal auch direkt Starrsinn oder Indolenz.

6. Andererseits ist der Stoffwechsel des alten Menschen reduziert, seine Schmerzempfindlichkeit und Reflexaktivität ist geringer, so daß man im allgemeinen mit wesentlich oberflächlicherer Narkose das Auslangen findet.

Die Narkoseführung im Senium

Für die geriatrische Anaesthesie hat RINK schon 1948 ein sehr treffendes Gleichnis geprägt: „Ein erfahrener Autolenker wird auch in dunkler Nacht bei feuchter, rutschiger Straße seine Fahrtechnik nicht wesentlich ändern. Er wird lediglich seine normalen Sicherungen und Vorsichtsmaßregeln verdoppeln.“ In anderen Worten, es gibt keine Spezialanaesthesie für den alten Menschen. Besonders wichtig aber sind gerade für diese Patientengruppe eine sorgfältige Vorbereitung und exakte Nachbehandlung, Faktoren, auf die Herr BENKE im nachfolgenden Referat noch genauer eingehen wird.

Vor allem soll, wenn irgendwie vermeidbar, eine Operation bei einem alten Menschen nicht als Noteingriff ausgeführt werden, wissen wir doch – u.a. von P. LORHAN (1967) – daß Notfalloperationen im Senium eine mehr als doppelt so hohe Mortalität haben als geplante Eingriffe (s. auch v. BRAMANN u. HEROLD, 1969).

Wir selbst bevorzugen, ebenso wie etwa LAWIN (1965), eine oberflächlich gehaltene Kombinationsnarkose bei großzügigem Einsatz der endotrachealen Intubation mit Unterstützung der Spontanatmung. Wir scheuen uns keineswegs, Halothan in Konzentrationen von 0,5–1,5 Vol.% zuzusetzen und geben als Relaxans sowohl Succinylcholin als auch, speziell bei längeren Eingriffen, d-Tubocurarin oder Alcuronium (Alloferin), wie es der Bedarf erfordert. Mit der Gabe von Neuroleptika sind wir im Senium eher zurückhaltend und geben selten mehr als 5–7,5 mg Droperidol. Hingegen verabreichen wir gerne Analgetika in kleinen abgeteilten Dosen.

Besonderen Wert legen wir jedoch in jedem Fall darauf, daß unsere alten Patienten möglichst unmittelbar nach Operationsende ansprechbar sind und gut atmen.

Die Spinal- bzw. Epiduralanaesthesie, wie sie von manchen Autoren (z. B. BERGMANN, 1963; LORHAN, 1967) empfohlen wird, hat unserer Ansicht nach nur für Eingriffe unterhalb des Nabels gewisse Berechtigung, da sie das Allgemeinbefinden und den Stoffwechsel kaum beeinträchtigt. Eine hohe Spinalanaesthesie muß jedoch striktest abgelehnt werden, da sie zu einer Atemeinschränkung und meist auch zu Blutdruckabfall führt.

Das eigene Krankengut

Von den 125 über 80jährigen stationären Patienten unseres Krankenhauses, an denen im Kalenderjahr 1968 126 Operationen durchgeführt wurden, waren 31 Männer und 94 Frauen, also ein Verhältnis von 1:3.

Die Art der durchgeführten Eingriffe ist aus der nachfolgenden Tabelle 1 zu ersehen.

Tabelle 1. *Art der Operationen*

Fachrichtung	Gesamtzahl	Todesfälle	Mortalität
Chirurgie			
Abdomin. Eingriffe	20	2	10 %
Schrittmacher-Implant.	3	—	—
sonstige Operationen	17 (+ 1)	—	—
Unfallchirurgie			
Schenkelhals-Nagelung	62	14	22,5 %
sonstige Operationen	6	—	—
HNO-Kieferchirurgie	10	1	10 %
Gynäkologie	3	—	—
Sonst. operat. Fächer	4	—	—
Total:	125 (+ 1)	17	13,6 %

Praktisch die Hälfte aller Eingriffe waren Schenkelhalsnagelungen. Nur etwa ein Fünftel der Operationen fiel nicht in den Bereich der Chirurgie bzw. Unfallchirurgie. Als Noteingriffe wären die 3 Schrittmacherimplantationen, ein Ileus, ein Platzbauch, eine Trepanation und eine Embolektomie aus der rechten Arteria femoralis zu werten, also insgesamt 7 Operationen.

Die letztgenannte ist die einzige aus der Serie, die in Spinalanaesthesie mit Pantocain ausgeführt wurde. Im übrigen geht die Anaesthesiemethodik aus der nachstehenden Tabelle 2 hervor.

Tabelle 2. *Anaesthesie-Agentien und -Methoden*

	i.v. Einleitung	NLA	N_2O	Halothan	Relaxans	Intub.	Spinal-A.
Zahl	119	54	122	92	28	94	1

Es ist daraus zu ersehen, daß Lachgas und eine i.v. Narkoseeinleitung bei fast allen Eingriffen gewählt wurden. Intubiert wurde in drei Viertel der Fälle, und Halothan kam ebenso oft zum Einsatz. Wenn man von dem zur Intubation angewandten Succinylcholin absieht, war die Zahl der Fälle, bei denen Relaxantien gegeben wurden, sehr gering. Es handelte sich dabei praktisch nur um die abdominellen Eingriffe.

Tabelle 3 gibt eine Übersicht über die 17 Todesfälle unserer Berichtsserie. Daraus ist einerseits zu ersehen, daß nur 3 Patienten innerhalb der ersten beiden Tage verstarben und daß pulmonale und kardiozirkulatorische Todesursachen weitaus im Vordergrund stehen.

Versucht man die Mortalität in Relation zu verschiedenen Faktoren zu setzen, dann zeigt sich zunächst, daß die Operation der Schenkelhalsfrakturen die relativ höchste Mortalität aufweist, nämlich 22,5%. Dies ist wohl einerseits auf die zwangsweise prä- und postoperative Immobilisierung dieser Patienten, andererseits auf das besonders hohe Durchschnittsalter dieser Gruppe zurückzuführen.

Eine wichtige Rolle scheint auch noch innerhalb des Seniums das tatsächliche Alter zu spielen (Abb. 1). Bei unseren Patienten betrug die Mortalität in der ersten Hälfte des 9. Dezenniums 6,8%, in der zweiten 19,8% und von den über 90jährigen verloren wir sogar mehr als die Hälfte. Allerdings muß man dabei in Rechnung stellen, daß die normale Absterberate in diesem Lebensalter schon sehr hoch ist und daß auch die konservative Therapie keineswegs bessere Resultate als die operative aufzuweisen hat (HERSHEY u. APOGI, 1944; MLCZOCH, 1948).

Schließlich ist auch noch die Operations- bzw. Narkosedauer in Betracht zu ziehen (Abb. 2). Wenn auch in unserem eigenen Krankengut der Unterschied nicht so eklatant ist wie in anderen Statistiken (z. B. SHELBY u. LORHAN, 1968), so zeigt sich doch, daß die Mortalität bei den Eingriffen mit weniger als 1 Std Dauer unter 10% liegt, während sie bei längeren Eingriffen auf 14–19% ansteigt.

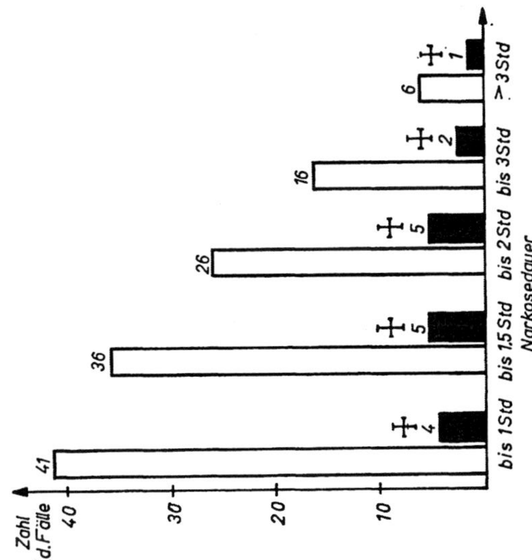

Abb. 2. Narkosedauer in Relation zur Mortalität

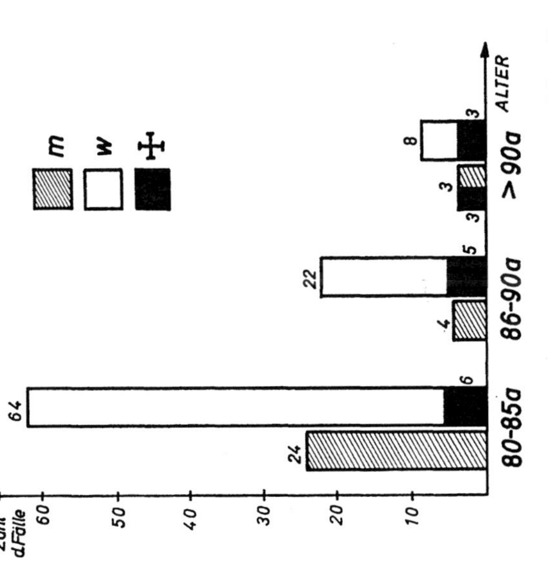

Abb. 1. Alter und Geschlecht in Relation zur Mortalität

Tabelle 3. *Übersicht der postoperativen Todesfälle*

Alter	Geschl.	Art des Eingriffes	Nark.-Dauer	Zeitpunkt d. Ex. let.	Todesursachen
80	w.	Sch.H.-Nagel	105 min	17. Tag p. op.	Dilat. cordis, Lungenödem, Artskler., Thromb. re U.Sch.
81	w.	Sch.H.-Nagel	60 min	22. Tag p. op.	Dilat. cordis, Emphysem
82	w.	Sch.H.-Nagel	30 min	9. Tag p. op.	Dilat. cordis, Emphysem
82	w.	Tu-Entf. re Ob.Kiefer	120 min	1. Tag p. op.	Dilat. cordis, Artskler. gravis
82	w.	Interpos. Ösoph.	220 min	22. Tag p. op.	submandib. Phlegmone, Lobärpneumonie, Ca. Ösoph.
83	w.	Sch.H.-Nagel	30 min	18. Tag p. op.	Emphys.-Bronchitis, Kachexie
86	w.	Sch.H.-Nagel	110 min	39. Tag p. op.	Lobärpneumonie, Kachexie, eitrige Bronchitis
86	w.	Sch.H.-Nagel	80 min	7. Tag p. op.	Pneumonie
86	w.	Cholecystektomie	80 min	7. Tag p. op.	Pancreaskopf-Ca., Icterus gravis
89	w.	Sch.H.-Nagel	120 min	48. Tag p. op.	multipl. Decubitus, Pneumonie, Arterioskl. univers., Lu-Embolie
89	w.	Sch.H.-Nagel	30 min	24. Tag p. op.	Dilat. cordis, periph. Lu-Embolie
91	m.	Sch.H.-Nagel	110 min	8. Tag p. op.	Dilat. cordis, Lungenödem, Art.skler. gravis, Coronarsklerose
91	m.	Sch.H.-Nagel	140 min	28. Tag p. op.	zentr. Lungenembolie, Infarkt
92	w.	Sch.H.-Nagel	80 min	35. Tag p. op.	U.Sch. Thrombose, Lu-Embolie
95	m.	Sch.H.-Nagel	40 min	5. Tag p. op.	Lobulärpneumonie, alte Tbc.
96	w.	Sch.H.-Nagel	80 min	1 Std p. op.	Fettembolie, Leberzirrhose
96	w.	Sch.H.-Nagel	40 min	2. Tag p. op.	Lungenembolie, Kachexie

Zusammenfassung

Zusammenfassend sei nochmals betont, daß die Anaesthesie für den geriatrischen Patienten sich nicht prinzipiell von der Narkoseführung in anderen Lebensaltern unterscheidet, daß man aber bezüglich der Auswahl und Dosierung der Agentien auf den herabgesetzten Grundumsatz und die verminderte Leistungsreserve Bedacht nehmen muß. Der operative Eingriff soll möglichst nicht aus einer Akutsituation ohne ausreichende Vorbereitung und so kurz und atraumatisch wie möglich durchgeführt werden. Da sich bei entsprechender Sorgfalt die Mortalität in absolut tolerablen Grenzen halten läßt, muß man heute dafür plädieren, auch Patienten der höchsten Altersgruppen die Chance einer operativen Heilung nicht zu versagen.

Summary

Anesthesia for geriatric patients, does not differ in principle from the management of patients of other ages. However, the choice and dosage of the agents must be adjusted to the reduced metabolism and physical reserves of the aged. Operation in an emergency situation should preferably be avoided, and any operation should be as short and free from trauma as possible. With proper precautions, the mortality can be kept within tolerable limits, and there seems no justification for denying even very old patients the opportunity of successful surgical treatment.

Literatur

Bergmann, H.: Die Indikation der Spinalanaesthesie im Senium. Anaesthesist **12**, 233–236 (1963).

v. Bramann, H., Herold, G.: Anaesthesie bei über 80jährigen. Anaesthesist **18**, 321–325 (1969).

Hershey, S. G., Apogi, A.: The Anesthetic Management of Aged Patients with Fractured Neck of the Femur. N. Y. St. J. Med. **44**, 183–188 (1944).

Lawin, P.: Alter Patient und Anaesthesie. Anaesthesist **14**, 103–107 (1965).

Lorhan, P. H.: Anaesthesia Experiences with the Octagenarian. Curr. Res. Anesth. **46**, 601–607 (1967).

Mayrhofer, O.: Gibt es heute für die Anaesthesie eine Altersgrenze? Saarl. Ärztebl. 1968, Nr. **11**, 1–8.

— Das Senium als Narkoserisiko. Ber. IV. Fortbild.Kurs f. Anaesth., Wien 1969. Verlag d. Wien. Med. Akad., S. 79–87.

— Mayrhofer, O.: Kap. „Anaesthesiologie“ im Handbuch der Prakt. Geriatrie, 3. Bd., S. 22–105, W. Doberauer, A. Hittmair, R. Nissen u. F. H. Schulz. Stuttgart: F. Enke 1969.

Mlczoch, R.: Oberschenkel- und Schenkelhalsfraktur im Greisenalter. Klin. Med. (Wien) 555–562 (1948).

Rink, E. H.: zit. nach Mayrhofer (1969).

Shelby, E. A., Lorhan, P. H.: Age as a Factor in Mortality after Cholecystectomy. Curr. Res. Anesth. **47**, 733–738 (1968).

Geriatrische Anaesthesie

A. Benke

Abteilung für Anaesthesiologie (Leit. Arzt: Dr. A. Benke)
der Krankenanstalt Rudolfstiftung, Wien

Es gibt nicht allzuviele Unterschiede in der Vor- und Nachbehandlung zwischen geriatrischen Patienten und Angehörigen jüngerer Altersstufen; demgemäß gilt unser Interesse jenen Aspekten, welche grundsätzlich von denen anderer Altersgruppen abweichen. Die wichtigsten dieser altersbedingten Besonderheiten sollen nun Gegenstand meines Beitrags sein.

I. Präoperative Maßnahmen

Durchuntersuchung und Vorbehandlung sollen besonders gewissenhaft durchgeführt werden. Die Intensität dieser Bemühungen beeinflußt die postoperativen Ergebnisse ganz erheblich. Welche speziellen geriatrischen Probleme spielen hier eine Rolle?

A. Diagnostik

Die altersbedingten Veränderungen des kardiorespiratorischen Systems, der Nierenfunktion, von ZNS und Stoffwechselorganen bringen es mit sich, daß ab dem 70. Lebensjahr nur mehr bei 5% der Untersuchten 2, und nur mehr bei 20% 3 Diagnosen zustandekommen; bei 75% der klinisch Durchuntersuchten ergeben sich 4 Diagnosen und mehr. Diese, für das Senium typische *Polymorbidität* läßt es auch ohne Berücksichtigung der operativen Grundkrankheit nicht zu, das Anaesthesierisiko auch nur einigermaßen richtig abzuschätzen, wenn es nicht gelingt, manifeste oder latente Haupt- oder Zusatzkrankheiten ihrer Bedeutung nach zu rangieren. Tuba hat ein Schema entworfen, welches die Beurteilung erleichtert; es enthält neben dem operativen Grundleiden und internistischen Haupt- und Zusatzkrankheiten auch noch abnorme Befunde mit potentiellem postoperativen Krankheitswert. Die „*gereihte Mehrfachdiagnose*" sollte also vom Internisten gefordert werden.

Bei akuten Fällen sind Abweichungen des Blut-pH, ionale Verschiebungen und Dehydratation sowie Fehlwerte beim Blutbild, Hämatokrit und zentralem Venendruck (LAWIN) präoperativ unbedingt zu erfassen; mehr als bei anderen Altersgruppen lassen sich beim Versuch, diese Störungen kurzfristig zu korrigieren, wertvolle prognostische Hinweise gewinnen.

B. Narkoserisiko

Es ist, wie MAYRHOFER jüngst zeigen konnte, unter anderem vom Alter, dem Allgemeinzustand sowie von Art und Dauer des Eingriffes abhängig; wie sehr jedoch elektive Operationen, bei welchen genügend Zeit für die Vorbereitung bleibt, prognostisch günstiger zu beurteilen sind als akute bzw. Notfalleingriffe, ist aus folgenden Beobachtungen ersichtlich:

Tabelle 1.

Autor	Alter über	Mortalität bei Notfall-operationen	Mortalität bei elektiven Op.
v. BRAMANN u. HEROLD	80	46,9 %	13,1 %
LORHAN	80	38,7 %	23 %
AUBRY, DENIS, KEERI-SZANTO u. PARENT	70	45 %	2 %
SHELBY u. LORHAN	—	10 %	0,6 %

Auf Faktoren, welche postoperativ die Narkoserisiken zu beeinflussen vermögen, kommen wir noch zurück.

C. Pharmakotherapie im Senium

Hier möchte ich mich nicht mit der Beeinflussung manifester Altersveränderungen durch „Geriatrika“, Novocain oder durch „Basistherapien“, sondern mit der Wirkung der Pharmaka unter gerontologischen Voraussetzungen beschäftigen. BRÜSCHKE, ÖHME u. SCHULZ wiesen unter anderem auf folgendes hin:

1. Verzögerte Verteilung

a) Der Zustand der Gefäße (Sklerose) beeinflußt Invasion, Distribution und Elimination der (vor allem i.v. zugeführten) Stoffe,

b) Zugunsten von Gehirn und Koronarien werden Leber und Niere weniger durchströmt.

c) Der verminderte Albuminanteil läßt eine veränderte Plasmabindung einiger Pharmaka (Barbiturate) erwarten.

d) Das ZNS hat weniger Ganglienzellen und weist eine verminderte Kapazität der Rezeptoren auf; folglich ist es empfindlicher gegenüber depressiv wirkenden Substanzen; zugleich besteht eine Aktivitätsabnahme zentral stimulierender Mittel (Narkotika, Analeptika).

2. Verminderte renale Ausscheidung infolge verringerter Durchblutung und reduzierter Funktion.

Bedeutsam bei antibiotischer Behandlung; über ihre Pharmakokinetik siehe Spitzy, Hitzenberger und Hitzenberger u. Spitzy.

3. Verringerte mikrosomale Enzymaktivität der Leber (Enzyminduktion). Die Abbaurate von Novocain, Acetylcholin und Succinylcholin ist durch die veränderte Plasmacholinesteraseaktivität vermindert.

(Die Veränderung des Metabolisierungsgrades muß nicht unbedingt auch eine veränderte pharmakologische Wirkung widerspiegeln, denn die Empfindlichkeitsabnahme des Erfolgsorganes im Alter und die zugleich verlangsamte Elimination sind zwei gegenläufige Reaktionen.)

II. Nachbehandlung

Im Vordergrund steht die verringerte Fähigkeit, das sog. „innere Milieu" (Blut-pH) prompt korrigieren zu können; diese ist vor allem durch die verminderte respiratorische Leistung, aber auch durch die reduzierte Nierenfunktion bedingt. Die eingeschränkte Regelbreite vieler anderer physiologisch gesteuerter Vorgänge, welche sich z. B. am veränderten Coronardurchfluß oder Schlagvolumen manifestieren, ist erst in zweiter Linie zu berücksichtigen. Im Zuge der Nachbehandlung sollte man gerüstet sein, vor allem folgenden Mängeln bzw. Komplikationen prompt begegnen zu können:

A. Hypoxie und respiratorische Insuffizienz

In den ersten 3 postoperativen Stunden ist der O_2-Bedarf gesteigert und die CO_2-Produktion zugleich erhöht, wenn

1. nach Unterkühlung (in klimatisierten Operationsräumen) die Thermoregulation wieder in Gang kommt: Bis um das 6fache;
2. psychische Einflüsse (Schmerz, Angst) den O_2-Bedarf verdoppeln, die Laparotomiewunde die Atmung zusätzlich behindert.

Ein erniedrigtes PO_2 führt zu einem kompensatorisch erhöhten Schlagvolumen, um dem Sauerstoffbedarf der Peripherie zu genügen; ähnliches geschieht auch bei Hämodilution und erhöhter Viscosität: Es folgt die gesteigerte Myokardleistung. Auf die Gefahren der Diffusionshypoxie, der Shunt-Mechanismen sowie der Atelektasen, alle weitestgehend abhängig von der Dauer der Anaesthesie und dem Allgemeinzustand, sei ebenfalls verwiesen.

Es geht daraus hervor, daß eine kontinuierliche Überwachung der Blutgase und eine eher großzügige Handhabung der Respiratortherapie bedeutende Erfolge bringt:

a) Als kasuistischer Beitrag (Abb. 1) das Diagramm postoperativ beobachteter Blutgaswerte bei einem 74jährigen Patienten, nach der 2. Thorakotomie wegen Ösophagus-Ca. Es gelingt, die respiratorische Acidose sowie die Hypoxie binnen 12 Std mit Hilfe einer entsprechenden Respiratorbehandlung zu korrigieren.

b) Aubry u. Mitarb. lassen alle Patienten mit respiratorischen Dysfunktionen, unterstützt von NLA, postoperativ intubiert und führen bei 22,7% ihrer Fälle, d. s. 91 aus einem Kollektiv von 313 Patienten über 70 Jahre, eine unterstützende Respiratortherapie durch. So können sie als beachtliches Ergebnis auch unter Berücksichtigung der Notfalloperationen eine Mortalität von 13,2% ausweisen!

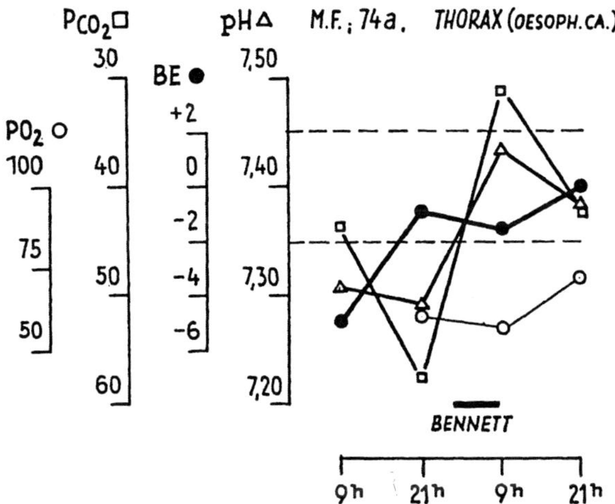

Abb. 1. Blutgaswerte bei einem 74jährigen Patienten nach 2. Thorakotomie vor und nach Respiratorbehandlung

B. Renale Insuffizienz

Die meisten Größen der Nierenfunktion sind im Senium (zuletzt nach Tschebotarew u. Kalinowskaja) um rund 50% vermindert und werden temporär durch die Narkose weiter reduziert. Somit gewinnt eine exakte Flüssigkeits- und Elektrolytbilanz einschließlich der Erfassung der Perspiratio insensibilis (Poka u. Czirbuss) erhöhte Bedeutung. Meist besteht die Gefahr der eher zu niedrig als zu hoch dosierten Mengen freien Wassers. Die häufigste Komplikation ist die extrarenale Urämie. Auf die Möglichkeiten der Mannitprophylaxe (Übelhör, Figdor) und der Peritonealdialyse sei verwiesen.

C. Senile Verwirrtheitszustände

Bestehende Vorschädigungen des Gehirns, wie Arteriosklerose, zunächst kompensierte senile Demenzen, chronischer Alkoholismus und andere Süchte, reagieren auf zusätzliche Belastungen (Hypoxie, Toxinämie) mit Psychosen (Hoff, Berner). Meist handelt es sich um triviale Verwirrtheitszustände. Die Therapie mit Vitamin B-Kombinationen und Valium ist selten suffizient, dagegen sind die Resultate nach Infusionen mit Distraneurin (Heminevrin, Chlormethiazol) durchwegs gut.

Insgesamt läßt sich sagen, daß die meisten Erfolge der Nachbehandlung im Senium eng mit der Entwicklung intensivtherapeutischer Grundsätze zusammenhängen.

Das Thema: „Nachbehandlung im Senium" endet, wenn Ethik und Menschlichkeit mehr wiegen als medizinische Überlegung. Hier möchte ich an das Wort von Griffith erinnern: Wir sind verpflichtet, unserem greisen Patienten auch auf seinem letzten Weg beizustehen und – treffender läßt es sich kaum formulieren: „let him die in comfort and with dignity."

Zusammenfassung

Eine mehrfache, der Wichtigkeit nach gereihte Diagnose soll präoperativ zur Beurteilung geriatrischer Patienten gefordert werden, um der alterstypischen Polymorbidität gerecht zu werden. Das Narkoserisiko ist nachweislich bei Notfalloperationen weit höher als bei elektiven Eingriffen, wenn genügend Zeit für die Vorbereitung bleibt. Die Pharmakotherapie im Alter ist, vor allem bei intravenös zugeführten Stoffen, beeinflußt durch verzögerte Verteilung, verminderte renale Ausscheiung und reduzierte mikrosomale Enzymaktivität der Leber.

In der Nachbehandlung stehen neben einer sorgfältigen Überwachung Komplikationen seitens der Atmung und ihre Beherrschung mit Hilfe der Respiratortherapie im Vordergrund; renale Insuffizienzen und senile Verwirrtheitszustände werden zum Abschluß erwähnt.

Summary

Since polymorbidity is typical of old age, geriatric patients should be carefully evaluated pre-operatively with a view to establishing a multiple diagnosis, individual conditions being listed in order of importance.

Anesthetic hazards have been shown to be considerably higher in emergency operations than in elective surgery, which allows time for preparatory measures. The effectiveness of drugs, particularly when administered i. v., is reduced in elderly patients by delayed distribution, reduced renal excretion and low microsomal enzyme activity of the liver.

Post-operative treatment should concentrate on careful monitoring of respiratory functions to avoid potential complications or, if these are developing, to control them by respirator application. In conclusion, renal insufficiency and senile confusion are discussed.

Literatur

AUBRY, U., DENIS, R., KEERI-SZANTO, M., PARENT, M.: Canad. Anaesth. Soc. J. **12**, 511 (1965).

v. BRAMANN, H., HEROLD, G.: Anaesthesist **18**, 321 (1969).

BRÜSCHKE, G., OEHME, P., SCHULZ, F. H.: Z. Alternsforsch. **22**, 1 (1969).

FIGDOR, P. P.: Anaesthesist **14**, 7 (1965).

GRIFFITH, H. R.: Canad. Anaesth. Soc. J. **13**, 14 (1966).

HITZENBERGER, G., SPITZY, K. H.: Arzneimittel-Forschg. **14**, 19 (1964).

HOFF, H., BERNER, P.: Beitrag postoperative Psychosen in: Intra- und postoperative Zwischenfälle. Ihre Verhütung und Behandlung, Band I **193**. Herausgeg.: BRANDT, G., KUNZ, H., NISSEN, R., Stuttgart: Georg Thieme Verlag 1967.

LAWIN, P.: Anaesthesist **14**, 103 (1965).

LORHAN, P. H.: Anesth. Analg. Curr. Res. **46**, 601 (1967).

MAYRHOFER, O.: Proc. 4. Fortbildungskurs f. klin. Anaesthesiologie Wien, 14.–18. 6. 1969, 79.

POKA, L., CZIRBUSZ, G.: Scriptum Geriatricum 1963, 265. Österr. Gesellschaft für Geriatrie, Herausgeber: Prim. Doz. Dr. DOBERAUER, Wien.

SHELBY, E. A., LORHAN, P. H.: Anesth. Analg. Curr. Res. **47**, 733 (1968).

SPITZY, K. H., HITZENBERGER, G.: III. Intern. Kongr. f. Chemotherapie 1437, Stuttgart 1963.

TSCHEBOTAREW, D. F., KALINOWSKAJA, E. G.: Z. Alternsforsch. **21**, 134 (1968).

TUBA, J.: Scriptum Geriatricum 1965, 147. Österr. Gesellschaft f. Geriatrie, Herausg.: Priv. Doz. Dr. DOBERAUER, Wien.

Die Allgemeinnarkose im Greisenalter

K.-G. Pulver und **M. Otten**

Abteilung für Anaesthesiologie der Universitätskliniken Düsseldorf
(Direktor: Prof. Dr. M. ZINDLER)

Es wird berichtet über 450 Patienten, die im Alter von 80–103 Jahren wegen verschiedener allgemeinchirurgischer Erkrankungen in der Zeit von 1958–1968 in der Chirurgischen Universitätsklinik Düsseldorf (Direktor: Professor Dr. Dr. Dr. E. DERRA) in Allgemeinnarkose – z.T. mehrmals – operiert wurden.

Die Prinzipien der Narkoseführung im Greisenalter sind bereits in den vorangegangenen Vorträgen ausführlich behandelt worden. Es kann somit in diesem Zusammenhang darauf verwiesen werden [2, 10, 11].

Wir haben in dem angegebenen Zeitraum bei Patienten im Greisenalter die Allgemeinnarkose bevorzugt, vornehmlich in Form einer Kombinationsnarkose: intravenöse Einleitung mit einem Barbiturat (Evipan) oder einem Phenoxyessigsäurederivat (Epontol), Fortführung haupt-

Tabelle 1. *Übersicht über das behandelte Krankengut. Diagnosen, Anzahl der Patienten (n), Anzahl der Verstorbenen (+), Anzahl der Operationen (I, II, III)*

Diagnosen	I		II		III	
	n	+	*n*	+	*n*	+
Frakturen der Extremitäten	202	64 (32 %)	11	3 (27 %)	1	0 (0 %)
Karzinom des Verdauungstraktes	57	23 (40 %)				
Appendizitis	35	7 (20 %)				
Hernien	29	5 (17 %)	4	0 (0 %)		
Karzinom der Mamma	25	3 (12 %)				
Durchblutungsstörung der Extremitäten	23	13 (57 %)	4	3 (75 %)		
Affektion der Gallenwege	14	7 (50 %)				
Passagehindernisse im Verdauungstrakt	12	7 (58 %)				
Platzbauch			3	2 (67 %)		
Varia	53	18 (34 %)	11	5 (46 %)		
	450	147 (33 %)	33	13 (39 %)	1	0 (0 %)

sächlich mit Inhalationsnarkotica – Lachgas, Äther, Halothan –, meist nach orotrachealer Intubation, und mit Muskelrelaxation, je nach den Erfordernissen durch Succinylcholin, Curare oder Flaxedil. Diese Anaesthesieform ist bei richtiger Anwendung optimal steuerbar und deshalb besonders zu empfehlen [3, 5, 6, 12].

Eine Übersicht über das behandelte Krankengut gibt Tabelle 1. Es sind aufgeführt: die Operationsindikationen, geordnet nach der Häufigkeit (*n*), sowie die Mortalität (+) bei den einzelnen Operationsgruppen, absolut und prozentual. Ferner ist noch unterschieden nach der Zahl der operativen Eingriffe pro Patient, nämlich in Erst-, Zweit- und Dritteingriffe (I, II, III), die zum größten Teil zeitlich wie ursächlich unabhängig voneinander zu betrachten sind. Die Tabelle 1 zeigt, daß, unter Berücksichtigung annähernd gleicher Altersverteilung, zwischen den Erst- und Zweiteingriffen in der Gesamtmortalität kein wesentlicher Unterschied besteht, wie das auch LORHAN u.a. festgestellt haben [6, 8]. Die Gesamtmortalität betrug bei den 450 Ersteingriffen 33%, bei den 33 Zweiteingriffen 39%. Nur bei einem Patienten wurden 3 Operationen durchgeführt; er verstarb nicht.

Die unterschiedlichen Mortalitäten bei den einzelnen Operationsgruppen lassen sich in direkte Abhängigkeit bringen von dem präoperativen Status und der Größe des operativen Eingriffs, wenn man die Altersverteilung entsprechend berücksichtigt. Der präoperative Status und die Größe des operativen Eingriffs sind überhaupt die entscheidenden Faktoren bei dem Operationsrisiko [3, 4, 6, 7, 8, 9].

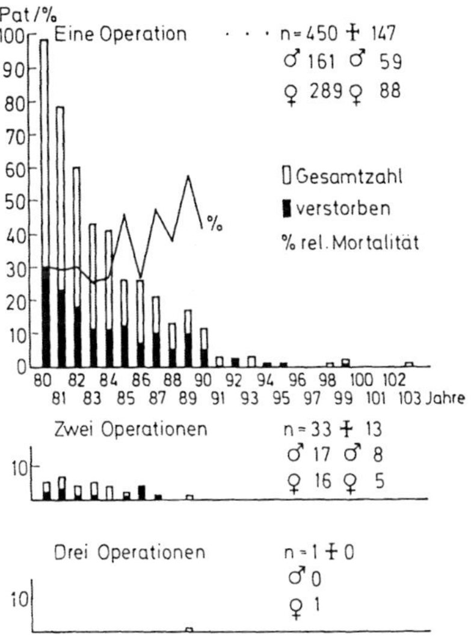

Abb. 1. Altersverteilung und Mortalität bei Erst-, Zweit- und Dritteingriffen

Die Altersverteilung und die Mortalität in Abhängigkeit vom Alter ohne Berücksichtigung von Operationsindikation und Narkoseform sind in der Abbildung 1 übersichtlich dargestellt. Bei den Ersteingriffen – 450 Patienten – ist die Mortalität auch im Prozentverhältnis aufgeführt, bei den beiden anderen Gruppen wurde wegen der relativ kleinen Zahlen darauf verzichtet. Generell ist natürlich eine Steigerung der Mortalitätstendenz mit Zunahme des Alters der Patienten festzustellen [1, 3, 6, 8].

Die angewandten Narkoseverfahren sind in den folgenden Tabellen zusammengestellt.

Tabelle 2. *Prämedikationsschema*

Vorabend	Evipan	0,125 p.o.
	Luminal	0,05–0,1 p.o.
	Atosil	0,0125–0,025 p.o.
3/4 Std v. Op.	Atosil	0,0125–0,025 i.m.
	Dolantin S	0,025–0,05 i.m.
	Atropin	0,000125–0,00025 i.m.

Tabelle 2 zeigt unser Prämedikationsschema. Am Vorabend der Operation bestand die Prämedikation, soweit erforderlich, hauptsächlich in Gaben von Evipan, Luminal und Atosil, in der Regel per os, je nach Bedarf allein oder in entsprechender Kombination. Fast die Hälfte der Patienten, nämlich 44%, bekam keinerlei Prämedikation am Vorabend. Dreiviertelstunden vor der Operation erhielten die Patienten Atosil, Dolantin spezial und Atropin je nach Bedarf in den angegebenen Mengen intramuskulär.

Die Narkoseeinleitung erfolgte bei den meisten Patienten, nämlich bei 87%, intravenös, in der Regel durch 50–150 mg Evipan oder die gleiche Menge Epontol (bei 2% der Fälle). 13% der Patienten erhielten keine intravenöse Einleitung. Eine unterschiedliche Mortalität ließ sich beim Vergleich der Verfahren nicht feststellen.

Die angewandten Narkoseformen sind, nach ihrer Häufigkeit geordnet, in Tabelle 3 dargestellt. Unter *n* ist jeweils die Anzahl der Patienten aufgeführt, die mit der bezeichneten Narkoseform behandelt wurden; dahinter ist die Mortalität (+) absolut und prozentual angegeben. Mit den Ziffern I, II und III sind wieder die Erst-, Zweit- und Dritteingriffe bezeichnet.

Insgesamt konnten 446 Narkoseprotokolle ausgewertet werden. Bei 57% der Patienten, dem Hauptkontingent, wurde eine Lachgas-Halothan-Kombinationsnarkose durchgeführt. Die unterschiedlichen Mortalitäten bei den verschiedenen angewandten Narkoseformen sind wiederum hauptsächlich zurückzuführen auf Unterschiede bezüglich der Altersverteilung,

Tabelle 3. *Narkoseformen*

	I		II		III	
	n	+	*n*	+	*n*	+
O_2, N_2O, Halothan	239	77 (32 %)	17	7 (41 %)		
O_2, N_2O	79	33 (42 %)	2	1 (50 %)		
O_2, N_2O, Evipan	29	6 (21 %)	3	1 (33 %)		
O_2, N_2O, Halothan, Dolantin/Fentanyl	16	4 (25 %)	3	1 (33 %)		
O_2, N_2O, Dolantin/Fentanyl	14	7 (50 %)			1	0 (0 %)
NLA	8	7 (88 %)				
O_2, N_2O, Äther	6	1 (17 %)				
Evipan/Epontol	6	0 (0 %)	1	0 (0 %)		
Varia	20	4 (20 %)	2	1 (50 %)		
Summe	417	139 (33 %)	28	11 (39 %)	1	0 (0 %)
Protokolle nicht auswertbar	33	8 (24 %)	5	2 (40 %)	0	0 (0 %)

des präoperativen Status sowie des operativen Eingriffs. Unter Berücksichtigung dieser Unterschiede ist keine signifikante Differenz der Mortalitäten bei den verschiedenen Narkoseformen festzustellen.

Die Muskelrelaxation erfolgte meist durch wiederholte kleine Gaben von Succinylcholin (in 52% der Fälle) oder Curare (in 12% der Fälle) bzw. Flaxedil (in 5% der Fälle). Die restlichen 31% der Patienten erhielten nur eine einmalige Gabe von Succinylcholin zur Intubation oder wurden überhaupt nicht speziell muskelrelaxiert.

Tabelle 4. *Narkosetechnik*

	n	+	*n*	+	*n*	+
ITN	381	130 (34 %)	24	10 (42 %)		
Maske	31	9 (29 %)	4	1 (25 %)	1	0 (0 %)
i.v.-Narkose	5	0 (0 %)				

Die angewandte Narkosetechnik ist aus der Tabelle 4 zu entnehmen. 91% aller Patienten wurden intubiert, 8% erhielten eine Maskennarkose, 1% erhielt eine intravenöse Narkose. Die unterschiedliche Mortalität bei den verschiedenen Narkosetechniken beruht wiederum hauptsächlich auf den Unterschieden im Patientengut und der Operation.

Eine Übersicht über den präoperativen Status der Patienten gibt Tabelle 5. 21% der Patienten wiesen keine nennenswerten präoperativen Komplikationen auf; bei 79% der Patienten dagegen bestanden solche.

Diese Verhältnisse gelten sowohl für die Erst- wie die Zweiteingriffe (I und II). Der eine Patient mit einem Dritteingriff (III) kann nicht prozentual beurteilt werden.

Tabelle 5. *Präoperativer Status*

	I		II		III	
	n	+	*n*	+	*n*	+
o. B.	95 (21 %)	18 (19 %)	7 (21 %)	1 (14 %)	0	0
Komplikationen	355 (79 %)	129 (36 %)	26 (79 %)	12 (46 %)	1	0
kardiovaskuläre	238 (53 %)		20 (61 %)		1	0
cerebrale	129 (29 %)		7 (21 %)			
pulmonale	94 (21 %)		5 (15 %)			
gastro-intestinale	83 (18 %)		3 (9 %)			
metabolische	47 (10 %)		2 (7 %)			

Setzt man den präoperativen Status in Vergleich zur Mortalität, so sind signifikante Unterschiede festzustellen [3, 6, 8]. Die Mortalität ist etwa 2 bis 3mal so hoch bei den Patienten, die präoperative Komplikationen aufweisen, im Vergleich zu den Patienten ohne solche. Die wesentlichen Komplikationen waren, der Häufigkeit nach, kardiovaskulärer, cerebraler, pulmonaler, gastrointestinaler und metabolischer Art. Die Häufigkeit der Einzelkomplikationen, absolut und relativ, ist aus der Tabelle 5 zu ersehen. Zum Teil kamen diese Komplikationen kombiniert vor. Es kann deshalb kein einfacher Rückschluß auf die Mortalitäten bezüglich der einzelnen Komplikationen gezogen werden.

Tabelle 6. *Intraoperativer Verlauf*

	I		II		III	
	n	+	*n*	+	*n*	+
o. B.	393 (87 %)	112 (29 %)	27 (82 %)	9 (33 %)	0	0
Komplikationen	57 (13 %)	35 (61 %)	6 (18%)	4 (66 %)	1	0
kardiovaskuläre	56 (12 %)		6 (18 %)		1	0
pulmonale	1 (0,2 %)		1 (3 %)			

Tabelle 6 zeigt den intraoperativen Verlauf. Generell wird wieder unterschieden zwischen einem Verlauf ohne und einem Verlauf mit Komplikationen. In 87% aller Fälle verlief Operation bzw. Narkose ohne Besonderheiten, in 13% aller Fälle traten Komplikationen auf. Diese waren fast ausschließlich kardiovaskulärer Art, und zwar hauptsächlich in Form von Hypotensionen, Blutdruck systolisch unter 100 mmHg. Bei 3 Patienten kam es zu einem Herz-Kreislaufversagen, das bei 2 Patienten inkurabel war und somit intraoperativ zum Tode führte. Pulmonale Komplikationen wurden intraoperativ nur in 2 Fällen beobachtet (in 0,4%).

Tabelle 7. *Postoperativer Verlauf*

	I		II		III	
	n	+	*n*	+	*n*	+
o. B.	249 (55%)	12 (5%)	14 (42%)	0 (0%)	1	0
Komplikationen:	201 (45%)	135 (67%)	19 (58%)	13 (68%)	0	0
kardiovaskuläre	101 (22%)		13 (39%)			
pulmonale	77 (17%)		6 (18%)			
cerebrale	55 (12%)		4 (12%)			

In Tabelle 7 ist schließlich der postoperative Verlauf dargestellt. In 55% aller Fälle war dieser komplikationslos, in 45% aller Fälle traten postoperativ Komplikationen auf. Diese waren, der Häufigkeit nach geordnet, im wesentlichen kardiovaskulärer, pulmonaler und cerebraler Art. Bei den o.B.-Verläufen kam es in 5% der Fälle durch akute Ereignisse zum Exitus; bei den komplizierten postoperativen Verläufen war die Mortalitätsrate 67% [3, 6, 8].

Tabelle 8. *Haupttodesursachen, absolut und prozentual*

	n	%
Herz-Kreislaufversagen	47	29,4
Bronchopneumonie	47	29,4
Lungenembolie	34	21,2
Peritonitis	8	5,0
Herzinfarkt	5	3,1
Hämorrhag. Schock	5	3,1
Cerebrales Versagen	5	3,1
Lungeninfarkt	3	1,9
Nierenversagen	2	1,3
Sepsis	1	0,6
Kachexie	1	0,6
Ungeklärt	2	1,3
	160	

Einen Überblick über die Haupttodesursachen, nach ihrer Häufigkeit geordnet, gibt Tabelle 8. In 88% der Fälle wurde die Todesursache durch Sektion kontrolliert. Die häufigsten Todesursachen waren Herz-Kreislaufversagen (29,4%), Bronchopneumonie (29,4%) und Lungenembolie (21,2%). Die anderen Todesursachen lagen anteilmäßig unter 5% [8].

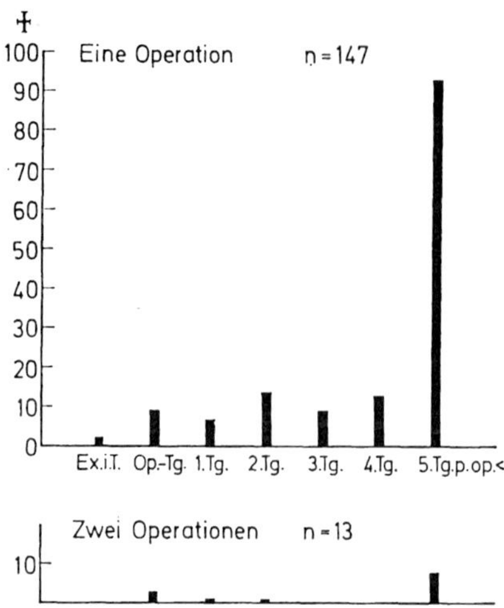

Abb. 2. Todeszeit in bezug zur Operation bei Erst- und Zweitoperationen

Der Eintritt des Todes in bezug auf die Operationszeit ist auf Abbildung 2 dargestellt. 1,4% der Patienten verstarben intraoperativ, weitere 35,4% starben bis zum 5. Tag post operationem, die meisten, 63,2%, später, innerhalb von 10 Wochen während des Krankenhausaufenthaltes. Dieses Verhältnis ist bei den Zweiteingriffen ähnlich [8].

Zusammenfassend kann aufgrund unserer Untersuchungen und unter Berücksichtigung der Literatur festgestellt werden, daß es nicht entscheidend ist, welche der verschiedenen gebräuchlichen Narkoseformen angewandt wird. Entscheidend bleiben stets der präoperative Status und die Größe des operativen Eingriffs.

Eine Reduktion der Mortalität ließe sich somit nur erzielen durch eine noch intensivere präoperative Behandlung, d. h. eine noch umfangreichere Normalisierung des pathophysiologischen Status, ferner durch eine noch schonendere Operationsart – optimale Korrektur in möglichst kurzer Zeit – sowie durch eine weitere Verbesserung der postoperativen Überwachung und Intensivtherapie.

Zusammenfassung

Es wird berichtet über 450 Patienten, die im Alter von 80–103 Jahren wegen verschiedener chirurgischer Erkrankungen in der Zeit von 1958 bis 1968 in der Chirurgischen Universitätsklinik Düsseldorf in Allgemeinnarkose – z. T. mehrmals – operiert wurden.

Einleitend wird eine Übersicht gegeben über das untersuchte Krankengut unter besonderer Berücksichtigung der Operationsdiagnosen, der Altersverteilung sowie des Allgemeinzustandes vor der Operation.

Im Hauptteil wird ausführlich auf die Prämedikation, die verschiedenen Allgemeinnarkoseverfahren sowie die erforderliche postoperative anaesthesiologische Nachbehandlung eingegangen. Es werden die intra- und postoperativen anaesthesiologischen Komplikationen aufgezeigt und deren Therapie bzw. Prophylaxe besprochen.

Abschließend werden die Ergebnisse in Abhängigkeit von der chirurgischen Grundkrankheit, dem Alter und Allgemeinzustand der Patienten sowie den Narkoseverfahren dargestellt.

Summary

This report is concerned with 450 patients, aged from 80–103 years, operated on for several surgical ailments under general anesthesia – some of them more than once – at Düsseldorf University Surgical Clinic in the years 1958–1968.

The introduction describes the cases investigated, especially the indications for operation, age distribution and general preoperative condition of the patients.

The main part deals in detail with premedication, various kinds of general anesthesia, and postoperative anesthesiological treatment. Intra- and postoperative anesthesiological complications are described and their therapy and prophylaxis discussed.

Finally, the results are presented on the basis of main surgical indication, age and general condition of the patients as well as the anesthetic procedures applied.

Literatur

1. AMENT, R.: Classification of operating room mortality. Anesth. Analg. Curr. Res. **39**, 158 (1960).
2. BENKE, A.: Geriatrische Anaesthesie. Ref. XI. Anaesthesiekongreß 1969 Saarbrücken.
3. CHOTT, F.: Die Anaesthesie im Greisenalter. In: Lehrbuch der Anaesthesiologie, S. 771. Berlin-Göttingen-Heidelberg: Springer 1955.
4. COGBILL, C. L.: Operation in the aged. Mortality related to concurrent disease, duration of anesthesia, and elective or emergency operation. Arch. Surg. **94**, 202 (1967).
5. FOLDES, F. F.: Some problems of geriatric anesthesia. Anesthesiology **11**, 737 (1950).
6. LAWIN, P.: Alter Patient und Anaesthesie. Anaesthesist **14**, 103 (1965).
7. LITTLE, D. M., Jr.: Anesthesia for the poor-risk patient. In: Anesthesiology, 2nd ed., Oxford: Blackwell Scientific Publications 1963.
8. LORHAN, P. H.: Surgery and anesthesia in the octogenarian. Am. J. Surg. **114**, 665 (1967).

9. MARSHALL, W. H., FAHEY, P. J.: Operative complications and mortality in patients over 80 years of age. Arch. Surg. **88**, 896 (1964).
10. MAYRHOFER, O.: Grundprinzipien der Narkoseführung im Senium. Ref. XI. Anaesthesiekongreß 1969 Saarbrücken.
11. RIZZI, R.: Anaesthesie im höheren Lebensalter. Ref. XI. Anaesthesiekongreß 1969 Saarbrücken.
12. WILDER, R. J., FISHBEIN, R. H.: Operative experiences with patients over 80 years of age. Surg., Gynec. Obstet. **113**, 205 (1961).

Anaesthesie im höheren Lebensalter aus chirurgischer Sicht

H. Schaudig

Chirurgisches Kreiskrankenhaus Bad Mergentheim

Bei der Behandlung Hochbetagter neigen Anaesthesist und Chirurg prima vista dazu, die körperliche Belastungsfähigkeit des Kranken weniger nach den wirklichen Lebensjahren als nach dem äußeren Eindruck zu werten. Günstige Behandlungsergebnisse bei größeren Eingriffen (Rectumamputation bei 81jähriger, Abb. 1; B II bei 77jährigem) dürfen nicht darüber hinwegtäuschen, daß mit statistischer Signifikanz im höheren Alter

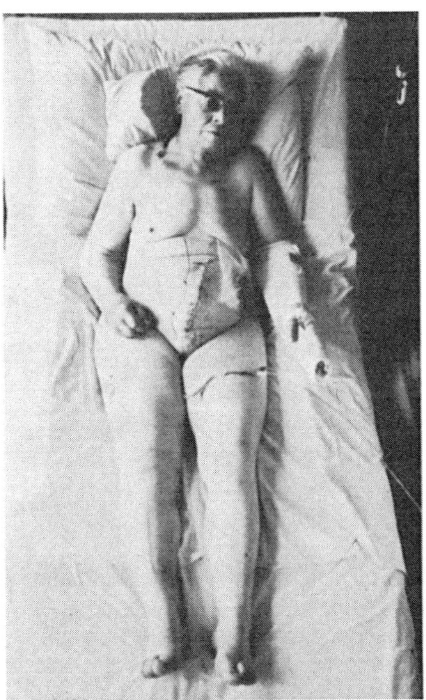

Abb. 1. 81jährige Patientin nach Rectumamputation

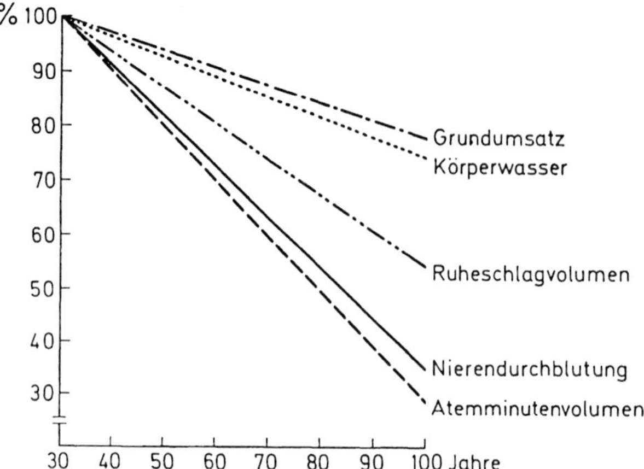

Abb. 2. Abnahme bestimmter Organfunktionen mit zunehmendem Lebensalter

eine verminderte Organleistung (Abb. 2) besteht, die die psychische und physische Belastungsfähigkeit stark einengt. Die Atmung, Flüssigkeitshaushalt, Herzrhythmus und -leistung sowie Kräftebedarf, also den ganzen Körper betreffende Alterung, zwingt uns, jeden alten Menschen a priori als Problempatienten einzuschätzen, der bei Komplikationen, die jüngere Menschen meistern, in einen infausten Erschöpfungszustand gerät (Ca-Ileus, Hemicolektomie, postoperativ Schlaganfall, 77 J.; Narbenbruch, Bechterew, 79 J., Op. abgelehnt, auswärts operiert, Exitus).

Damit ist schon der erste und wichtigste Diskussionsgegenstand zwischen Anaesthesist und Chirurg erreicht. Die Indikation und Dringlichkeit der Operation.

Sofortige Operation erfordern ohne Zweifel Peritonitis, große Blutungen und perforierende Verletzungen. In allen anderen Fällen sollte man den Faktor Zeit zur Risikoprüfung und zur Vorbehandlung ins Kalkül ziehen. Hierfür ein Beispiel. Wir haben mit vielen anderen Chirurgen lange Zeit gedacht, je schneller ein immobilisierter alter Mensch wieder auf die Beine kommt, z.B. durch Einsatz einer stabilen Endoprothese (Abb. 3) bei medialer Schenkelhalsfraktur, um so besser sei es für ihn. Die Erfahrung hat gelehrt, daß dem nicht so ist. Der alte Mensch steht oft am Rande der körperlichen Dekompensation, ja er kommt vielleicht aus einer momentanen Erschöpfung heraus erst zum Fall und zum Knochenbruch. Sofortige Operation fügt zu dem Stress des Unfalltraumas den operativen Eingriff hinzu und macht die Rekonvaleszenz schwieriger und das Operationsrisiko höher. Es hat sich gezeigt, daß z. B. die Moore-Endoprothese, mit aufgeschobener Dringlichkeit operiert, zu besseren Ergebnissen führt, als wenn am Unfalltag operiert wird. Hier kommt aber in den Ergebnissen auch eine natürliche Auslese zum Tragen. Der Patient, der aufgrund eines hirnembolischen

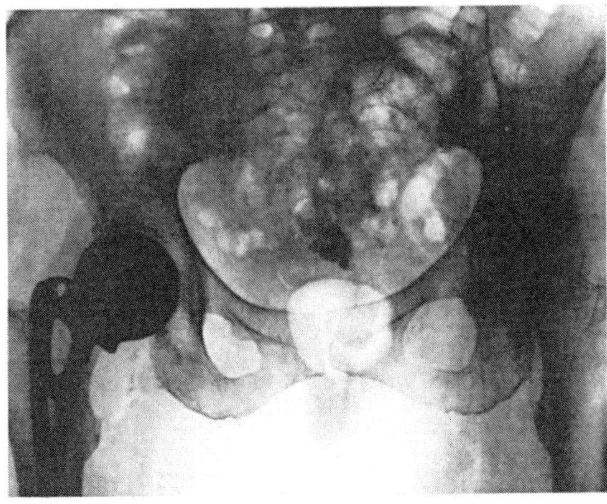

Abb. 3. Mit Endoprothese behandelte mediale Schenkelhals-Fraktur

Prozesses z. B. stürzt, zunächst noch klar ist, aber in 24 Std verfällt, wird eben dann aus dem Verfallensein heraus nicht mehr zum operativen Eingriff zugelassen. Viele Alte aber bewegen sich unter den Anforderungen des mobilen Alltags am Rande der Dekompensation, in dessen Tiefe sie der Eingriff stößt, während sie durch kurze Ruhe Kräfte sammeln können, den Eingriff tolerieren und überleben. Wie lange der Einzelne braucht, seine Kräfte zu mobilisieren, sehe ich so: Wenn der Allgemeinzustand des Patienten sich nicht mehr von Tag zu Tag durch die Vorbehandlung verbessern läßt, sondern wenn ein gleichbleibendes Niveau erreicht scheint, dann ist der Eingriff sofort zu machen. Weiteres Zuwarten führt zu nichts als zur Immobilitätsatrophie und zum körperlichen Verfall.

Bei geriatrischen Kranken kommt der abwägenden Übereinkunft von Anaesthesist und Chirurg besondere Bedeutung zu. Sie sollte in regelmäßigen gemeinsamen Besprechungen gepflegt werden. Die kurzfristige Information des Anaesthesisten am Vorabend des Operationstages und der abendliche Besuch bei künstlichem Licht ist bei Risikofällen zu spät, um von Nutzen zu sein, er ist nur recht, um noch einen Programmpunkt zu streichen. Anaesthesie- und Operationsform sollten deshalb frühzeitig erörtert werden, um beidseitige Überrraschungen zu vermeiden. Aus chirurgischer Sicht ist eine ganze Reihe von wichtigen und lebensrettenden Eingriffen bei gefährdeten Alten ohne allgemeine Anaesthesie ausführbar. Darunter fallen Operationen, die nur kürzere Zeit in Anspruch nehmen und die keine Relaxation notwendig machen. Wir zählen dazu als typische Alterseingriffe die Schenkelhalsnagelung (Abb. 4), periphere Amputationen, extraperitoneale Operationen am Stamm und die so dankbare Embolektomie.

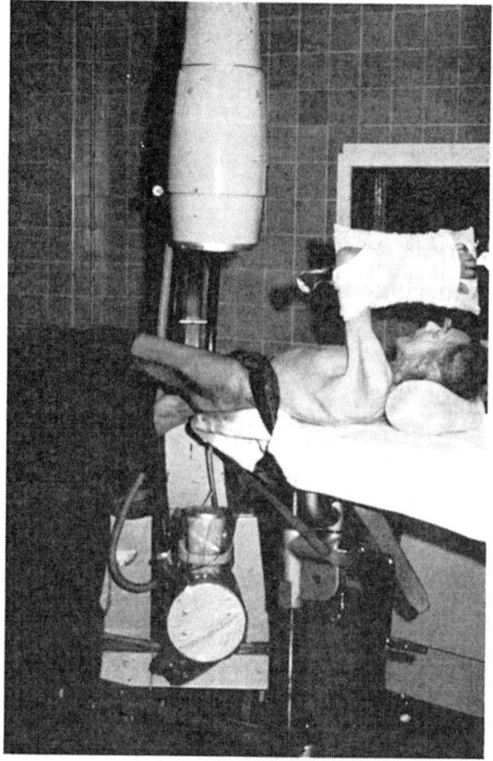

Abb. 4. Operationslagerung zur Schenkelhals-Nagelung

Längere operative Eingriffe mit Relaxation sind besser in Allgemeinnarkose und damit in Intubation mit Relaxation vorzunehmen: subdurale und epidurale Hämatome, die Strumaresektion zur Befreiung einer eingeengten Trachea, die Abtragung des Ösophagusdivertikels, Osteosynthese, Gefäßrekonstruktion und intraabdominelle Eingriffe. Operationen, die nicht über Nabelhöhe reichen, lassen sich auch in Periduralanaesthesie ausführen. Diese Anhaltspunkte bedürfen der Individualisierung. Jedoch wäre nichts schlechter, als in Lokalanaesthesie die Operation zu beginnen und dann überstürzt eine allgemeine Anaesthesie einleiten zu müssen. Der vernünftige Chirurg wird immer, auch wenn er in Lokalanesthesie operiert, die Vorbereitungen so treffen, daß der Übergang in Allgemeinnarkose möglich ist. Ob bei regionaler Lokalanaesthesie der Anaesthesist den Patienten betreut, mag im Einzelfall dahingestellt sein. Ich glaube er sollte es tun. Die Überwachung von Kreislauf und Allgemeinzustand gehört in das Aufgabengebiet des Anaesthesiologen. Sie ist beim Alten besonders nötig, weil Verluste an Flüssigkeit, hier ähnlich wie beim Kind, jedoch aus anderer

Altersgruppe Jahre	n	Alter Jahre	Gew. kg	Größe cm	HMV l	SV ml	ct sec	Frequenz	RR mmHg
10–20	57	16	59,5	165	6,16	73,0	51,	86	125/74
21–30	113	26	75,6	173	6,47	79,9	6,6	82	127/77
31–40	79	36	74,0	169	5,58	66,2	7,6	84	144/88
41–50	64	45	76,1	171	5,16	63,4	8,8	85	148/90
51–60	99	55	72.4	164	4,74	61,6	9,8	81	147/83
61–70	57	64	73,3	168	4,39	54,5	11,2	85	142/78

Abb. 5. Vergleich einiger hämodynamischer Parameter in verschiedenen Altersstufen. Bestimmung des Herzminutenvolumens mit dem blutigen densitometrischen Verfahren nach SCHNEIDER und HASSENSTEIN unter Verwendung des HAMILTONschen Prinzips

Ursache, sich besonders deletär auswirken. Das im Alter niedrigere Herzschlagvolumen (Abb. 5) und die niedrigere Gesamtblutmenge insgesamt (Abb. 6) machen ihn empfindlicher für Verluste an Flüssigkeit in jeder Form. Andererseits ist die Blutungsstärke und Blutungsdauer aus arteriosklerotischen Gefäßen, noch dazu bei Hochdruck, unvergleichbar höher als im mittleren Lebensalter. Die harten Gefäße, die sich beim Durchtrennen nicht sofort zusammenziehen, bluten länger und geben mehr Flüssigkeit frei. Hier schafft der Anaesthesist mit der Überschätzung des Blutverlustes den erwünschten Ausgleich zur Untertreibung durch den Operateur.

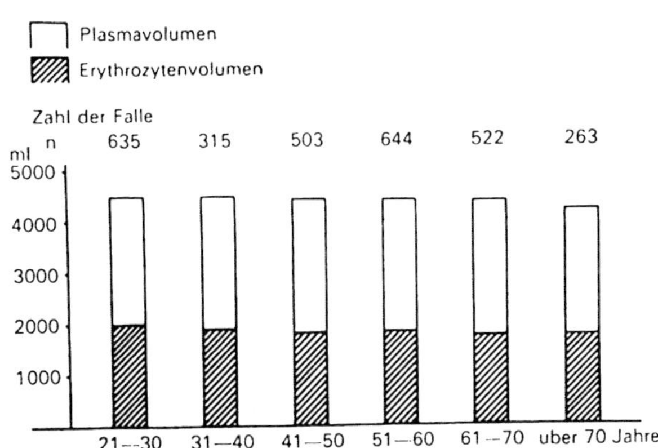

Abb. 6. Mittelwerte der Blutvolumina in verschiedenen Altersstufen

Es gibt gerade beim Alten aber auch nicht sichtbare mechanische Probleme, die der Anaesthesist unterschätzt, wenn er darüber nicht Bescheid weiß. Ein ganz besonderes Problem ist hier die Wundheilung. Wir wissen seit den grundlegenden Arbeiten von MARCHAND, daß Mangelzustände, wie Anämie oder erniedrigtes Gesamteiweiß, zu Wundheilungsstörungen bzw. zu verlängerter Wundheilung disponieren. Wir wissen aber auch, daß nicht nur alte Menschen besonders leicht diese Mangelerscheinungen aufweisen, sondern daß allgemein mit zunehmendem Alter die Wundheilung durch Verlangsamung des Zellmechanismus eine erhebliche Verzögerung erleidet. Heilt die Wunde beim 20jährigen in 31 Tagen, so benötigt sie bei 50jährigen zum Wundverschluß bereits 78 Tage und damit mehr als die doppelte Zeit.

Besondere Verdienste erwirbt sich der Anaesthesist, der beim abdominellen Eingriff mit Akribie Relaxation betreibt. Dieser Punkt – oft das primum movens im Verhältnis zum Chirurgen – ist schwierig. Ich habe volles Verständnis für die Sorgen des Anaesthesiologen, die Spontanatmung am Ende des Eingriffs ungeschwächt zu wissen. Dieser Zwang ist aber heute durch Wachsaal und Beatmungsmöglichkeit wirklich Gott sei Dank nicht mehr so wesentlich und sollte besonders beim alten Kranken durch eine verlängerte Beatmung abgelöst werden. Der Chirurg arbeitet schneller, wenn der Patient ruhig ist. Der Trick voll zu erschlaffen und dann nichts zu geben, bis es der Chirurg merkt, ärgert alle und schadet dem Kranken. Der Kampf mit Eingeweiden, die vordrängen, kostet Zeit. Exaktes Nähen – wegen verlängerter Wundheilung im Alter besonders nötig – gelingt bei Ruhe im Operationsfeld schneller und sicherer. Es soll nicht sein, daß der Chirurg sagt, gebt ihm was zum Bauchzumachen, denn es zeugt – für beide – von Unkenntnis für die Probleme des anderen.

Sie unterschätzen vielleicht Ihre Möglichkeiten, wenn Sie nicht selbst aktiv chirurgisch tätig waren. Bedenken Sie bitte auch, daß durch Ihre gute Muskelentspannung der Operateur weniger genötigt ist, die Eingeweide mit Tüchern zurückzuhalten, große schwere Haken oder Spatel einzusetzen und sich mit Brachialgewalt den Zugang zum Operationsfeld frei zu halten. Grobe Kraft triumphiert dann über Zweckmäßigkeit.

Kreiden Sie es dem Chirurgen nicht negativ an, er kann nicht operieren, wenn er nichts sieht. Dankbar erwähnt sei in diesem Zusammenhang die Neuroleptanalgesie, die den Chirurgen und wahrscheinlich auch den Anaesthesiologen beruhigt, wenn, bei entspanntem Operationsfeld, Arzt und Patient sich ins Auge schauen und Kontakt zueinander aufnehmen können.

Ist der alte operierte Mensch unter Sauerstoffzufuhr vom Operationssaal in die Wachstation gelangt, so bleibt die gemeinsame Sorge der postoperativen Phase: die Förderung des durch den Drüsenschwund im Alter zäheren Bronchialsekrets, das sich bei der verminderten Brustkorbelastizität und den geblähten Lungen schlechter aus den alterserweiterten Bronchien und der Trachea nach oben befördern läßt. Vor langem habe ich dazu eine sehr eindringliche Mitteilung gehört. Eine Ehefrau kommt am ersten postoperativen Tag aufgeregt zum Chirurgen und sagt: „Meinem Mann geht es schlecht. So lange ich ihn kenne, hat er jeden Tag am Morgen viel gehustet. Heute hustet er nicht." Die prophylaktische Absaugung fördert ein massives Sekret aus der Tiefe der Lunge. Der nicht mehr vitale und leicht indolente alte Mensch brachte sein Sekret nicht bis in die Carinaregion und damit in die Reflexzone. Seine verlängerte und verzögerte Sensibilität läßt ihn weniger husten und setzt ihn vermehrt der Gefahr der unbemerkten Aspiration von Sekreten in die Trachea aus. Hier muß man das Problem Magenschlauch postoperativ ansprechen. Alles ist ausprobiert, um dem Übel vorzubeugen: Den Magenschlauch ganz wegzulassen, das geht nur bis zum ersten Erbrechen gut und beraubt uns zudem der Kontrolle der Flüssigkeitsbilanz, denn was im Magen schwappt, ist aus dem Kreislauf raus.

Hier scheint mir nur die Lösung bei der Lagerung und bei der Zeit zu liegen. Leicht erhöhter Oberkörper läßt das unbemerkte Aufsteigen kleiner Flüssigkeitsmengen entlang dem Magenschlauch geringer sein. Wickelt man gleichzeitig die Beine bis zur Leiste, so bleibt die venöse Blutfülle im unteren Körperbereich aus. Die Magensonde sollte so früh es geht entfernt werden. Nicht Stuhlgang abwarten, sondern Darmgeräusche hören und den Schlauch ziehen, das ist richtig. Der Chirurg soll die Anastomosen weit machen. Die Flüssigkeitszufuhr bedarf besonderer Beachtung. Der Kalorienbedarf im Alter nimmt ab. Wir brauchen nicht allzu viel Glucose

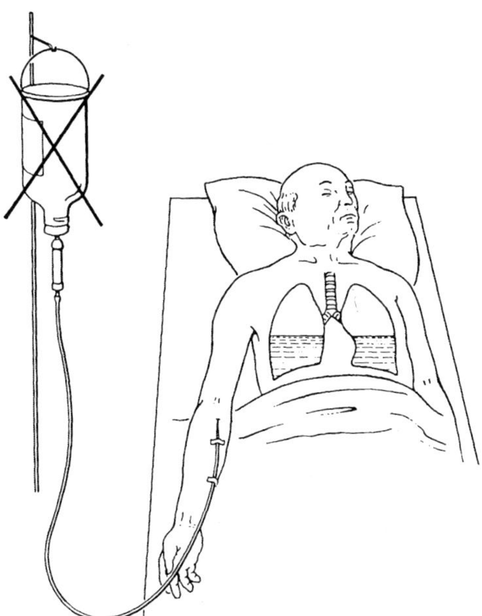

Abb. 7. Cave! Überinfusion bei alten Menschen

infundieren. Überwässerung im Alter ist besonders gefährlich (Abb. 7). Aber auch körperliche Überlastung verträgt der alte Mensch schlecht. Unsere postoperative Frühmobilisation muß dosiert und überwacht werden.

Die Alterschirurgie ist unserer gemeinsamen Bemühungen wert. In der Aufschlüsselung eines chirurgischen Krankengutes zeigt sich nicht nur, daß der Anteil der alten Patienten stark zunimmt, sondern auch, daß es gelingt, günstige Heilergebnisse bis ins hohe Alter zu erreichen.

Zusammenfassung

Trotz günstiger Einzelergebnisse ist die körperliche Belastungsfähigkeit alter Menschen gering. Herzkraft und Blutvolumen bedürfen präoperativer Verbesserung. Notoperationen (Peritonitis, perforierende Verletzung, Blutung) sind besonders kritisch. Gute Relaxation kürzt die Operationszeit und verringert Komplikationen (Wundheilung). Postoperative Intensivbehandlung von Atmung (Abhusten), Lagerung (Decubitus, Embolie), Flüssigkeitsbilanzierung (Überwässerung) und Bewegung (Muskelatrophie) erhöhen die Überlebenschancen.

Summary

Although there are exceptions, the physical resistance of elderly patients is generally low. Heart and blood volume need preoperative improvement. Emergency operations (peritonitis, haemorrhage, perforating trauma) are particularly dangerous. Good relaxation shortens the time of operation and reduces complications (woundhealing). Intensive postoperative treatment of breathing (coughing), position in bed (embolism, bedsores), fluid balance (hyperhydration) and exercise (muscular atrophy) improves the patient's chances of survival.

Erfahrungen bei der Anaesthesie alter Patienten in der Neurochirurgie

S. Munteanu und **T. Reinhardt**

Staatliches Krankenhaus „Prof. Dr. GH. MARINESCU", Bukarest

Einmal gestaltet sich die neurochirurgische Kasuistik durch die Art der Pathologie und der Physiopathologie, durch den prä-, intra- und postoperativen Verlauf, durch die möglichen Komplikationen und durch die ungleiche Beanspruchung von Umsatz und Vitalfunktionen sehr uneinheitlich, zum anderen hat das Anaesthesieverfahren für Eingriffe am Encephalon eine ganz besondere Stellung.

Aus diesem Grunde können sich anaesthesiologische Erfahrungen in der Neurochirurgie nur insofern vergleichen lassen, als es sich um ein homogenes Krankengut handelt. Deshalb haben wir einige, den Anaesthesisten interessierende Probleme bei einer Reihe von Patienten, welche wegen supratentorieller Tumoren zur Operation kamen, untersucht. Die Ergebnisse bei Patienten, welche das 60. Lebensjahr erreicht oder überschritten hatten, wurden jenen bei Patienten zwischen 18 und 59 Jahren gegenübergestellt.

Altersverteilung, Letalität

Im Laufe von 3 Jahren (1966–1968) kamen in der Neurochirurgischen Klinik Bukarest 747 Patienten mit supratentoriellen Tumoren zur Operation. Davon hatten 139 (18,6%) das 60. Lebensjahr erreicht oder überschritten. Die allgemeine Letalität betrug 23,8% (178 Todesfälle). In der höheren Altersgruppe war die Letalität gleich 36,6% (51 Todesfälle), in der jüngeren Altersgruppe betrug sie 20,9% (127 Todesfälle).

Präoperativer Befund

Unter 113 Patienten mit supratentoriellen Tumoren der höheren Altersgruppe, die vor der Operation standen, fanden wir bei 89 mittels klinischer, paraklinischer oder Laboruntersuchungen 153mal komplizierende pathologische Befunde. Demgegenüber hatten von 100 jüngeren Patienten 45 83mal derartige Beeinträchtigungen ihres Zustandes. Bei den

Patienten der höheren Altersgruppe wurden die häufigsten Nebenerkrankungen an Herz und Kreislauf festgestellt. Bei den jüngeren Patienten war der intrakranielle Hochdruck die häufigste Komplikation.

Tabelle 1. *Pathologische Befunde bei der präoperativen Untersuchung*

	Bei 100 jüngeren Patienten	Bei 113 Patienten der höheren Altersgruppe
Zahl der Pat. mit pathologischem Befund	45 (45 %)	89 (78,7 %)
Zahl der pathol. Befunde	83	153
Komplikationen an Herz u. Kreislauf	11 (11 %)	43 (38,5 %)
Störungen der Atmung	15 (15 %)	41 (36,9 %)
Pathologisches Harnsediment	10 (10 %)	22 (19,4 %)
Störungen des Bewußtseins	13 (13 %)	10 (8,8 %)
Intrakranieller Hochdruck	20 (20 %)	10 (8,8 %)
Dringliche Operation	4 (4 %)	5 (4,4 %)

Anaesthesieverfahren

Alle Patienten erhielten zur Narkosevorbereitung entweder nur Atropin oder Atropin und 50 mg Pethidin. Eingeleitet wurde mit einer Einschlafdosis von Barbiturat. Nachträglich wurde Lachgas und entweder Trichloräthylen oder Halothane verabreicht. Die Patienten wurden curarisiert und mit Wechseldruck mäßig hyperventiliert.

Blutdrucksenkungen

Als Blutdrucksenkungen wurden Verminderungen von 25% oder mehr des Ausgangswertes gebucht. Derartige Blutdrucksenkungen wurden bei 38 (33,6%) der älteren und bei 29 (29%) der jüngeren Patienten beobachtet. Dabei war unter Trichloräthylennarkose die Blutdrucksenkung seltener. Bei nur 6 (5,3%) der älteren und 6 (6%) der jüngeren Patienten konnte die Blutung während der Operation als auslösendes oder begünstigendes Moment der Blutdrucksenkung ausgeschlossen werden.

Bei 113 betagten Patienten mit supratentoriellen Tumoren wurde während der Operation und der Narkose 20mal (17,7%) ein starker Blutdrucksturz auf Werte von 60 mmHg oder weniger beobachtet. Bei einer Reihe von 608 Patienten der jüngeren Altersgruppe wurde ein derartiger Blutdruckabfall 75mal (12,3%) wahrgenommen. Weder bei den jüngeren noch bei den älteren Patienten scheint eine derartige starke Blutdrucksenkung die Überlebensaussichten beeinflußt zu haben: die Letalität bei Patienten mit starker Blutdruckerniedrigung betrug 25% (5 verstorbene Patienten) bei der höheren, 17,3% (13 verstorbene Patienten) bei der jüngeren Altersgruppe.

Tabelle 2. *Verhalten des Blutdruckes während Narkose und Operation*

	Jüngere Patienten	Höhere Altersgruppe
Trichloräthylennarkosen	75 (75)	66 (58,4 %)
davon mit Blutdrucksenkung einhergehend	17 (22,7 %)	16 (24,2 %)
Halothanenarkosen	25 (25 %)	38 (33,6 %)
davon mit Blutdrucksenkung	12 (48 %)	20 (52,6 %)
Allgemeine Zahl der Blutdrucksenkungen	29 (29 %)	38 (33,6 %)
Zahl der starken Blutdrucksenkungen	75 (12,3 %)	20 (17,7 %)
davon verstorben	13 (17,3 %)	5 (25 %)

Mannit-Verabreichung

Bei 16 (14,1%) von 113 älteren Patienten und bei 39 (39%) von 100 jüngeren Patienten wurde während der Narkose Mannit (1,5–2 g pro kg Körpergewicht) als Osmotherapeuticum verabreicht. Bei 4 (25%) der 16 bejahrten Mannitempfänger und bei 15 (38,4%) der 39 Mannitverabreichungen bei jüngeren Patienten kam es zu einem Blutdruckanstieg, im allgemeinen mäßigen Grades. Bei nur zwei der älteren und bei nur 5 der jüngeren Mannitempfänger kam es zu Blutdruckanstiegen von mehr als 30 mmHg.

Blutübertragung

Die Blutübertragung während der Operation wurde nach klinischen Kriterien vorgenommen. Dabei erhielten die älteren Patienten im Durchschnitt 285 ml, die jüngeren dagegen 375 ml Blut pro Operation.

Letalität im Verhältnis zu präoperativ bestehenden Komplikationen

Von den 113 Patienten der höheren Altersgruppe verstarben 42 (37,1 %). Davon kamen auf die 89 Patienten, welche präoperativ Komplikationen aufgewiesen hatten, 38 Todesfälle (42,7%). Die Komplikation, welche sich am ungünstigsten auf die postoperative Mortalität auszuwirken scheint, ist die Bewußtseinsstörung. 7 von 10 Patienten mit einer derartigen Komplikation starben. Bei den 100 jüngeren Patienten mit supratentoriellen

Tumoren betrug die Letalität im ganzen 19%. Von den 45 jüngeren Patienten, die präoperativ Komplikationen aufgewiesen hatten, kamen 13 (28,8%) ums Leben. Auch hier scheint die deletärste Wirkung den Bewußtseinsstörungen mit einer Letalität von 38,4% zuzukommen (es starben 5 von den 13 Patienten mit Bewußtseinsstörungen).

Sauerstoffdruck

Bei je 15 Patienten der jüngeren und höheren Altersgruppe mit einem komplikationslosen prä- und postoperativen Verlauf wurde am 1. und 2. postoperativen Tag der Sauerstoffdruck im arteriellen Blut gemessen. Dabei betrug bei den älteren Patienten der Sauerstoffdruck im Durchschnitt: am 1. Tag nach der Operation 75 mmHg (Streuung 65–90 mmHg), am 2. Tag nach der Operation 81 mmHg (Streuung 65–93 mmHg). Bei den jüngeren Patienten waren die entsprechenden Werte am 1. Tag nach der Operation 82 (Streuung 70–90 mmHg), am 2. postoperativen Tag 86 (Streuung 72–90 mmHg).

Kommentar

Folgende Ergebnisse möchten wir besonders hervorheben: Die hohe Letalität nach Operationen supratentorieller Tumoren im höheren Lebensalter ist größtenteils auf pulmonale Komplikationen zurückzuführen. Präoperative Komplikationen besonders des Bewußtseins bahnen gewöhnlich einen solchen Verlauf an. Eine routinemäßig sachgemäß durchgeführte Narkose bedeutet auch bei älteren Patienten kein besonderes, unmittelbares Risiko. Entgegen einer herkömmlichen Ansicht machten uns bejahrte Patienten mit hohem intrakraniellen Druck bei der Narkoseeinleitung wenig Schwierigkeiten, obschon anzunehmen wäre, daß wegen begrenzter Kompensationsmöglichkeiten von seiten des Kreislaufs besonders ältere Patienten anfällig sein sollten. Dafür entspricht es den Erwartungen, daß auch bei älteren Patienten Halothanenarkosen öfters zu Blutdrucksenkungen führen als Trichloräthylennarkosen. Inwieweit dadurch die scheinbar unvermeidbare Hirnschwellung unter volatilen Narkotica gefährlicher wird, muß dahingestellt bleiben.

Auffallend ist bei unserer Patientenreihe der hohe Prozentsatz von Blutdrucksenkungen sowie das Ausbleiben schlimmer Folgen nach starken Blutdrucksenkungen. Der erste dieser Umstände ist vielleicht auf das sehr temperamentvolle Chirurgenteam zurückzuführen. Die Blutdrucksenkung war fast immer mit Blutungen unter der Operation verbunden.

Für den zweiten Tatbestand – daß die Patienten starke Blutdruckerniedrigungen gut vertrugen – können wir keine Erklärung bieten.

Die durchschnittliche Blutmenge, welche bei alten Patienten pro Operation übertragen wurde, war jüngeren Patienten gegenüber wesentlich geringer. Zurückhaltung von seiten der Chirurgen an Radikalität, Zurückhaltung von seiten des Anaesthesisten wegen schlechterer Überlebensaussichten und Angst vor Kreislaufüberlastung mögen die Gründe dazu sein.

Schließlich: obwohl Mannit auch zur Bekämpfung des akuten Lungenödems gebraucht wird, müssen wir bei Hochdruck während der Mannitverabreichung auch an eine Überlastung des Kreislaufs denken. Gerade bei älteren Patienten – bei welchen wir eine prozentual nicht unbeträchtliche Zahl von Blutdruckanstiegen beobachteten – soll deshalb die Mannitinfusion sorgfältig überwacht werden.

Zusammenfassung

Es wurden einige Besonderheiten der Anaesthesie bei 139 älteren Patienten mit supratentoriellen Tumoren untersucht. Im Vergleich mit jüngeren Patienten waren die Sterblichkeit viel höher und präoperative Komplikationen, besonders am Herz und Kreislauf, viel häufiger. Präoperative Komplikationen gingen mit einer höheren Sterblichkeit einher. Während der Anaesthesie war eine Blutdrucksenkung bei den älteren Patienten häufiger, scheint aber die Überlebensaussichten nicht zu beeinträchtigen. Postoperative Senkung des arteriellen pO_2 war bei jüngeren und alten Patienten ungefähr gleich. Es werden die Bedeutung der pulmonalen Komplikationen und die intraoperativen Blutdruckvariationen besprochen.

Summary

Some aspects of the anaesthetic care of 139 aged patients with supratentorial tumors were investigated.

As compared with younger patients, mortality was much higher and preoperative complications, especially cardiovascular, much more frequent. Preoperative complications resulted in a higher mortality.

During anaesthesia a fall in blood pressure was more often seen in the higher age group, but did not seem to influence the final outcome.

Postoperative reduction of arterial pO_2 was about the same in the older and younger patients.

The importance of pulmonary complications and the implications of variations of blood pressure during anaesthesia are discussed.

Besonderheiten der Neuroleptanalgesie im Greisenalter

W. F. Henschel und **H. Geldmacher**

Allgemeine Anaesthesieabteilung der Städtischen Krankenanstalten Bremen
(Direktor: Dr. W. F. Henschel)

Auf dem ersten europäischen Anaesthesiekongreß in Wien sprachen wir – auf den Tag genau vor 7 Jahren – über Probleme vor, während und nach Allgemeinanaesthesie im Greisenalter [3] und dabei vertraten wir – wenn wir uns dabei auch nur auf erste und zahlenmäßig noch sehr geringe Erfahrungen stützen konnten – die Ansicht, daß die damals in den Blickpunkt des klinischen Interesses getretene Neuroleptanalgesie (NLA) wohl für das Greisenalter besonders geeignet sei.

Inzwischen sind nun große Erfahrungen gesammelt worden, die unsere primäre Meinung bestätigt haben, und nicht nur wir, sondern zahlreiche andere Autoren gehen heute soweit, die NLA als Anaesthesieverfahren der Wahl für größere Eingriffe im Greisenalter zu bezeichnen. Keeri-Szanto [8, 9] konnte an einem umfangreichen Krankengut zeigen, daß durch die Einführung der NLA eine signifikante Senkung der Operationsmortalität im Greisenalter zu verzeichnen war, eine Tatsache, die auch wir registrierten, worüber im Rahmen einer besonderen Arbeit an anderer Stelle demnächst berichtet werden soll.

Von April 1963 – als wir das bis dahin benutzte Neurolepticum Haloperidol und das Analgeticum Phenoperidin durch Dehydrobenzperidol bzw. Fentanyl ersetzten – bis zum Juni dieses Jahres wurden im Zuständigkeitsbereich unserer Abteilung 3187 Patienten, die älter als 65 Jahre waren, unter NLA operiert.

1340 Patienten waren dabei zwischen 65 und 69, 866 zwischen 70 und 74, 549 zwischen 75 und 79, 272 zwischen 80 und 84, 125 zwischen 86 und 89, 34 zwischen 90 und 94 Jahre alt, und die älteste Patientin zählte 97 Jahre.

Das Verhältnis Männer zu Frauen betrug für alle 3187 Patienten 53:47 (wobei die überall zu beobachtende Tatsache erwähnt sei, daß sich diese Relation mit zunehmenden Alter immer mehr zur weiblichen Seite hin verschiebt).

Im Einzelnen handelte es sich bei den Operationen um 88 Gehirnoperationen, 118 ophthalmologische Eingriffe, 138 Eingriffe im Halsbereich –

vorwiegend Kehlkopfexstirpationen und Strumaresektionen –, 138 Thoraxoperationen, in erster Linie Lungenresektionen, 546 Magenoperationen, 423 Darmresektionen, 300 Operationen an Gallenblase und Gallenwegen, 270 andere Laparotomien, wie z. B. Probelaparotomien oder Adhäsionslösungen, 115 Nieren- und Blasenoperationen, 198 Prostatektomien, 53 Eingriffe an den großen Gefäßen – Endarteriektomien und Bypass-Operationen –, 640 Eingriffe an den Extremitäten, fast ausschließlich Frakturnagelungen oder -verschraubungen, vor allem des Schenkelhalses, und schließlich 170 sonstige größere Operationen.

Die mittlere Operationsdauer bei diesen Eingriffen betrug dabei 1 Std und 50 min.

Wenn wir nun anhand dieser unserer bisherigen Erfahrungen die Frage nach Besonderheiten bei der Durchführung einer Neuroleptanalgesie bei Patienten höheren Lebensalters beantworten sollen, so sei vorab festgestellt, daß typische Altersveränderungen des Organismus selbstverständlich Einfluß auf *jedes* Anaesthesieverfahren nehmen [1, 6], und die NLA macht dabei keine Ausnahme.

Den Faktoren von Seiten des Patienten – *Störungen der Atmung* durch Elastizitätsverlust von Thorax und Lunge, spastische und chronisch entzündliche Veränderungen der Bronchien mit einer daraus resultierenden Hypoventilation, CO_2-Retention und häufig chronischer respiratorischer Acidose . . . *Veränderungen des Zirkulationsapparates* durch Myokarddegeneration, Gefäßsklerose und damit reduzierter Anpassungsfähigkeit des Kreislaufs bei im Alter regelmäßig auftretender Dehydratation und Hypovolämie . . . *Stoffwechselstörungen* durch Funktionsminderung der parenchymatösen Organe, insbesondere der Leber und mehr noch der Niere mit Verschiebungen im Wasser-, Elektrolyt- und Säure-Basen-Haushalt – aus all dem resultiert eine Resorptionsverzögerung und Abbau- und Ausscheidungsverlängerung – stehen bestimmte Eigenschaften der jeweils zur Anwendung kommenden Anaesthetica und Anaesthesieadjuvantien, die gerade beim alten Menschen verstärkt zur Auswirkung kommen können, gegenüber.

Im Falle der hier interessierenden NLA sind es in erster Linie die α-blockierende Wirkung des Dehydrobenzperidol und die Möglichkeit der Provokation extrapyramidaler Reizerscheinungen durch dieses Neurolepticum und die atemdepressive Wirkung des Fentanyl sowie dessen vagotoner Effekt.

Beide Komponenten – die anatomischen und pathophysiologischen des gealterten Patienten und die pharmakologischen der benutzten Substanzen – greifen ineinander und verlangen bestimmte anaesthesiologische Konsequenzen. Die für die Durchführung einer NLA bei alten Menschen aufgrund unserer Erfahrungen wesentlichsten Punkte – auf die wir uns aus Zeitgründen hier beschränken müssen – sind folgende:

Wie für jede andere Narkose, so ist auch vor einer Neuroleptanalgesie eine bestmögliche ventilatorische und zirkulatorische Vorbehandlung über einige Tage unbedingt anzustreben. Dabei ist besonderes Augenmerk auf die in der Regel erforderliche Volumenkorrektur zu richten, besonders wenn die alten Patienten – und das geschieht ja heute sehr häufig – unter einer vasodilatierenden und auch hypotensiven Medikation stehen. Diese sollte wegen der Gefahr einer Potenzierung mit Dehydrobenzperidol 3 Tage vor der geplanten NLA unterbrochen werden. Bei Noteingriffen muß ganz besonders auf die Schaffung einer Normovolämie geachtet werden, vielleicht sollte man sogar in derartigen Fällen auf die Verwendung von Dehydrobenzperidol verzichten und dem Vorschlag HUTSCHENREUTERS auf dem letzten Bremer NLA-Symposium [7] folgend Diazepam einsetzen.

Bei der Prämedikation muß sowohl die verminderte respiratorische Leistung als auch die Kreislaufsituation des alten Menschen berücksichtigt werden. Wir geben zur Prämedikation bei Patienten über 70 Jahre niemals mehr als 1 ml Thalamonal, zusammen mit $^1/_4$ mg Atropin, wobei sie wegen der verzögerten Resorption genügend lange, d. h. wenigstens 30 min vor Anaesthesiebeginn gegeben werden muß.

Was die eigentliche NLA-Technik angeht, so benutzen wir auch und gerade beim alten Menschen ohne Ausnahmen unsere sog. Standardtechnik [4, 5], d. h. mit endotrachealer Intubation und kontrollierter Beatmung. Methodische Varianten mit erhaltener Spontanatmung und eventueller temporärer assistierter Beatmung (z. B. FOLDES [2]) führen bei Fentanyl-Dosen, die die nötige Analgesietiefe bewirken, beim alten Patienten *immer* zu einer erheblichen Hypoventilation.

Vor der Einleitung der NLA empfiehlt sich beim alten Patienten auf jeden Fall – so wie es ja auch vor anderen Anaesthesieverfahren vorgeschlagen wird – eine Volumensubstitution mit 300–500 ml eines Plasmaexpanders, da so eigentlich immer ein möglicher Blutdruckabfall nach Dehydrobenzperidolgabe vermieden werden kann. Wir sehen auf dem ersten Narkoseprotokoll (Abb. 1) einen solchen Blutdruckabfall unmittelbar nach Einleitung der NLA bei einer 78jährigen Patientin, wo keine prophylaktische Volumenkorrektur vorgenommen wurde, während das zweite Narkoseprotokoll (Abb. 2) stabile Blutdruckverhältnisse bei einer 77jährigen Patientin zeigt, wo vor Beginn der NLA 400 ml Macrodex infundiert wurden.

Bei der Frage der Dosierung muß natürlich berücksichtigt werden, daß der alte Patient in reduziertem Allgemeinzustand selbstverständlich weniger benötigt, indes sollte man aber bei der NLA daran denken, daß die Dosierung – besonders von Fentanyl – hoch genug ist, um die erforderliche Analgesie zu bewirken. Unterdosierung von Fentanyl führt bekanntlich zu schmerzreflexbedingter Freisetzung von Katecholaminen mit Blutdruck- und Pulsfrequenzanstieg sowie einer deutlichen Erhöhung des peripheren

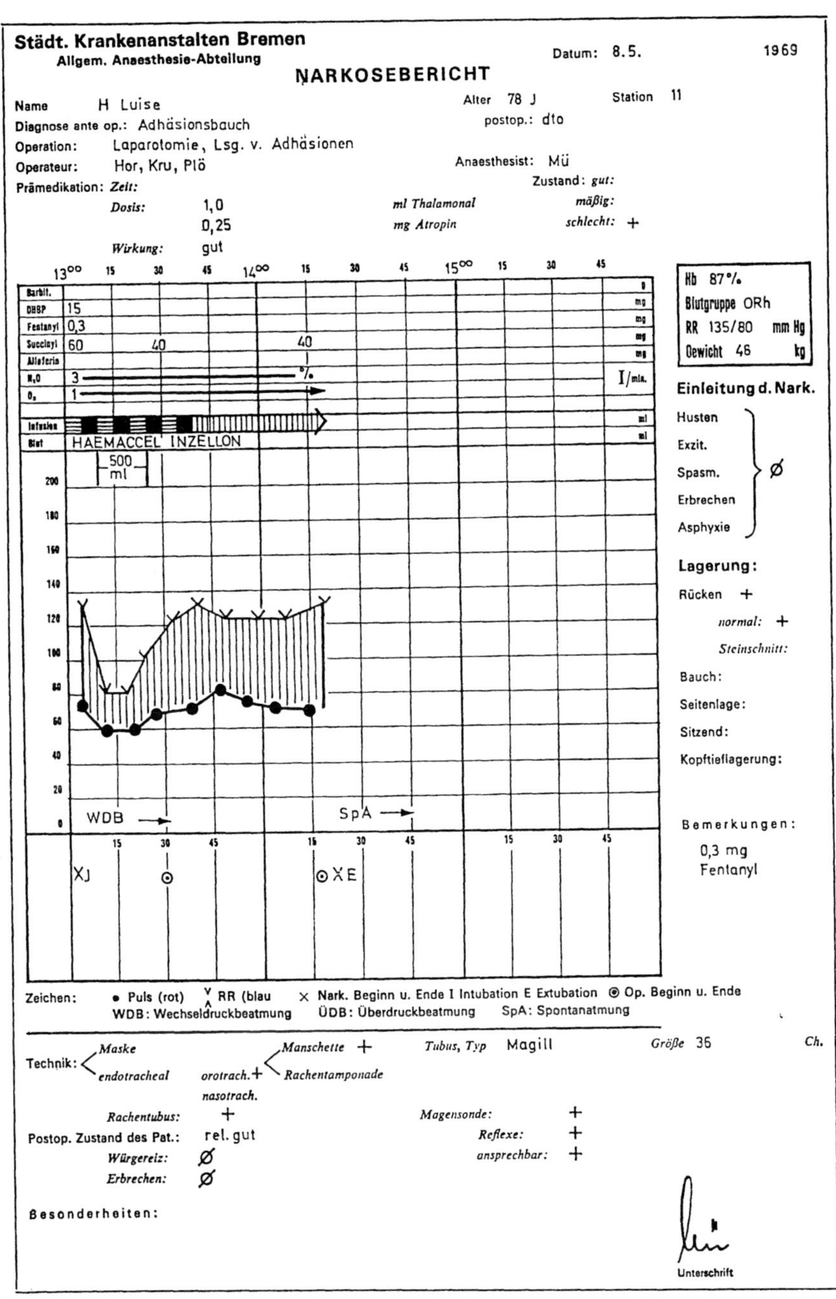

Städt. Krankenanstalten Bremen
Allgem. Anaesthesie-Abteilung

Datum: 8.5. 1969

NARKOSEBERICHT

Name H Luise | Alter 78 J | Station 11
Diagnose ante op.: Adhäsionsbauch | postop.: dto
Operation: Laparotomie, Lsg. v. Adhäsionen
Operateur: Hor, Kru, Plö | Anaesthesist: Mü
Zustand: *gut:* *mäßig:* *schlecht:* +
Prämedikation: *Zeit:*
Dosis: 1,0 *ml Thalamonal*
0,25 *mg Atropin*
Wirkung: gut

	13⁰⁰	15	30	45	14⁰⁰	15	30	45	15⁰⁰	15	30	45	
Barbit.													g
DHBP	15												mg
Fentanyl	0,3												mg
Succinyl	60		40			40							mg
Alloferin													mg
N_2O	3 ——— %												l/min.
O_2	1 ——→												
Infusion													ml
Blut	HAEMACCEL INZELLON												ml

500 ml
200, 180, 160, 140, 120, 100, 80, 60, 40, 20, 0
WDB → SpA →
15 30 45 15 30 45 15 30 45
XJ ⊙ ⊙XE

Hb 87%
Blutgruppe ORh
RR 135/80 mm Hg
Gewicht 46 kg

Einleitung d. Nark.
Husten, Exzit., Spasm., Erbrechen, Asphyxie: Ø

Lagerung:
Rücken +
normal: +
Steinschnitt:
Bauch:
Seitenlage:
Sitzend:
Kopftieflagerung:

Bemerkungen:
0,3 mg Fentanyl

Zeichen: • Puls (rot) ⩡ RR (blau × Nark. Beginn u. Ende I Intubation E Extubation ⊙ Op. Beginn u. Ende
WDB: Wechseldruckbeatmung ÜDB: Überdruckbeatmung SpA: Spontanatmung

Technik: *Maske* / *endotracheal* *orotrach.* + *nasotrach.* | *Manschette* + / *Rachentamponade* | *Tubus, Typ* Magill | *Größe* 36 *Ch.*
Rachentubus: + | *Magensonde:* +
Postop. Zustand des Pat.: rel. gut | *Reflexe:* +
Würgereiz: Ø | *ansprechbar:* +
Erbrechen: Ø

Besonderheiten:

Unterschrift

Abb. 1. Narkoseprotokoll von einer 78jährigen Frau mit deutlichem Blutdruckabfall unmittelbar nach NLA-Einleitung ohne vorherige Volumen-Substitution

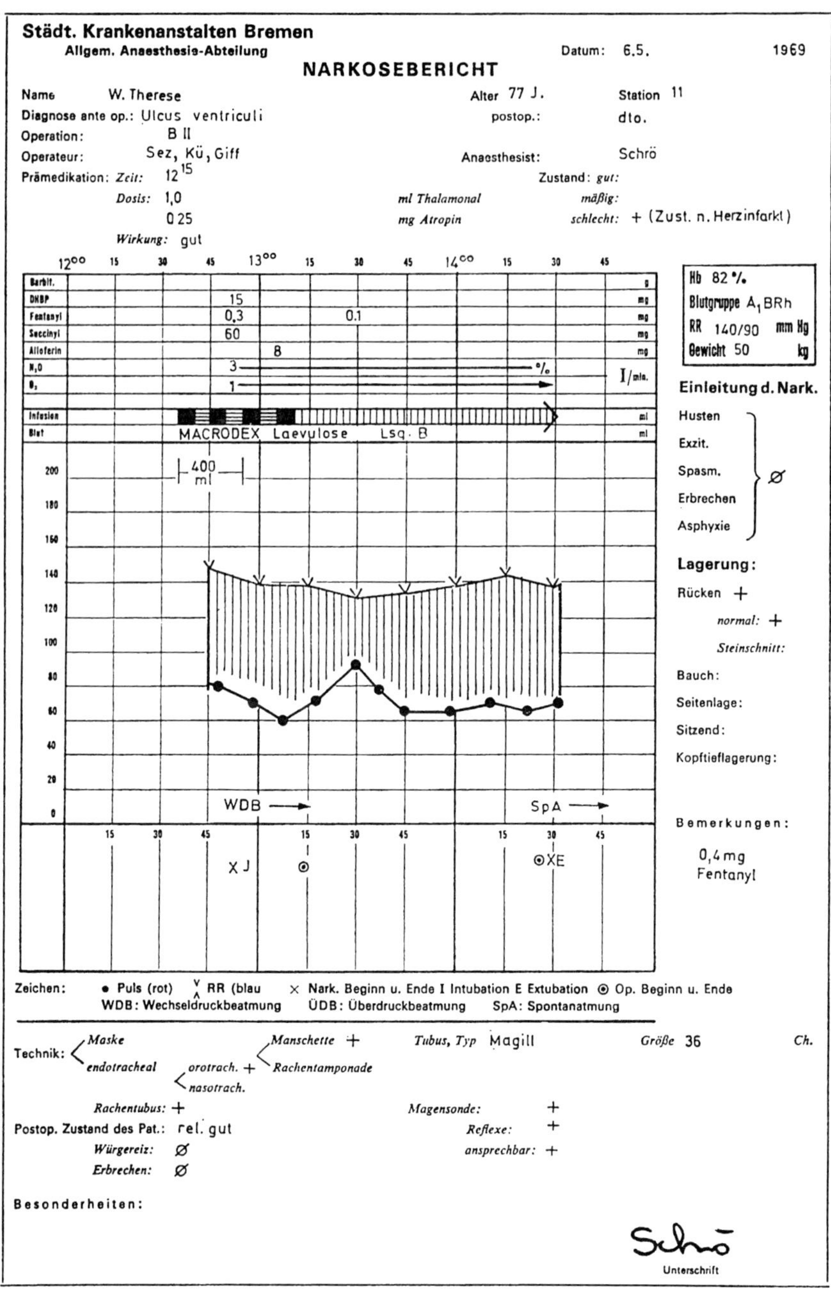

Städt. Krankenanstalten Bremen
Allgem. Anaesthesie-Abteilung

Datum: 6.5. 1969

NARKOSEBERICHT

Name W. Therese — Alter 77 J. — Station 11
Diagnose ante op.: Ulcus ventriculi — postop.: dto.
Operation: B II
Operateur: Sez, Kü, Giff — Anaesthesist: Schrö
Prämedikation: *Zeit:* 12^{15} — Zustand: *gut:*
Dosis: 1,0 *ml Thalamonal* — *mäßig:*
0 25 *mg Atropin* — *schlecht:* + (Zust. n. Herzinfarkt)
Wirkung: gut

12^{00} 15 30 45 13^{00} 15 30 45 14^{00} 15 30 45

Barbit.			g
DHBP	15		mg
Fentanyl	0,3	0.1	mg
Succinyl	60		mg
Alloferin		8	mg
N_2O	3	→	%
O_2	1	→	l/min.
Infusion			ml
Blut	MACRODEX Laevulose Lsg. B		ml

400 ml

200 180 160 140 120 100 80 60 40 20 0

WDB → SpA →

15 30 45 15 30 45 15 30 45

X J ⊙ ⊙XE

Hb 82 %
Blutgruppe A_1 BRh
RR 140/90 mm Hg
Gewicht 50 kg

Einleitung d. Nark.
Husten
Exzit.
Spasm. } ∅
Erbrechen
Asphyxie

Lagerung:
Rücken +
normal: +
Steinschnitt:
Bauch:
Seitenlage:
Sitzend:
Kopftieflagerung:

Bemerkungen:
0,4 mg Fentanyl

Zeichen: • Puls (rot) ˇ RR (blau × Nark. Beginn u. Ende I Intubation E Extubation ⊙ Op. Beginn u. Ende
WDB: Wechseldruckbeatmung ÜDB: Überdruckbeatmung SpA: Spontanatmung

Technik: *Maske* / *endotracheal* — *orotrach.* + / *nasotrach.* — *Manschette* + / *Rachentamponade* — *Tubus, Typ* Magill — *Größe* 36 *Ch.*

Rachentubus: + — *Magensonde:* +
Postop. Zustand des Pat.: rel. gut — *Reflexe:* +
Würgereiz: ∅ — *ansprechbar:* +
Erbrechen: ∅

Besonderheiten:

Schrö
Unterschrift

Abb. 2. Narkoseprotokoll von einer 77jährigen Patientin nach Infusion von 400 ml Plasmaexpander vor NLA-Beginn. Stabile Kreislaufverhältnisse während der gesamten Anaesthesiedauer

Widerstandes, also für Herz- und Kreislauf des alten Menschen ungünstigen Effekten.

Unsere durchschnittliche Dehydrobenzperidol- und Fentanyl-Dosis bei unseren letzten 1000 Patienten über 70 Jahre betrug 15,45 mg Dehydrobenzperidol und 0,38 mg Fentanyl.

Zur Relaxierung kann festgestellt werden, daß man bei sehr alten und dekrepiten Patienten – vor allem, wenn es sich um Extremitäten-Operationen handelt, und bei unseren Schenkelhalsnagelungen ist das die Regel – oft und ohne weiteres auf ein Relaxans – außer etwas Succinylcholin zur erleichterten Intubation – verzichten kann.

Ist eine Relaxierung erforderlich, verwenden wir seit 3 Jahren wegen seiner bekannten Vorzüge ausschließlich Alloferin [5].

Die Aufrechterhaltung der NLA erfolgt mit kleinen Fentanyl-Dosen entsprechend unserem sonstigen Vorgehen.

Besonderes Augenmerk muß man – gerade beim alten Patienten mit den genannten Altersveränderungen der Atmungsorgane – auf eine suffiziente Ventilation richten, da man immer wieder sehen muß, wie Hypoventilation, mangelhaftes CO_2-Abrauchen und respiratorische Acidose den Verlauf einer NLA komplizieren. Daß die Benutzung geeigneter und den Erfordernissen des Altersthorax und der Alterslungen gerecht werdender Beatmungsapparate sowie die Verwendung bronchodilatatorischer Medikamente von größtem Wert sind, dürfte selbstverständlich sein.

Auch die Phase der Beendigung der NLA weist beim alten Menschen einige Besonderheiten auf. Infolge eines verzögerten Abbaus und einer verlangsamten Ausscheidung ist es häufiger als beim jüngeren Patienten notwendig, den Fentanyl-Effekt mit Lorfan zu antagonisieren und die Curare- oder Alloferin-Wirkung mit Prostigmin aufzuheben.

Während wir bei unserem gesamten NLA-Material von nunmehr 24000 Fällen nur in 19,8% Lorfan gegeben haben, beträgt der Prozentsatz bei unseren Patienten über 70 Jahre 36%, wobei natürlich gesagt werden muß, daß diese Quote mit zunehmender Erfahrung abnimmt.

Auch die Frequenz einer Prostigmin- oder Mestinon-Gabe bei Anaesthesieende liegt doppelt so hoch wie bei Patienten unter 60 Jahren.

Hinsichtlich der Prostigmin-Dosis muß auf ein NLA-spezifisches Moment hingewiesen werden, daß nämlich bekanntlich sehr hohe Prostigmin-Dosen die Wirkung von morphinartigen Stoffen verstärken und verlängern können, d. h. daß zwar die Muskelrelaxanswirkung antagonisiert, die Fentanyl-Wirkung dagegen verstärkt werden kann.

Wir sind daher immer mehr dazu übergegangen, am Ende einer NLA bei alten Patienten und Kranken in schlechtem Allgemeinzustand die Spontanatmung nicht mehr unter allen Umständen durch Antagonisten zu erzwingen, sondern wir beatmen solche Patienten noch eine Weile kontrolliert oder assistiert, bis die Fentanyl- oder Relaxanswirkung von allein abgeklungen ist.

Das ist infolge eines für die NLA spezifischen Phänomens einfach, da nämlich selbst der schon völlig wache Patient den Endotrachealkatheter und eine künstliche Ventilation gut toleriert.

Wie andere Autoren [8, 9] nutzen wir diese Tatsache gern dafür aus, um bei alten und schwerkranken Patienten, bei denen ja die Phase des Überganges in die Eigenatmung oft besonders kritisch ist, durch Belassen des Tubus absolut freie Luftwege zu sichern und notfalls, ohne daß eine zusätzliche Dämpfung erforderlich ist, für einige Zeit kontrolliert oder assistiert zu beatmen.

Für die erste postoperative Phase bietet die NLA bei alten Patienten einige besonders positive Besonderheiten: Die sofortige gute Kooperation des Frischoperierten, das Fehlen von Übelkeit und Erbrechen sowie eine sehr gute postoperative Analgesie.

Beschränkt man sich bei alten Patienten auf eine einmalige Dehydrobenzperidol-Dosis von 15 mg, so treten extrapyramidale Reizerscheinungen praktisch nicht auf. Wir selbst sahen bei dieser Dosierung nur in einem Fall einer 76jährigen Frau eindeutige extrapyramidale Symptome, die mit Akineton jedoch prompt zu beheben waren.

Lassen Sie uns abschließend nochmals die wichtigsten Regeln für die Durchführung einer NLA im Greisenalter zusammenfassen:

1. Optimale ventilatorische und zirkulatorische Vorbehandlung.
2. Auffüllen des Kreislaufs vor Einleitung der NLA.
3. Individuelle und vorsichtige, aber genügend hohe Dosierung von Dehydrobenzperidol und – mehr noch – von Fentanyl.
4. Bestmögliche Ventilation des Patienten während der ganzen NLA = kontrollierte Beatmung
5. Keine forcierte Lorfan- und Prostigmin-Dosierung bei NLA-Ende, besser für eine Zeit noch beatmen und Tubus belassen.

Berücksichtigt man diese Momente, so ist unseres Erachtens die NLA ein für eine Anwendung im hohen Lebensalter ganz besonders geeignetes Anaesthesieverfahren mit einigen entscheidenden Vorteilen im Vergleich zu herkömmlichen Narkosearten:

Keine myocardiale Depression,
keine negative Wirkung auf die parenchymatösen Organe, besonders die Nieren,
keine Stoffwechselentgleisung,
keine Hemmung der Darmmotilität,
gute Analgesie,
gute Gewebsperfusion und damit Verhütung einer metabolischen Acidose,

gutes postoperatives Befinden des Frischoperierten bei völliger Kooperation.

... nicht unerhebliche Vorteile also, auf die wir bei unseren alten Patienten nicht mehr verzichten möchten.

Zusammenfassung

Die Neuroleptanalgesie, die als Anaesthesieverfahren der Wahl für größere Eingriffe im Greisenalter angesehen wird, kam bei 3187 verschieartigen Eingriffen zur Anwendung. Als wichtigste Regeln zur Durchführung der Neuroleptanalgesie im Greisenalter werden angegeben:

Optimale ventilatorische und zirkulatorische präoperative Vorbereitung, wobei das Absetzen antihypertensiver Präparate besonders wichtig ist. Zur Narkoseeinleitung wird die Volumenauffüllung mit Plasmaexpandern empfohlen. Auf die individuelle Dosierung von Dehydrobenzperidol und Fentanyl, die jedoch genügend hoch sein muß, wird eingegangen. Während der Anaesthesie wird die kontrollierte Beatmung empfohlen. Vor einer zu forcierten Lorfan- und Prostigmin-Dosierung bei Anaesthesieende wird abgeraten.

Summary

Neuroleptanalgesia, which is regarded as the best form of anaesthesia for the aged patient, was used in 3187 operations of different kinds. The most important rules to be observed in using neuroleptanalgesia in aged patients are: optimal ventilatory and circulatory preoperative preparation, the discontinuation of antihypertensive drugs being particularly important. Before induction of anaesthesia it is advisable to give plasma expander. Dehydrobenzperidol and Fentanyl should be given in individually, assessed, but sufficient doses. During anaesthesia control of respiration is recommended. A warning is given against using unduly strong doses of Lorfan-Prostigmin at the end of anaesthesia.

Literatur

1. Chott, F.: In: Frey, Hügin, Mayrhofer, Lehrbuch der Anaesthesiologie. Berlin-Heidelberg-New York: Springer 771 (1955).
2. Foldes, F. F.: In: Henschel, „Neuroleptanalgesie – Klinik und Fortschritte". Stuttgart: Schattauer 199 (1967).
3. Henschel, W. F.: Proc. I. Europäischer Kongreß für Anaesthesiologie **33** (1962).

4. HENSCHEL, W. F.: Die Neuroleptanalgesie, in Anaesthesiologie und Wiederbelebung, Vol. 9. Berlin-Heidelberg-New York: Springer 1966.
5. — Neuroleptanalgesie – Klinik und Fortschritte. Stuttgart: Schattauer 1967.
6. HEWER, C. L.: In: EVANS, F. T., GRAY, C.: General anaesthesia. London: Butterwoth 270 (1959).
7. HUTSCHENREUTER, K.: In: HENSCHEL, W. F., „Neue Aspekte der Neuroleptanalgesie unter besonderer Berücksichtigung methodischer Varianten“. Stuttgart: Schattauer 1970 (i. Vorb.).
8. KEERI-SZANTO, M.: Proc. III. Worldkongr. of anaesthesiology, Sao Paulo 1964.
9. — Proc. internat. NLA-Symposium, Moskau, 1967.

Vergleichende Untersuchungen von Halothan- und Neuroleptanaesthesie bei geriatrischen Patienten

H. Schaer, P. Frey und **R. Gattiker**

Institut für Anaesthesiologie der Universitätskliniken des Kantonsspitals Zürich
(Direktor: Prof. Dr. G. Hossli)

Die altersbedingten Veränderungen des kardiovasculären und des respiratorischen Systems sowie der im Alter normalerweise bestehende chronische kompensierte Volumenmangel stellen den Anaesthesisten vor eine Reihe von Problemen. Die Frage nach dem für diese Patienten optimalen Narkoseverfahren steht dabei sicher im Mittelpunkt. Gerade darin gehen die Meinungen aber weit auseinander. Während auf der einen Seite weniger auf die Art des Verfahrens als auf die spezielle, der besonderen Empfindlichkeit des gealterten Organismus Rechnung tragende Durchführung Wert gelegt wird [1], finden sich auf der anderen Seite Anaesthesisten, die ganz besonders bei diesen Patienten eine Indikation für die Neuroleptanaesthesie sehen [2, 3].

Wir haben deshalb NLA und Halothan-Narkosen bei einer Reihe von geriatrischen Patienten, die zur Implantation einer Thompson-Prothese operiert wurden, verglichen. Zur Beurteilung der Vor- und Nachteile des einen oder anderen Verfahrens sind das Herzzeitvolumen (HZV) bzw. der Herzindex, der totale periphere Widerstand (TPR) und die arteriovenöse Sauerstoff-Differenz (A–V DO_2) verwendet worden.

Methodik

Unser Patientengut bestand aus 13 Patienten im Alter von 70 bis 95 Jahren, die abgesehen von den zu erwartenden degenerativen Veränderungen keine Begleiterkrankungen aufwiesen. Sie waren wegen einer Schenkelhalsfraktur hospitalisiert und wurden zur Implantation einer Thompson-Prothese operiert. Alle Patienten sind präoperativ digitalisiert worden.

Eine Arterien- und Venenfreilegung zur Einführung entsprechender Katheter erfolgte in Lokalanaesthesie am bereits prämedizierten Patienten. Die folgenden 2 Narkoseverfahren wurden verwendet.

Halothan-Narkosen: Prämedikation mit 0,25–0,5 mg Atropin und 25–50 mg Pethidin. Einleitung der Narkose mit Thiopental (100–300 mg), Intubation unter Succinylcholin (50 mg), Aufrechterhaltung der Narkose mit Halothan in einer inspiratorischen Konzentration von 0,25–0,5 Vol. %.

Neuroleptanaesthesie (NLA): Prämedikation mit 0,25 mg Atropin und 1,0 ml Thalamonal. Einleitung der Narkose mit Droperidol (Dehydrobenzperidol, 10–12,5 mg) und Fentanyl (0,2–0,3 mg). Intubation unter Succinylcholin (50 mg). Eine weitere Gabe von Fentanyl erfolgte bei Operationsbeginn und bei Bedarf noch einmal im Verlauf der Operation.

Sämtliche Patienten wurden mit Alloferin (10 mg) relaxiert und mit dem Engström-Respirator mit Lachgas/Sauerstoff im Verhältnis 2:1 beatmet. Die Kohlensäure-Konzentration in der Ausatemluft wurde mit einem Beckmann LB-1 Medical Gas Analyzer gemessen und die Ventilation so eingestellt, daß der endexspiratorische pCO_2 im Bereich des Kontrollwertes blieb. Blutgasanalysen wurden mit der Astrup-Apparatur durchgeführt und pCO_2, Standardbicarbonat und Base-Excess aus dem Nomogramm nach SIGGAARD-ANDERSEN berechnet. Arterieller und zentralvenöser Druck wurden mit Statham-Elementen (P 23 Db) gemessen. Zur Ermittlung des Herzzeitvolumens diente die Farbstoffverdünnungs-Methode nach STEWART-HAMILTON, wobei als Indikator Kardiogreen verwendet wurde [4].

In folgenden Phasen wurden Messungen vorgenommen:

1. Kontrollen (K): wacher, prämedizierter Patient.
2. Narkose (N): Halothan-Narkose bzw. NLA mit kontrollierter Beatmung.
3. Operation (Op): wie 2 aber während der Operation. Die Messungen wurden jeweils bei Einsetzen der Prothese vorgenommen.
4. Postoperative Messung (postop.): wacher, spontanatmender, extubierter Patient.

Zusätzlich wurde in der NLA-Serie eine Messung nach der Injektion von Droperidol in Spontanatmung durchgeführt.

Sämtliche Resultate sind als Mittelwert ± Standardabweichung des Mittelwertes (S.E.M.) angegeben.

Resultate

Die Veränderungen des arteriellen Mitteldruckes sind in Abbildung 1 dargestellt. Beide Narkoseverfahren führen ohne Operation zu einem vergleichbaren Abfall des arteriellen Mitteldruckes. Bei Operationsbeginn steigt der Blutdruck wieder auf mit den Kontrollmessungen vergleichbare Werte an. Die Pulsfrequenz zeigt bei beiden Verfahren einen ähnlichen Verlauf. In Narkose fällt die Pulsfrequenz um 8 (Halothan) bzw. 18 (NLA)

Schläge/min und steigt nach Operationsbeginn wieder um 6 bzw. 8 Schläge/min. Nur der in NLA beobachtete Abfall der Pulsfrequenz ist signifikant. Diese Kreislaufsituation, charakterisiert durch einen den Ausgangswerten entsprechenden Blutdruck und eine Pulsfrequenz, die um wenige Schläge/min unter den Kontrollwerten liegt, könnte unter Umständen als Ausdruck einer Normalisierung der Kreislaufverhältnisse und einer besonderen Kreislaufstabilität gedeutet werden.

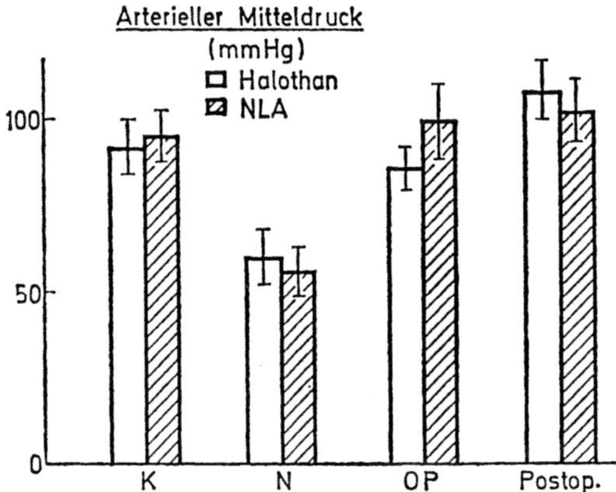

Abb. 1. Verhalten des arteriellen Mitteldruckes in Halothan-Narkose und in NLA. *K:* wacher, prämedizierter Patient. *N:* Narkose mit kontrollierter Beatmung ohne Operation. *Op:* dasselbe mit Operation. *Postop:* nach Extubation, wach, Spontanatmung. Mittelwerte ± SEM

Eine derartige Aussage ist aber nur bei Kenntnis des HZV und des TPR zulässig, da ein Wiederanstieg des Blutdruckes ja auf ganz verschiedenen Mechanismen beruhen kann. Ein Wiederanstieg des HZV müßte als eine Normalisierung der Kreislaufverhältnisse interpretiert werden, während eine Zunahme des TPR bei gleichbleibendem vermindertem HZV als eine ungünstige Kreislaufsituation zu betrachten wäre. Abbildung 2 zeigt nun, daß die anscheinende Verbesserung der Kreislaufverhältnisse während der Operation ausschließlich auf eine Zunahme des peripheren Widerstandes zurückzuführen ist. In Narkose fällt der Herzindex bzw. das HZV auf 82% (Halothan) bzw. 73% (NLA) und der totale periphere Widerstand auf je 79% des Kontrollwertes. Während der Operation verändert sich das HZV aber nicht signifikant, während dafür eine beträchtliche Zunahme des TPR auftritt.

Bei der weiteren Interpretation dieser Daten stellt sich die entscheidende Frage, ob die Sauerstofftransportleistung des Kreislaufes den Erfordernissen angepaßt bleibt, d. h. die Abnahme des HZV als physiologische Adaptation auf einen geringeren Sauerstoffbedarf gedeutet werden könnte, oder ob die Kreislaufdepression den Rahmen einer derartigen Anpassung überschreitet.

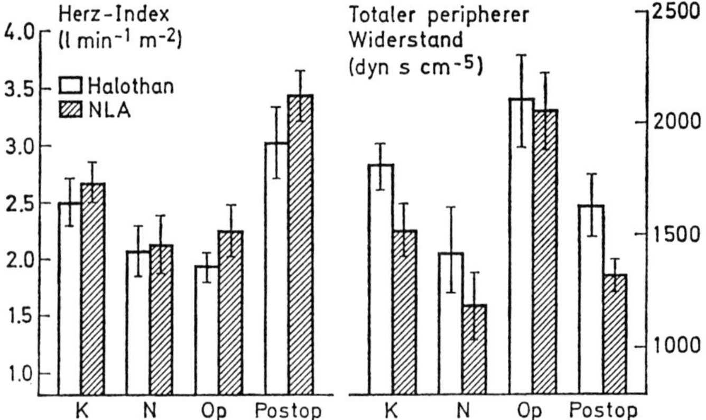

Abb. 2. Verhalten des Herz-Index und des totalen peripheren Widerstandes (gleiche Abk. wie in Abb. 1)

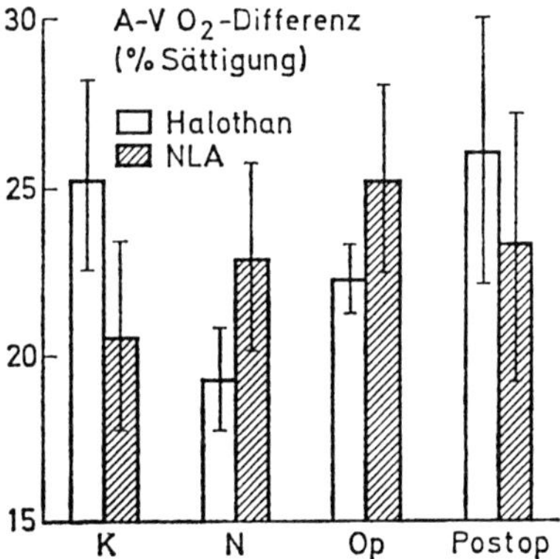

Abb. 3. Verhalten der arterio-venösen Sauerstoffdifferenz (gleiche Abk. wie in Abb. 1)

Abbildung 3 zeigt, daß sich die A–V DO_2 bei beiden Narkosemethoden divergierend verhält. In Halothan-Narkose kommt es zu einer Verminderung der A–V DO_2, in NLA zu einer Vergrößerung. Während der Operation kommt es bei beiden Methoden zu einer geringen Zunahme der A–V DO_2. Wir müssen daraus schließen, daß in Halothan-Narkose die relative Abnahme des HZV geringer ausfällt als die Abnahme des Sauerstoffverbrauches, währenddem in NLA gegenteilige Verhältnisse vorliegen.

In NLA überschreitet die Abnahme der Sauerstofftransportleistung des Kreislaufes die Verminderung des Sauerstoffverbrauches.

Von verschiedener Seite ist darauf hingewiesen worden, daß Droperidol wegen seiner blockierenden Wirkung auf die adrenergischen alpha-Rezeptoren zu gefährlichen Blutdruckabfällen führen könne. Es ist bemerkenswert, daß in dieser Patientenserie die Injektion von Droperidol allein den TPR nur um 15% verminderte und das HZV nicht senkte. Auch der pCO_2 blieb nach der Injektion von Droperidol bei Spontanatmung unverändert. Die oben beschriebenen, für NLA charakteristischen Veränderungen traten erst nach der Injektion von Fentanyl und künstlicher Beatmung auf.

Diskussion

Bei einer Würdigung dieser Befunde für den geriatrischen Patienten sind neben einer Beurteilung dieser hämodynamischen Situationen für den Gesamtorganismus vor allem deren Auswirkungen auf den Hirnkreislauf in Betracht zu ziehen.

Bei beiden Narkosemethoden kommt es zu einem vergleichbaren Abfall des HZV und des TPR, was sich klinisch in einem beträchtlichen Blutdruckabfall äußert. Bei gesunden jungen Individuen wird durch eine autoregulatorische Anpassung des Hirngefäßwiderstandes an den Blutdruck die Hirndurchblutung in Normokapnie bis auf einen arteriellen Mitteldruck von gegen 50 mmHg konstant gehalten [5, 6]. Dieser Anpassungsmechanismus ist bei arteriosklerotisch veränderten Gefäßen vermindert, so daß eine Hypotension bei älteren Patienten gelegentlich zu lokalisierter cerebraler Ischämie führen kann [5]. Diese Narkosephase wird deshalb für geriatrische Patienten die größte Gefährdung darstellen; sie sollte deshalb so kurz als möglich gehalten werden.

Bei Operationsbeginn verschwindet durch den Anstieg des arteriellen Mitteldruckes die potentielle cerebrale Ischämiegefahr. Wegen dem vergleichsweise sogar etwas größeren Anstieg des TPR und des Blutdruckes scheint, rein von der cerebralen Durchblutung aus gesehen, die NLA sogar von Vorteil zu sein. Vom Gesamtorganismus aus muß aber die Halothan-Narkose als das für die allgemeine Sauerstoffversorgung günstigere Verfahren betrachtet werden. Während in Halothan-Narkose die Abnahme des HZV kleiner als die gleichzeitige Abnahme des Sauerstoffverbrauches ausfällt, so finden wir bei NLA eine überproportionale Verminderung des HZV im Vergleich mit dem Stoffwechsel. Aus dem relativen Verhalten von HZV und A–V DO_2 haben wir grob auf die möglichen Veränderungen des Stoffwechsels geschlossen. Unsere Vermutung, daß es in NLA zu keiner entsprechenden Verminderung des Stoffwechsels kommt, ist bestätigt durch die Arbeiten von Schmidt u. Mitarb. [7] und von Brückner u. Bonhoeffer [8], die beide in NLA eine Zunahme des Energieumsatzes gefunden haben.

Es besteht allerdings die Möglichkeit, daß der hohe periphere Widerstand und der gesteigerte Stoffwechsel auf eine ungenügende Narkosetiefe zurückzuführen wären. An 2 Patienten wurde deshalb vor und nach einer Injektion von 0,1 mg Fentanyl eine Messung vorgenommen. Es zeigte sich in diesen Fällen, daß die dadurch hervorgerufene Blutdrucksenkung durch eine Abnahme des TPR und durch eine weitere Abnahme des HZV um 20% zustande kommt. Es kam ebenfalls zu einer erneuten Zunahme der A–V DO_2. Wir wollen damit nicht sagen, daß der hohe periphere Widerstand und der relativ große Sauerstoffverbrauch nicht eine Folge zu geringer Narkosetiefe sein könnten. Bei diesen alten Patienten besteht aber offenbar nicht die Möglichkeit, eine tiefere NLA ohne gefährliche Depression des kardiovasculären Systems zu erzielen.

Zusammenfassung

Vorliegende Untersuchung befaßt sich mit dem Vergleich kardiovasculärer Parameter geriatrischer Patienten, die zur Implantation einer Thompson-Prothese eine Halothan- bzw. Neurolept-Anaesthesie erhielten. Bei beiden Gruppen kommt es in Narkose zu einem vergleichbaren Abfall des arteriellen Mitteldruckes, des Herzzeitvolumens und des totalen peripheren Widerstandes. Bei Operationsbeginn steigt der totale periphere Widerstand und infolgedessen auch der arterielle Blutdruck an, währenddem das Herzzeitvolumen unverändert bleibt. Die in NLA vergrößerte A–V Sauerstoffsättigungsdifferenz läßt auf einen vergrößerten Sauerstoffverbrauch und eine infolgedessen erhöhte venöse Ausschöpfung schließen. Aufgrund dieser Daten besteht kein Anlaß, bei einer solchen Patientengruppe die NLA einer Halothannarkose vorzuziehen.

Summary

Cardiovascular parameters have been studied during halothaneanaesthesia and during neuroleptanaesthesia in geriatric patients operated for implantation of a Thompson prothesis. There was a comparable fall in mean arterial pressure, cardiac output and total peripheral resistance in both groups of anaesthetic procedures. At the beginning of the operation mean arterial blood pressure rose due to an increase in total peripheral resistance, while cardiac output did not change. In NLA, however, there was an increase in a–v oxygen saturation difference which was considered to be due to an increased oxygen extraction caused by higher oxygen consumption. It is concluded that these data give no reason to prefer the use of NLA in geriatric patients.

Literatur

1. Lawin, P.: Alter Patient und Anaesthesie. Anaesthesist **14**, 103 (1965).
2. Henschel, W. F.: Die Entwicklung der Neuroleptanalgesie bis zu ihrer heutigen Stellung in der Anaesthesie. In: „Die Neuroleptanalgesie, Anaesthesiology and Resuscitation 9, 2 (1966).
3. Corssen, G., Domino, E. F., Sweet, R. B.: Neuroleptanalgesia and Anesthesia. Anesth. Analg. Curr. Res. **43**, 748 (1964).
4. Moore, J. W., Kinsman, J. M., Hamilton, W. F., Spurling, R. G.: Studies on the circulation, II. Cardiac output determinations. Comparision of the injection method with the direct Fick procedure. Amer. J. Physiol. **89**, 331 (1929).
5. Lassen, N. A.: Cerebral blood flow and oxygen consumption in man. Physiol. Rev. **39**, 183 (1959).
6. Harper, A. M.: The interrelationship between $aPCO_2$ and blood pressure in the regulation of blood flow through the cerebral cortex. Acta neurol. scand. **14**, 94 (1965).
7. Schmidt, K., Wrbitzky, R., Weisshaar, H.-D.: Energieumsatz neurochirurgischer Patienten vor, in und nach reiner Neuroleptanalgesie mit und ohne „künstliche Stoffwechselsenkung". Der Anaesthesist **17**, 369 (1968).
8. Brückner, J. B., Bonhoeffer, K.: Vergleichende Untersuchungen der Sauerstoffaufnahme während Neuroleptanalgesie und Barbiturat-Narkose beim Menschen. Anaesthesist **18**, 180 (1969).

Thanatogenetische Faktoren bei Eingriffen im höheren Lebensalter

F. W. Ahnefeld und **H. H. Israng**

Abteilung für Anaesthesiologie (Leiter: Prof. Dr. F. W. AHNEFELD)
der Universität Ulm

M. Halmágyi und **G. Heymer**

Institut für Anaesthesiologie (Direktor: Prof. Dr. R. FREY)
der Johannes Gutenberg-Universität Mainz

Patienten, die einer Operation entgegensehen, sind in Abhängigkeit vom Alter, der Art und Dauer der Erkrankung selbst, evtl. auch durch Vorerkrankungen, vorgeschädigt.

Die Analyse der Pathogenese ist Voraussetzung für eine kausale Therapie. Mit Hilfe medikamentöser oder operativer Maßnahmen wird versucht, die krankheitsbedingten Ursachen zu beseitigen, um eine Wiederherstellung zu erreichen. Der Operateur ist daher gezwungen, seine Operationsindikation und die operativen Maßnahmen auf die Pathogenese auszurichten.

Daraus ergibt sich: erst durch und damit nach dem Eingriff kann sich, falls die dazu erforderlichen reparativen körpereigenen Vorgänge noch ausreichen, eine Normalisierung der bis dahin gestörten Funktionen einstellen.

In der Zeit zwischen der Krankheitsentstehung und dem Wirksamwerden des operativen Eingriffes kann aber auf mannigfache Weise, ausgelöst durch pathogenetische Mechanismen, eine Dekompensation in einem oder mehreren der vitalen Funktionssysteme eintreten, die nunmehr unabhängig von der Pathogenese einen eigengesetzlichen Verlauf nimmt und zur Todes-

Thanatogenese	=	Entstehung des Todes durch Störungen von lebenswichtigen Funktionssystemen	=	Leistungsbehinderung aller Organe
Pathogenese	=	Entstehung einer Krankheit durch Störungen von Organfunktionen	=	Leistungsunfähigkeit einzelner Organe

Abb. 1. Thanatogenese – Pathogenese

ursache wird. Hiermit sind gleichzeitig die klar abzugrenzenden Aufgabenbereiche des Operateurs und des Anaesthesisten charakterisiert (Abb. 1).

Die thanatogenetische Betrachtung der Probleme, denen wir bei Eingriffen im höheren Lebensalter gegenüberstehen, erfordert eine sorgfältige Differenzierung: eine biologische Leistung verlangt stets zwei Voraussetzungen,

1. eine dem jeweiligen Bedarf angepaßte Leistungsfähigkeit (Suffizienz) der zuständigen Organe und
2. adäquate Voraussetzungen (Leistungsbedingungen) der für die Organarbeit notwendigen Funktionskreise.

Ein Funktionsausfall kann daher zwei prinzipiell deutlich unterschiedliche Ursachen haben:

1. eine Leistungsunfähigkeit (Insuffizienz) der betreffenden Organe und
2. eine Störung der benötigten Leistungsbedingungen.

Im höheren Lebensalter sind praktisch immer, wenn auch in wechselndem Ausmaß, beide Voraussetzungen betroffen. Aus diesem Grunde müssen wir vor Eingriffen beide Faktoren genau analysieren und in Abhängigkeit von der zur Verfügung stehenden Zeit einen auf das thanatogenetische Geschehen ausgerichteten Therapieplan aufstellen, der entweder zur Verbesserung der präoperativen Ausgangslage führt oder, falls das bei einem akuten Geschehen nicht möglich ist, zumindest die Konsequenzen erkennen, die sich für die postoperative Behandlung ergeben.

Im höheren Lebensalter sind infolge des physiologischen Alterungsprozesses und vorausgegangener Organ- und Stoffwechselerkrankungen die funktionellen Reserven erheblich eingeschränkt.

Die veränderte Leistungsbreite, die besonders die vitalen Funktionen betrifft, führt infolge des engen Verbundsystems dazu, daß im höheren Lebensalter akute Elementargefährdungen früher und stärker einsetzen und bereits geringgradige zusätzliche Veränderungen sofort alle drei vitalen

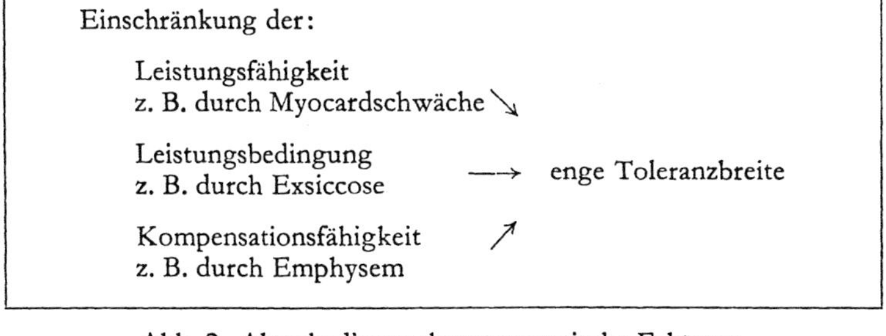

Einschränkung der:		
Leistungsfähigkeit z. B. durch Myocardschwäche	↘	
Leistungsbedingung z. B. durch Exsiccose	⟶	enge Toleranzbreite
Kompensationsfähigkeit z. B. durch Emphysem	↗	

Abb. 2. Altersbedingte thanatogenetische Faktoren

Funktionen betreffen. Jeder operative Eingriff beinhaltet darüber hinaus die Gefahr, daß vorhandene körpereigene Kompensationsmechanismen vorübergehend gestört werden. Ein Blutdruckabfall bei einem Erfordernishochdruck, der sowohl durch Volumenmangel, verminderte Herzleistung oder Veränderung des peripheren Widerstandes bedingt sein kann, überschreitet sehr schnell die Toleranzgrenze der Gewebe, insbesondere der Hirnzellen (Abb. 2).

Eine Beschränkung auf die heute allgemein übliche Vorbehandlung mit Cardiaca wird den gestellten Aufgaben sicher nicht gerecht. Veränderungen am anatomischen Substrat sind auch durch eine moderne Therapie nicht zu bessern, trotzdem läßt sich die Leistungsfähigkeit der Organe, z. B. die Lungenfunktion durch eine Inhalationstherapie, eine Stoffwechselstörung wie der Diabetes durch eine optimale Substitution, die Herzleistung durch die Anwendung von Cardiaca häufig deutlich bessern. Im höheren Lebensalter ist die zu erbringende Gesamtleistung aber noch viel wesentlicher über die Verbesserung der Leistungsbedingungen zu steigern. Die Normalisierung des fast immer verminderten Blutvolumens, die Beseitigung der Hypoproteinämie, die damit verbundene Verbesserung der Fließeigenschaften des Blutes, vor allem aber die Auffüllung des deutlich eingeschränkten extracellulären Raumes erbringen nicht nur eine Steigerung der Gewebeperfusion. Genauso wichtig ist die indirekt damit geschaffene, durch das beschriebene enge Verbundsystem bedingte Verbesserung der Atemfunktion und der metabolischen Regulationsmöglichkeiten. Häufig auf Organe bezogene Insuffizienzerscheinungen sind iatrogener Natur. Nur weil die Therapie die Leistungsbedingungen nicht erfüllt, entsteht besonders im höheren Lebensalter, aber erst sekundär, eine echte Insuffizienz. Die prä- und postoperative Einschränkung der Flüssigkeitszufuhr, besonders empfohlen, wenn es sich um cardial vorgeschädigte Patienten handelt, dürfen wir hier als Musterbeispiel für ein nicht richtig gedeutetes thanatogeneti-

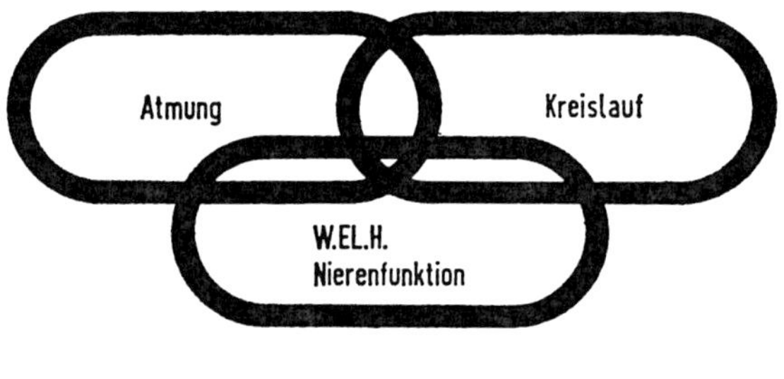

O_2-Versorgung
CO_2-Abgabe
Erhaltung der Homöostase der Körperflüssigkeiten

Abb. 3. Elementare Voraussetzungen (Sicherungen) des Lebens

sches Geschehen im höheren Lebensalter anführen. Der bereits verkleinerte extracelluläre Raum, der zu geringe onkotische Druck, eine Hypoproteinämie und die in der postoperativen Phase vermehrten Verluste, dazu nicht selten eine verminderte Herzleistung durch Narkotica und evtl. in der ersten postoperativen Phase noch eine verschlechterte alveoläre Ventilation – das sind die Leistungsbedingungen, die dem Organismus z. B. für die Nierenfunktion zur Verfügung stehen. Nur wenn man die Summation der genannten Veränderungen beachtet, wird man dem thanatogenetischen Geschehen gerecht, nur unter diesen Bedingungen entsteht eine Oligurie, eine Hyperkaliämie, eine Anhäufung von Metaboliten, es entsteht damit aber gleichzeitig die Ursache für eine Verschlechterung aller vitalen Funktionen. Unter diesen Bedingungen können, wenn zusätzlich noch energieliefernde Substanzen und Eiweiß fehlen, reparative Prozesse nicht ablaufen. Die kleinste zusätzliche Belastung muß zur globalen Dekompensation aller Funktionssysteme führen (Abb. 3).

Zusammenfassung

Zusammengefaßt besteht die Aufgabe des Anaesthesisten bei Eingriffen im höheren Lebensalter darin, die Ausgangslage aus thanatogenetischer Sicht zu analysieren, die Suffizienz der Organe soweit wie möglich zu verbessern, bestehende Störungen der Homoiostase auszugleichen, vor allem die Leistungsbedingungen zu sichern, um damit zu hohe Ansprüche an die Kompensationsmechanismen zu vermeiden. Temporär vom Organismus nicht zu erbringende Organleistungen, die aber Voraussetzung für den Ablauf lebenswichtiger Funktionen darstellen, müssen von außen im Rahmen einer Intensivtherapie übernommen werden. Wir sind aufgrund der eigenen klinischen Erfahrungen davon überzeugt, daß bei Beachtung der thanatogenetisch wichtigen Faktoren eine wesentliche Verminderung des Operationsrisikos zu erzielen ist.

Summary

The task of the anesthetist in operations on geriatric patients is to analyse their physical condition from the thanatogenetic point of view, to improve the efficiency of different organs as much as possible, to make up for disturbances of the homeostasis and, above all, to secure the efficient functioning of the organism in order to avoid overstressing compensatory mechanisms.

Organs whose output is essential for the continuation of vital functions and which the organism is temporarily unable to support, have to be maintained from outside by intensive therapy. On the basis of our own clinical experience, we are convinced that the operative risk can be reduced significantly by paying attention to thanatogenetically important factors.

Literatur

1. AHNEFELD, F. W.: Sekunden entscheiden – lebensrettende Sofortmaßnahmen. Heidelberger Taschenbücher Bd. **32**, Berlin-Heidelberg-New York: Springer 1968.
2. — FREY, R., HALMÁGYI, M.: Die akuten Elementargefährdungen des Lebens. Phys. Med. Rehab. **10**, 10 (1969).
3. — HALMÁGYI, M., ÜBERLA, K.: Anaesthesist **14**, 137 (1965).
4. BAUR, H.: Wien. klin. Wschr. **71**, 997 (1959).
5. — Therapiewoche **14**, 131 (1964).
6. — v. CLARMANN, M.: Regensburg. Jb. ärztl. Fortbild. VIII, 164 (1960).

Die postoperative Früh- und Spätmortalität bei über 80jährigen (Auswertung von 910 Allgemeinanaesthesien)

H. v. Bramann und **G. Herold**

Institut für Anaesthesiologie im Klinikum Steglitz der Freien Universität Berlin
(Direktor: Prof. Dr. E. Kolb)

Der außerordentlich hohe Anteil alter Menschen an der Berliner Bevölkerung – 3% aller Westberliner sind über 80 Jahre alt – hat uns veranlaßt, den intra- und postoperativen Verlauf bei älteren Patienten unter besonderer Berücksichtigung der Mortalität zu analysieren.

In der Zeit vom 1. 1. 63 bis zum 31. 12. 68 wurden von unserem Institut 910 Anaesthesien bei über 80jährigen Patienten durchgeführt.

Zur Anwendung kam stets das Prinzip der Kombinationsanaesthesie: Einleitung mit geringen Mengen Trapanal oder Epontol, Fortführung mit Halothan, Lachgas und Sauerstoff. In etwa 70% Intubation und kontrollierte Beatmung.

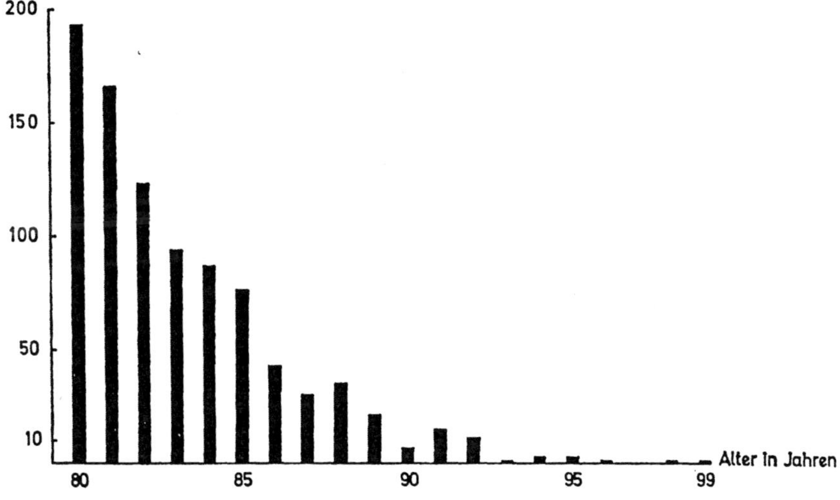

Abb. 1. Alter von 910 Patienten über 80 Jahre

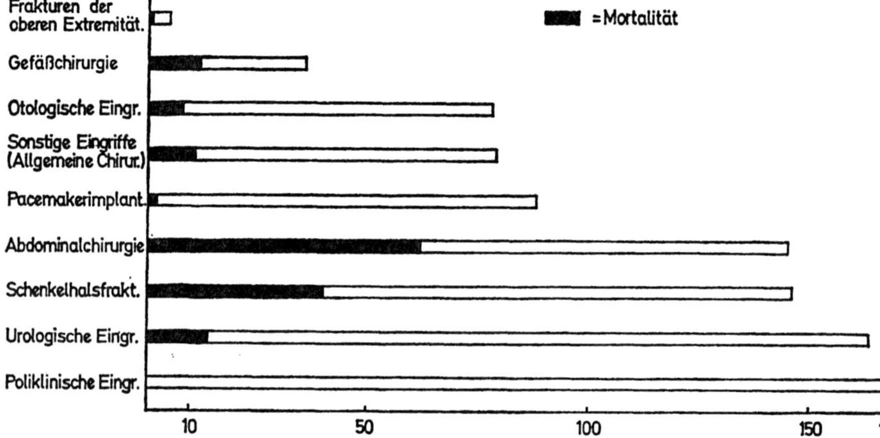

Abb. 2. Aufteilung von 910 Anaesthesien bei über 80jährigen Patienten auf die verschiedenen Sachgebiete. Gesamtmortalität 16,5 %

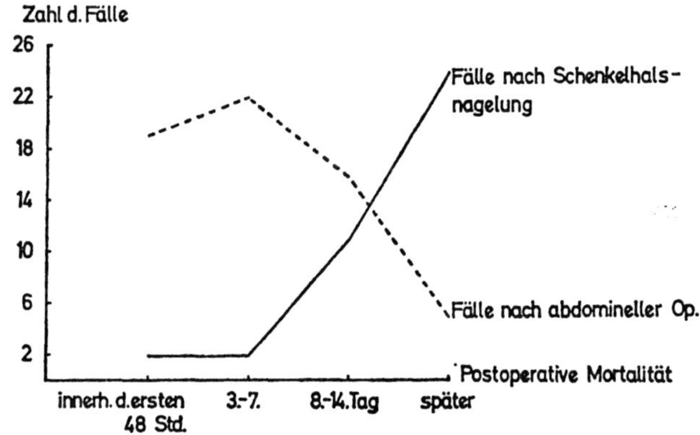

Abb. 3. Früh- und Spätmortalität nach intraabdominellen Eingriffen und nach Schenkelhalsnagelungen bei über 80jährigen Patienten

Die Aufteilung der Patienten auf die einzelnen Altersstufen zeigt die Abbildung 1: 250 Patienten waren über 85 Jahre alt, 51 Patienten über 90.

In Abbildung 2 wird die Verteilung auf verschiedene Bereiche der operativen Medizin mit der jeweiligen Mortalität dargestellt. Die Gesamt-Mortalität lag bei 16,5%.

Während urologische Eingriffe und Pacemaker-Implantationen nur mit einer geringen Mortalität belastet sind, fällt die hohe Mortalität nach intraabdominellen Operationen und Schenkelhalsverschraubungen auf (30–40%).

Die Aufgliederung in Früh- und Spätmortalität zeigt hier deutliche Unterschiede (Abb. 3). Bei 62 Patienten, die nach einem abdominellen Eingriff starben, trat der Exitus letalis in über 60% innerhalb der ersten 7 postoperativen Tage ein. Hingegen fällt der Todestag von 39 Patienten, die nach einer Schenkelhalsverschraubung verstarben, bei fast 60% in die Zeit nach dem 14. postoperativen Tag, im Durchschnitt auf den 28. Tag.

Eine Untersuchung der Früh- und Spätmortalität bei Notfallpatienten gleicht der Gruppe der abdominellen Operationen.

Die Ursachen für die hohe Frühmortalität nach intraabdominellen Eingriffen sind in den schon präoperativ vorliegenden schweren Systemerkrankungen, die das Bild des Grundleidens komplizieren, und in der oft fehlenden ausreichenden Vorbereitung zu suchen. 126 Patienten mußten wegen starker Blutungen aus dem oberen Verdauungstrakt, wegen inkarzerierter Hernien oder wegen schwerer Ileuserscheinungen innerhalb weniger Stunden nach der Aufnahme unter vitaler Indikation operiert werden. Hier war eine ausreichende präoperative Korrektur entgleister Stoffwechsellagen, des Wasser- und Elektrolythaushaltes sowie ausreichende Besserung der Herz-Kreislaufverhältnisse oft nicht zu erreichen – die Mortalität lag bei 40%. 21 dieser Patienten befanden sich bei der Einleitung der Anaesthesie im dekompensierten Schock. Von ihnen verstarben 85% innerhalb der ersten 48 Std. Intraoperativ traten in etwa 60% schwere Kreislaufdepressionen auf, die aber stets beherrscht werden konnten. Ein Exitus in tabula trat nicht ein. Als Grundleiden bestand in je 25% ein Carcinom oder ein Ulcus im Magen-Darmtrakt mit Ileuserscheinungen oder Perforationsperitonitis. Kreislaufkomplikationen, Dehydration, Elektrolytverschiebungen, Acidose, Niereninsuffizienz und kardiale Dekompensation kennzeichneten den postoperativen Verlauf. Trotz entsprechender Intensivtherapie führten diese Komplikationen in 20–40% zum Tode, an 1. Stelle die kardio-respiratorische Insuffizienz. Grundsätzlich andere Bedingungen lagen bei den Patienten mit Schenkelhalsfrakturen vor. Wir fanden präoperativ außer den üblichen Altersveränderungen bedeutend weniger Komplikationen. Diese konnten präoperativ optimal behandelt werden. Intraoperative Komplikationen traten nur in 12% ein – der unmittelbare postoperative Verlauf war meist unauffällig. Umso erstaunlicher ist die hohe Spätmortalität in der 3.–8. Woche. Infekte des Wundgebietes, des Respirationstraktes und des uropoetischen Systems sowie Mobilisations- und Ernährungsschwierigkeiten bei Cerebralsklerotikern beeinflußten den weiteren postoperativen Verlauf und waren am Exitus letalis ursächlich beteiligt.

Aufgrund unseres Materials stehen wir dem aktiven Vorgehen beim über 80jährigen Patienten positiv gegenüber. Moderne Anaesthesietechnik und postoperative Intensivtherapie zeigen z. T. in scheinbar aussichtslosen Fällen gute Erfolge, wenn man bedenkt, daß immerhin rund 40% der

Fälle mit Peritonitis und rund 60% der Fälle mit Ileus am Leben erhalten werden konnten. Diesen Erfolgen der Intensivtherapie steht die hohe Spätmortalität bei den Schenkelhalsverschraubungen gegenüber, die sicher durch adäquate Intensivpflege gesenkt werden könnte.

Zusammenfassung

An unserem Institut wurden von 1963–1968 910 Anaesthesien bei über 80jährigen Patienten durchgeführt. Die Gesamtmortalität betrug 16,5%. Hinsichtlich der Früh- und Spätmortalität bestanden auffallende Unterschiede: abdominelle Eingriffe, Schock- und Notfälle zeigen bei ihrer Mortalität 60% Frühmortalität – Osteosynthesen der unteren Extremität sind mit einer hohen Spätmortalität belastet (60% ihrer Gesamtmortalität). Bestimmende Faktoren sind der präoperative Zustand der Patienten und die Möglichkeit einer ausreichenden Vorbereitung zur Operation, außerdem die postoperative Intensivpflege. Trotz der erzielten Erfolge weist die teilweise hohe Spätmortalität auf die Notwendigkeit einer Langzeitintensivpflege hin.

Summary

Anaesthetics were administered on 910 occasions during the period 1963–1968 to patients over 80 years of age in our Institute. The gross mortality was 16.5%. The early and late mortalities showed significant differences: abdominal surgery, shock and emergency cases accounted for 60% of the early death rate; osteosynthesis of the lower extremities has a high late mortality (60% of the total). Primary factors are the preoperative condition of the patient and postoperative intensive care. Despite the successes achieved, the rather high late mortality rate demonstrates the need for a lengthy period of intensive care.

The Utilization of "Ketalar" in Geriatric Anaesthesia

G. Szappanyos, M. Gemperle and **K. Rifat***

Department of Anaesthesiology, University Hospital of Geneva
(Director: Priv. Doz. Dr. M. Gemperle)

Anaesthesia constitutes a real risk to the aged patient and is a challenge to the anaesthesiologist. The management of the geriatric patient during anaesthesia and the choice of the anaesthetic agent must be based on the knowledge of the biological changes that are characteristic of advanced age. The anaesthesiologist being familiar with the chemical, physical and pharmacological properties of different anaesthetic agents, should select the one which has the greatest potential of safety.

The guiding principles of any technique include the following:

1. good tissue oxygenation,
2. maintenance of a stable cardiovascular, respiratory and excretory function,
3. avoidance of unnecessary drugs.

The standard current techniques are so well established within anaesthesia practice that any alteration will only be welcome if it removes some of the existing disadvantages and also introduces one or more distinct advantages.

The ideal agent is not yet found, but based on the wide application of Ketalar in poor risk, cardiac, and pediatric patients, tempted us to use it in the geriatric age group. We realize only too well that our experience is very limited and that we are in no place as yet to dogmatize, so whatever conclusions we have reached with Ketalar may have to be assessed in the future.

Method

We selected patients scheduled for elective orthopedic surgery, who were between the ages of 70 and 95 with an average of 76,6 years. Their physical and mental status was carefully evaluated. We divided them in two groups,

---

* A preliminary report about this paper was presented at the international meeting on "Anaesthesie vigile et subvigile" held in Ostende on April 16, 1969.

for 2 different techniques were used. It is well established that the choice of premedication is of primary importance in elderly patients and individual judgement is the best guide. Knowing the effects of Ketalar on the cardiovascular system, such as moderate hypertension and tachycardia, we used Dehydrobenzperidol (Droperidol) as the premedicating agent of choice. The Droperidol, a neuroleptic drug, produces a state of mental detachment and indifference to surroundings with little but beneficial effect upon the cardiovascular system and without depressive action upon the respiratory system. The cardiovascular effect is manifested by a moderate bradycardia and peripheral vasodilatation. Instead of the very unpredictable i.m. route we adopted the i.v. administration of Droperidol in 2,5 mg (1 ml) doses. Belladonna compound either for its vagolytic or for its drying action was not used routinely.

The monitoring consisted of blood pressure, pulse rate measurement and electrocardiographic recording of the cardiac activity.

Prior to the induction 3–5 min of oxygenation was carried out.

First Technique

The 15 patients in this series had an average weight of 51,3 kg. The induction dose of Ketalar was 2 mg/kg injected i.v. slowly over a period of 90–120 sec. After further 1 min oxygenation 1 mg/kg succinylcholine was injected i.v. and routine intubation performed. Ventilation was controlled with the Engström respirator using the nomogramm as the guide of the normal ventilation. The gas mixture consisted of 50% Oxygen and 50% air. For the tolerance of the endotracheal tube a non-depolarizing agent, in our cases Alloferine, was used.

15 min after the initial dose of Ketalar the second dose of 2 mg/kg was injected i.v. followed by doses of 2 mg/kg every 20–25 min. The last dose was only 1 mg/kg and was sufficient to close the muscles and the skin. When swallowing motion was observed additional small doses of Alloferine were given.

The average operative time was: 123 min.
The lowest total Ketalar dose was: 450 mg.
The highest total Ketalar dose was: 850 mg.
The average dose was: 740 mg.

Second Technique

The 20 patients in this group had an average weight of 66 kg. The induction was carried out with a continuous drip method, using the following mixture:

500 ml 10% Glucose,
500 mg Ketalar.

While oxygenating the patients the drip was started with a rate of 60–80 drops a minute. Usually after 2–3 min the patient were ready to be intubated under succinylcholine relaxation. Ventilation was again controlled with the Engström respirator with 50% oxygen and 50% air mixture. Alloferine was used as in the first technique. The maintenance of the analgesia was assured by the continuous infusion of the Ketalar in a rate of 10 to 20 drops a minute. 30 min before the end of the operation the drip was discontinued.

The average operating time was: 126 min.
The lowest total Ketalar dose was: 400 mg.
The highest total Ketalar dose was: 800 mg.
The average dose was: 633 mg.

At the end of the procedures in both series, decurarization was carried out utilizing the usual dose of atropine and Prostigmine.

The postoperative assessment included the routine control of all vital parameters and questioning of the patients after 24 hours.

Discussion

Because of the great variation in the extent of response of the geriatric patient to all drugs, careful attention should be paid to the type of anaesthetic agent, so that best effect will be achieved with a minimum of risk.

Ketalar, as the sole anaesthetic agent, seemed to fulfill the mentioned requirements.

In the literature concerning the Ketalar the two major contraindications are hypertension and cardiac decompensation. It is well known that in the geriatric age group these two diseases are quite common and would definitely contraindicate the use of Ketalar. All authors agree that moderate hypertension and tachycardia follows the i.v. injection of Ketalar. To avoid these possible harmful effects the premedication with Droperidol played a protective role and, coupled with the slow first injection of Ketalar, it assured satisfactory cardiovascular stability. It is interesting to note, that the greater the initial hypertension of the patients was the less significant was the increase following the injection of Ketalar. 40% of the hypertensive patients developed bradycardia necessitating the i.v. administration of atropine. The remaining 60% had a moderate increase in their pulse rate as it was expected. Under continuous ECG monitoring during the induction and intubation, we have not seen arrythmias, described with the use of other i.v. or inhalational agents. The single, successive doses never altered either the blood pressure or the pulse rate, provided they were given before the previous dose was completely eliminated. The best guide of the elimination was the slight rise of the blood pressure and pulse rate indicating the weakening analgetic effect of Ketalar.

The continuous drip method had the same effect on the blood pressure and pulse rate as the single dose technique induction. The difference and its advantage was seen during the operative procedure. We recommend the second technique for the following reasons:

1. the continuous drip method assured an even blood level of Ketalar and therefore even analgesia,
2. the total dose of Ketalar could be decreased,
3. the recovery time was shortened.

The excellent deep analgesia associated with the cataleptic type dissociation and the complete amnesia provided by the Ketalar, permitted us to use oxygen and air mixture for the ventilation. We believe that the combination of Ketalar with either Nitrous Oxide or Halothane is unnecessary for it would only prolong the time of recovery and would not contribute to the safety of the technique. The only gain, the smaller dose of Ketalar used, would be counterbalanced by the pharmacological effects, sometimes undesirable, of the other agents used. Even the most painful surgical stimulations – if Ketalar was given in sufficient doses – did not alter the cardiovascular stability. This lack of sympathetic response to trauma and pain is characteristic of the Ketalar anaesthesia.

The adjunct of succinylcholine to facilitate intubation or the use of a non-depolarizing agent to achieve longer lasting muscular relaxation was perfectly compatible with Ketalar. Only gallamine is contraindicated for its known vagolytic property. Decurarization, carried out in the usual manner, did not cause any problem. The orthopedic surgical procedures performed were all major interventions necessitating, at least in our opinion, intubation and monitored, controlled respiration.

The much criticized postoperative period, in non-alcoholic patients, was uneventful, provided the patients were undisturbed. The awakening period in the first series was characterized by a gradual, rather slow (15–20 min) emergence, interrupted by short periods of typical re-anaesthetization symptoms (Fig. 1).

With the continuous drip method, the awakening period was much shorter and patients were able to execute orders after 5–8 min following extubation. No patients had any memory of the surgical procedures. In this elderly age group very few patients had dreams but none of them of the hallucination type. Nausea, vomiting was not observed and we attributed this fact to the premedication with Droperidol. Complete recovery with ability to focus the eyes and resume preoperative mental alertness took 1 to 2 hours. In few cases diplopia lasted as long as 4 hours.

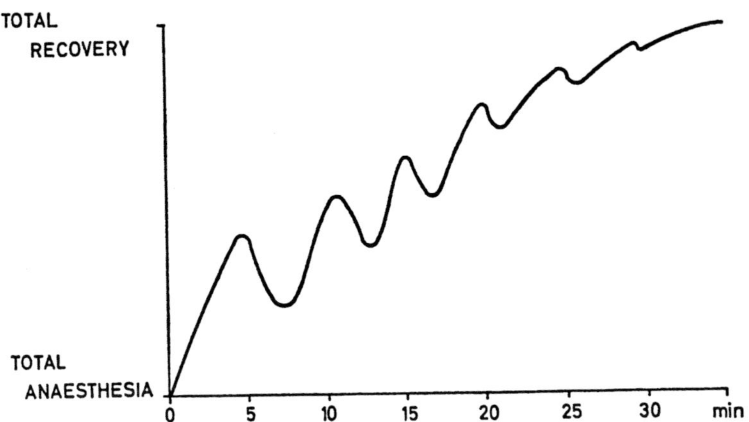

Fig. 1. Awakening period characterized by a gradual, rather slow emergence interrupted by short periods of typical re-anaesthetization symptoms

In our series of 35 cases there was 1 mortality 8 hours after anaesthesia. The Patient developed, after an uneventful operative course, acute cardiac decompensation 7 hours following the anaesthesia.

Summary

The described techniques, with Ketalar as the sole anaesthetic agent, combined with intubation and controlled respiration, are proved to be useful and safe in the anaesthetic management of poor risk geriatric patients. The continuous drip method offers an unquestionable advantage over the single dose technique. The selective action of Ketalar with the shown desirable effects that far outweigh its questionable undesirable side effect, make it possible to obtain deep analgesia and ideal oxygenation. The occasional excessive vasopressor activity can be minimized by the premedication with Droperidol. The much criticized extrapyramidal activity or vivid dreaming, even described as hallucinations, were no problems in our series. We believe that Ketalar offers undeniable advantages over conventional anaesthetic agents and methods in geriatric orthopedic surgery.

Zusammenfassung

Die beschriebene Technik mit Ketalar als alleiniges Anaesthesiemittel, welches mit Intubation und kontrollierter Beatmung kombiniert wurde, erwies sich als nützliches und sicheres Anaesthesieverfahren bei geriatrischen Risikopatienten. Die Verabreichung in einer Dauertropfinfusion bietet gegenüber der einmaligen intravenösen Verabreichung zweifellos einen Vorteil. Bei der selektiven Wirkung von Ketalar, bei der die gewünschten die unerwünschten Nebenwirkungen bei weitem übertreffen, war die Erreichung einer tiefen Analgesie und idealen Sauerstoffsättigung möglich. Die gelegentliche exzessive vasopressorische Aktivität kann durch die Prämedikation mit Droperidol vermindert werden. Die häufig kritisierte extrapyramidale Aktivität oder die lebhaften Träume, die sogar als Halluzinationen beschrieben wurden, stellten in dieser Serie keine Probleme dar. Wir glauben, daß Ketalar gegenüber den konventionellen Anaesthesiemitteln und Methoden bei geriatrischen orthopädischen Eingriffen zweifellos Vorteile bietet.

References

1. ADRIANI, J.: Anesthesia for the aged and poor risk patient. J. Amer. Geriat. Soc. **5**, 952 (1957).
2. BETHUNE, ROBERT W. M.: Inhalation anesthesia in the aged. International Anesthesiology Clinics **3**, 1: 51 (1964).
3. BURNSTEIN, C. L., LO PINTO, F. J., NEWMAN, W.: Electrocardiographic studies during endotracheal intubation. I. Effects during usual routine technique. Anesthesiology **11**, 224 (1950).
4. — WOLOSHIN, G., NEWMAN, W.: Electrocardiographic studies during endotracheal intubation. II. Effects during general anesthesia with i.v. procaine. Anesthesiology **11**, 299 (1950).
5. CORSSEN, G., DOMINO, E. F.: Dissociative anesthesia: further pharmacologic studies and first clinical experience with the phencyclidine derivative Cl-581. Anesth. Analg. Curr. Res. **45**, 29, Jan.–Feb. 1966.
6. — et al.: Changing concepts in pain control during surgery: Dissociative anesthesia. A progress report. Submitted for publication to Anesth. Analg. Curr. Res. 3. 16. 68, **581**, 3.
7. DOWDY, ELIZABETH G., KAYA, K.: Studies of the mechanism of cardiovascular responses to Cl-581. Anesthesiology **29**, Sept.–Oct. 1968.
8. GLENN, F., MOORE, S. W., BEAL, J. M.: Surgery in the aged. New York: McGraw-Hill 1960.
9. HORTON, J.: Electrocardiographic findings during laryngoscopy and endotracheal intubation. Brit. J. Anaesth. **27**, 326 (1955).
10. KREUSCHER, H.: The behavior of the cardiovascular system under the influence of Cl-581. (German) Anesthesiologist **8**, Aug. 1967.
11. — GAUCH, H.: The effect of Phencyclidine derivative Ketamine (Cl-581) on the human cardiovascular system. (German) Anaesthetist **16**, 229 (1967).
12. LANGREHR, D. et al.: Anesthesia with 2-(o-Chlorophenyl)-2-Methylaminocyclohexanone-HCl (Cl-581): Report on First Findings in 500 cases. (German) (in Press).
13. LORHAN, P.H.: Geriatric Anesthesia. Springfield (Ill.): Charles C. Thomas, 1955.
14. PRICE, H. L., LINDE, H. W., JONES, R. E., BLACK, G. W., PRICE, M. L.: Sympatho-adrenal responses to general anesthesia in man and their relation to hemodynamics. Anesthesiology **20**, 563 (1959).
15. ROSNER, S., NEWMAN, W., BURSTEIN, C. L.: Electrocardiographic studies during endotracheal intubation. VI. Effects during anesthesia with thiopental sodium combined with muscle relaxant. Anesthesiology **14**, 591 (1953).
16. SZAPPANYOS, G. G., BEAUMANOIR, A., GEMPERLE, G., GEMPERLE, M., MORET, P.: The effect of Ketamine on the cardiovascular and central nervous system. Int. Symp. über Ketamine, 23.–24. Febr. 1968, Mainz.
17. VIRTUE, R. E. et al.: An anesthetic agent: 2-Orthochlorophenyl-2-Methylamino-Cyclohexanone HCl (CI-581). Anesthesiology **28**, 823 (1967).

Verhalten des Serumspiegels von Hexobarbital und Thiopental beim alten Patienten

M. Oduah

Institut für Anaesthesiologie im Klinikum Steglitz der Freien Universität Berlin (Direktor: Prof. Dr. E. Kolb). Psychiatrische und Neurologische Klinik und Poliklinik der Freien Universität Berlin. Institut für Neuropsychopharmakologie (Direktor: Prof. Dr. H. Coper)

In der Klinik ist es üblich, alten Menschen für eine Narkose geringere Barbituratdosen zu verabreichen als jüngeren. Diese Maßnahme beruht mehr auf Intuition und Erfahrung als auf experimentell belegten Erkenntnissen.

Die ursprüngliche Theorie Brodies, nach der die kurze Thiopentalwirkung auf ein schnelleres Absinken der Konzentration im Gehirn durch Aufnahme in das Körperfett zurückzuführen ist, wurde inzwischen von Block, Schechter und Roth erweitert, teilweise aber auch widerlegt.

Nach der derzeitigen Auffassung beruht die kurze Wirkung auf einer schnellen Umverteilung des Thiopentals von gut durchbluteten Organen in weniger gut durchblutete. Für die eigentliche Narkosephase ist die Aufnahme in das Körperfett praktisch ohne Bedeutung. Die Dauer der Thiopentalwirkung ist demnach weitgehend von den Kreislaufverhältnissen speziell der Hirndurchblutung abhängig, die bei alten Menschen geringer ist als bei jüngeren.

Diese Erkenntnisse machen jedoch noch nicht die Vorsichtsmaßnahme der geringeren Dosen bei alten Patienten verständlich, denn die verlängerte Kreislaufzeit kann sich nur auf die Narkosedauer auswirken.

In dieser Arbeit wird daher geprüft:

1a) Schlafen alte Menschen auf die gleiche Dosis Thiopental länger als jüngere?

b) Besteht eine Abhängigkeit zwischen Schlafdauer und Körpergewicht?

2a) Reagieren alte Patienten auf Thiopental empfindlicher als jüngere?

b) Läßt sich eine Beziehung zwischen Körpergewicht und Empfindlichkeit ableiten?

Eine Gruppe von 20 jungen Patienten wurde einer von 30 älteren gegenübergestellt (Durchschnittsalter der jungen 29,6 Jahre, der alten 63,9 Jahre). Alle erhielten eine standardisierte Menge Trapanal (4,5 mg/kg

Körpergewicht). Nach 3, 15, 60, 120 und 240 min wurden Blutproben in Heparinröhrchen gegeben und das im Blutplasma enthaltene Thiopental nach einer Methode von Brodie nach der Aufbereitung photometrisch bestimmt.

Zunächst wurde die Narkosedauer von Patienten gleichen Gewichts, aber unterschiedlichen Alters verglichen. Dazu wurden je 10 Patienten ausgewählt, die alle 4,5 mg Trapanal/kg i.v. erhielten. Als Kriterien des Erwachens galten das Ausführen kleiner Befehle und die Beantwortung gezielter Fragen. Die Gruppe der jungen Patienten schlief mit 3,9 ± 0,9 min signifikant kürzer als die der älteren mit 10 ± 4 min.

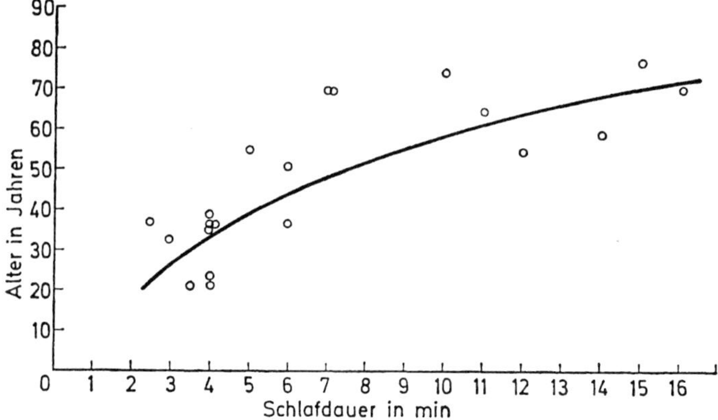

Abb. 1. Beziehungen zwischen Alter und Narkosedauer

Die Beziehung zwischen Narkosedauer und Lebensalter kommt noch deutlicher zum Ausdruck, wenn die Schlafzeit für jeden der 20 Patienten einzeln in ein Diagramm eingetragen wird (Abb. 1).

Eine Abhängigkeit zwischen Schlafdauer und Körpergewicht konnte nicht festgestellt werden. Patienten mit einem Körpergewicht bis zu 75 kg schliefen mit 7,1 min im Mittel genauso lange wie die über 75 kg schweren (7,1 min). Dabei war der Altersunterschied unbedeutend, während die Gewichtsdifferenz 28,9 kg betrug.

Die Frage nach der evtl. höheren Empfindlichkeit älterer Menschen wurde auf folgende Weise zu klären versucht: Nach Injektion von 4,5 mg Trapanal/kg wurden die Thiopentalkonzentrationen nach 3, 15, 60, 120 und 240 min im Blutplasma bestimmt.

Beim Dreiminutenwert liegt die Konzentration im Plasma alter Leute signifikant höher als bei jüngeren. Offenbar strömt das Thiopental bei den alten wesentlich langsamer ab als bei jüngeren Menschen, die Umverteilung ist später abgeschlossen.

Vom Fünfzehnminutenwert an ist halblogarithmisch aufgetragen (Abb. 2) bei beiden Gruppen ein linearer paralleler Abfall der Konzentration im Plasma zu sehen, d. h. die Elimination des Thiopentals erfolgt bei jungen und alten Patienten mit gleicher Geschwindigkeit.

Trägt man in Abbildung 2 die ermittelte mittlere Aufwachzeit für alt und jung auf der Ordinate ein und sucht die entsprechende Thiopentalkonzentration auf der Abszisse, so zeigt sich für die jüngere Gruppe ein höherer Wert als für die ältere (in 1 ml Plasma 7,8 bzw. 6,2). Dabei muß noch berücksichtigt werden, daß die Kurve der alten Patienten in ihrem

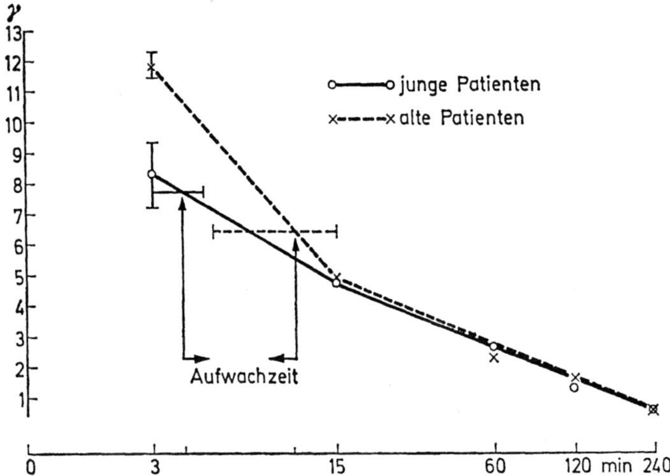

Abb. 2. Thiopentalkonzentrationen im Blut in Abhängigkeit von Zeit und Alter (Halblogarithmische Darstellung)

Anfangsteil sicher nicht linear, sondern hyperbelähnlich verläuft, so daß die Aufwachkonzentration also deutlich niedriger als bei jungen Menschen liegen wird.

Da für eine narkotische Wirkung eine ganz bestimmte Konzentrationshöhe im Blutplasma vorhanden sein muß, zu der die ZNS-Konzentration des Narkotikums in Relation steht, kann die bei alten Patienten gefundene eher geringere Aufwachkonzentration mit einer höheren Empfindlichkeit des alten Organismus erklärt werden.

Zwischen Körpergewicht und Empfindlichkeit besteht sicher kein Zusammenhang. Wenn man bei Patienten nahezu gleichen Alters 75 kg Körpergewicht als Grenzwert nimmt, läßt sich für die festgelegten 5 Zeitpunkte in der Thiopentalkonzentration kein Unterschied feststellen.

In einer weiteren Untersuchungsreihe haben wir bei gleicher Methodik und gleichen Vorbedingungen diese Fragestellungen auf das Evipan übertragen.

Die bisherigen Ergebnisse zeigen, daß die alten Patienten ebenfalls länger schlafen als die jungen (Abb. 3), die Schlafdauer mit $3{,}9 \pm 0{,}4$ min aber nur doppelt so lang ist als bei den jungen.

Die Messungen der Blutplasmakonzentrationen deuten auf eine gleich schnelle Metabolisierung in beiden Altersgruppen hin, wenn man wie beim Trapanal von einem Konzentrationsunterschied im Anfangsteil der Kurven absieht.

Bemerkenswert ist ferner, daß bereits nach 60 min nur noch geringe oder keine Evipanmengen im Blut nachzuweisen sind.

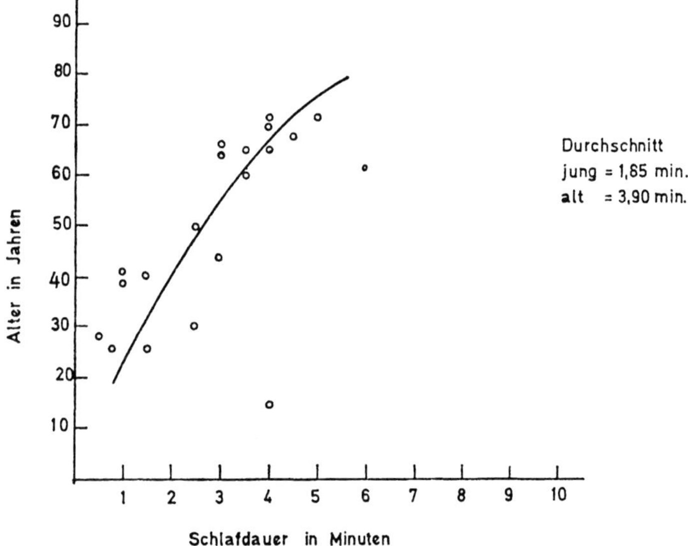

Abb. 3. Beziehungen zwischen Alter und Schlafdauer beim Evipan

Zusammenfassung

1. Alte Menschen schlafen bei einer standardisierten Barbituratdosis signifikant länger als jüngere.
2. Eine Beziehung zwischen Schlafdauer und Körpergewicht konnte nicht gefunden werden.
3. Alte Menschen reagieren empfindlicher auf Barbiturate, was durch eine längere Narkosedauer und eine eher geringere Plasmakonzentration beim Erwachen zum Ausdruck kommt.
4. Ein Zusammenhang zwischen Empfindlichkeit und Körpergewicht besteht nicht.

Summary

It has been shown that elderly patients sleep much longer than young patients after a standard dose of barbiturates. No relationship was found between duration of sleep and body weight.

Elderly patients are more sensitive to barbiturates, as shown by more prolonged narcosis with a constant dose/kg and somewhat lower plasma concentration at the time of awakening.

Literatur

1. Bender, D.: Exp. Geront. **1**, 237–247 (1965).
2. Bischoff, K. B., Brow, R. G.: Chem. Eng. Prog. Symp. Ser. **62**, 32 (1966).
3. Block, W., Ebigt, I.: Arzneimittel-Forsch. **7**, 572–576 (1957).
4. — — Arzneimittel-Forsch. **10**, 709–719 (1960).
5. — — Arzneimittel-Forsch. **11**, 59 (1961).
6. Brodie, B. B., Mark, L. C., Papper, E. M., Lief, P. A., Bernstein, E., Rovenstine, E. A.: J. Pharmacol. exp. Ther. **98**, 85–96 (1950).
7. Coper, H.: In: Kaiser, H.: Schlafstörungen im Alter und ihre Behandlung, Symp. am 19. März 1966 in Obersdorf. Stuttgart: G. Thieme Verlag, 1966.
8. Goldbaum, L. R., Smith, P. K.: J. Pharmacol. exp. Ther. **111**, 197 (1954).
9. Goldstein, A., Aronow, L.: J. Pharmacol. exp. Ther. **128**, 1–6 (1960).
10. Held, K., Gottstein, U.: In: Kaiser, H.: Schlafstörungen im Alter und ihre Behandlung. Symp. am 19. März 1966 in Obersdorf. Stuttgart: G. Thieme Verlag, 1966.
11. Kato, R., Vassanelli, P.: Biochem. Pharmacol. **13**, 1037–1051 (1964).
12. Price, H. L.: Anesthesiology **21**, 40–45 (1960).
13. Schechter, P. J., Roth, L.: J. Pharmacol. exp. Ther. **158**, 164–173 (1967)

L'hyperventilation sous anesthésie générale chez le vieillard

K. Rifat et **H. Ernst**

Département d'anesthésiologie des cliniques universitaires, (médecin-chef: Dr. M. Gemperle P. D.) Hôpital cantonal de Genève

La pathologie du vieillard diffère de celle de l'adulte jeune et à côté des phénomènes de la sénescence nous devons tenir compte de la pathologie cumulée des âges antérieurs. Les atteintes de l'appareil respiratoire sont parmi les plus fréquentes et la fonction pulmonaire est souvent réduite par un emphysème, des symphyses pleurales, une rigidité thoracique ou par une dilatation bronchique, conséquence de bronchite chronique [10, 16].

La diminution de la fonction respiratoire chez le vieillard est le plus souvent du type mixte restrictif et obstructif; si l'hématose est presque correcte au repos, elle peut être insuffisante après l'effort ou au cours d'une ventilation artificielle non adaptée, à cause des troubles de la diffusion alvéolocapillaire, dus essentiellement aux perturbations du rapport ventilation/perfusion [11, 20].

Le but de ce travail est d'étudier les modifications des gaz du sang au cours d'une hyperventilation progressive chez le vieillard anesthésié et ventilé artificiellement.

Méthode

Pour éviter un effet direct de l'acte opératoire sur la ventilation ou l'hémodynamique du malade, nous avons choisi pour notre étude 12 malades âgés de 65 à 91 ans, hospitalisés à la suite d'une fracture du col du fémur et devant subir une ostéosynthèse.

Les différents examens préopératoires cliniques et paracliniques n'ont mis en évidence aucune affection aigüe hormis un certain état pathologique chronique admis pour l'âge avancé. Par ailleurs, une physiothérapie respiratoire intense est entreprise dès l'admission du malade, par une équipe qualifiée, afin d'éviter toute complication bronchopulmonaire liée au décubitus prolongé [12].

Le malade ainsi investigué et préparé, reçoit une heure avant l'anesthésie une prémédication composée de 0,5–1 cc de Thalamonal et 0,25–0,5 mg d'Atropine.

L'induction de l'anesthésie se fait avec 50–150 mg d'Epontol i.v. et l'intubation endotrachéale est réalisée après injection de 25 à 50 mg de Celocurine i.v.

Après cette induction rapide, commence la neuroleptanalgésie: injection intraveineuse de 5 à 10 mg d'Inapsin et 0,2 à 0,4 mg de Fentanyl. Les doses de répétition de Fentanyl sont de 0,05 mg et le relâchement musculaire est obtenu par une première injection de 5 à 10 mg d'Alloférine, renouvelée à la demande. Les malades sont ventilés avec le respirateur d'ENGSTRÖM: fréquence de 16/min, ventilation initiale en moyenne de 6,2 l/min et un mélange gazeux de 50% O_2–50% N_2O.

La variation progressive de la ventilation se fait par augmentation successive du volume courant, alors que la fréquence de 16/min, le mélange gazeux inspiré (50% d'O_2, 50% N_2O), avec contrôle de la PIO_2 avant chaque prise de sang, étaient maintenus constants. Chaque augmentation de la ventilation était de 10% supérieure à la précédente et les prises de sang pour l'analyse étaient faites 15 min après chaque augmentation.

Les échantillons de sang veineux sont prélevés à la veine cave supérieure, à travers un gros cathéter introduit par la veine basilique, et le sang artériel est prelevé par ponction permanente de l'artère radiale à l'aide d'une aiguille épicrânienne.

Les prélévements de sang et les analyses ont été effectués pour tous les cas par la même personne, d'une façon étanche, dans des seringues identiques et héparinisées avec la même quantité d'héparine; la quantité de sang prélevé, 2 cc suffisait pour faire deux analyses lesquelles étaient pratiquées immédiatement après la prise de sang avec l'appareillage réglé à la température du malade.

Les Ph, PO_2 et PCO_2 ont été mesurés sur un pH-mètre PHM 27 et moniteur des gaz PHA 927 de la maison Radiometer avec électrodes pour pH, PO_2 et PCO_2. L'étalonnage de l'appareil s'est fait avant chaque analyse pour le pH avec des solutions tampons de précision de la maison Radiometer, pour la PCO_2 avec deux gaz de précision étalonnés au Scholander et pour la PO_2 avec l'azote (N_2 pur) et l'air atmosphérique. La température oesophagienne, la pression endotrachéale moyenne, la ventilation/min, la tension artérielle, le rythme cardiaque et la courbe de l'ECG sont enregistrés d'une façon permanente au cours de l'expérimentation.

Résultats

La figure 1 montre l'évolution des PaO_2 et PvO_2 chez un de nos malades au cours de l'hyperventilation progressive, et représente l'exemple type de ce que nous avons observé chez presque tous nos sujets.

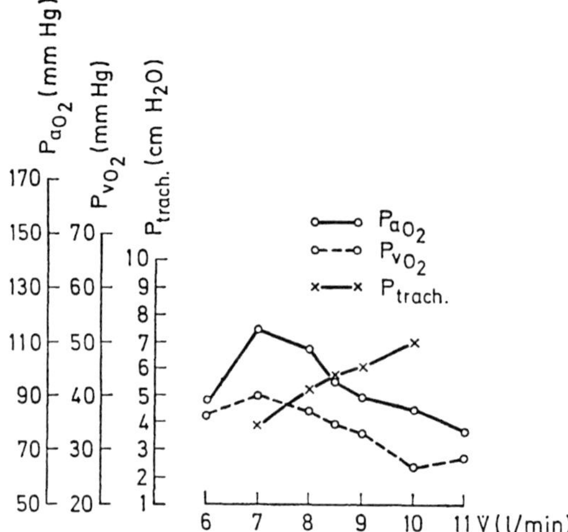

Fig. 1. Evolution de la Pa_{O_2}, de la Pv_{O_2} et de la pression endotrachéale moyenne chez un de nos sujets

Les courbes des valeurs moyennes, avec les déviations standard de la PaO_2 et de la PvO_2, obtenues au cours de l'hyperventilation pour l'ensemble de nos cas, sont représentées respectivement aux figure 2 et figure 3.

On remarquera que malgré des valeurs moyennes élevées, la diminution des PO_2 artérielle et veineuse est significative, car il faut tenir compte que le mélange gazeux inspiré contenait 50% d'O_2 avec une PIO_2, contrôlée

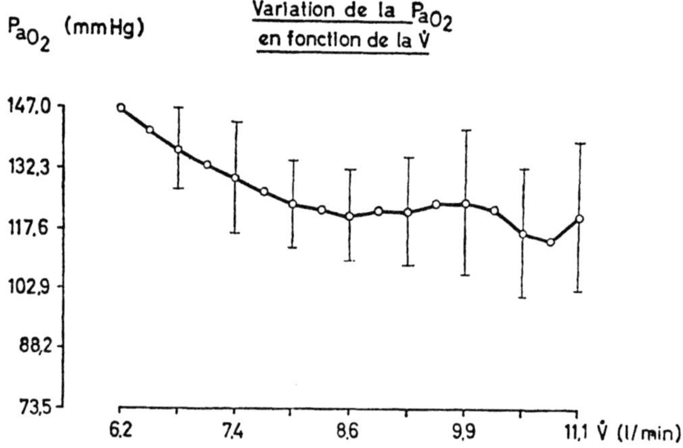

Fig. 2. Représentation des valeurs moyennes $\bar{X}$ de la Pa_{O_2} avec les déviations standard

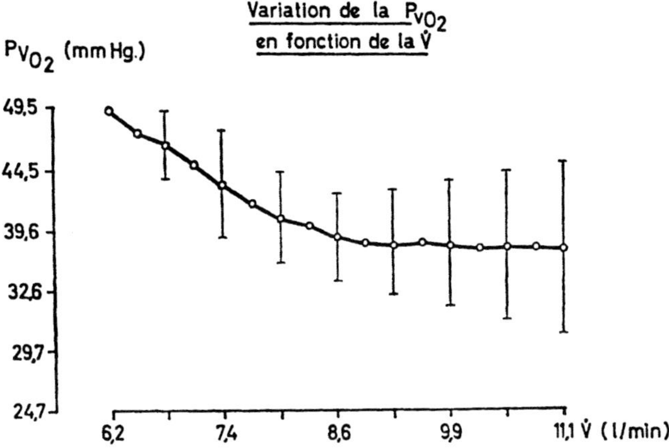

Fig. 3. Représentation des valeurs moyennes $\overline{X}$ de la Pv_{O_2} avec les déviations standard

avant chaque prise de sang, de 375 ($\pm$25) mmHg et que d'autre part la valeur moyenne de la PaO_2 est diminuée de 22% et celle de la PvO_2 de 23%.

La diminution des valeurs moyennes de la $PaCO_2$ (fig. 4) en fonction de la ventilation est assez marquée et graduelle alors que pour la $PvCO_2$ (fig. 5) elle est moins importante et qu'au delà d'une ventilation de 9 l/min les valeurs moyennes restent en plateau.

Enfin la courbe de la pression endotrachéale moyenne (fig. 6) présente une augmentation progressive constante en relation avec l'augmentation de la ventilation.

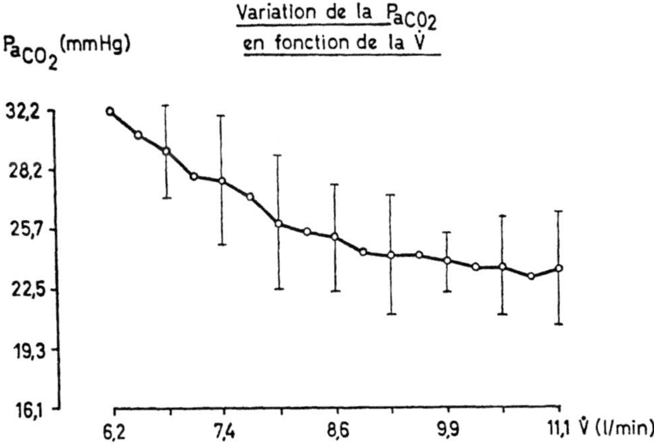

Fig. 4. Evolution des valeurs moyennes $\overline{X}$ de la Pa_{CO_2} au cours de l'hyperventilation progressive

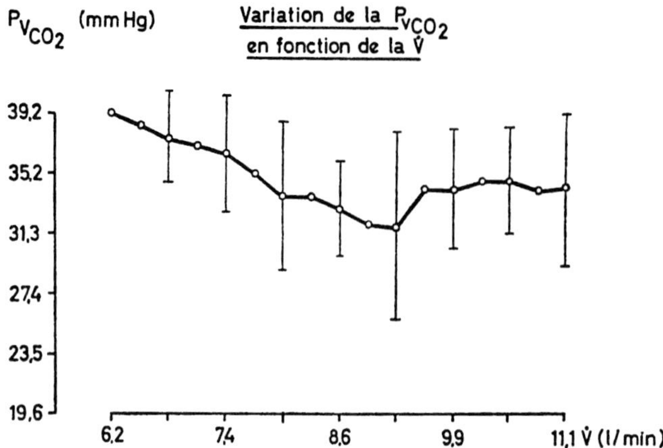

Fig. 5. Evolution des valeurs moyennes. $\overline{X}$ de la $P_{V_{CO_2}}$ au cours de l'hyperventilation progressive

Nous devons encore signaler qu'au cours de l'expérimentation nous n'avons pas remarqué de changement significatif de l'ECG, de la tension artérielle et du rythme cardiaque, sauf chez un malade de 81 ans qui a présenté après 10 min de ventilation à 9,3 l/min une chute de la T.A. de

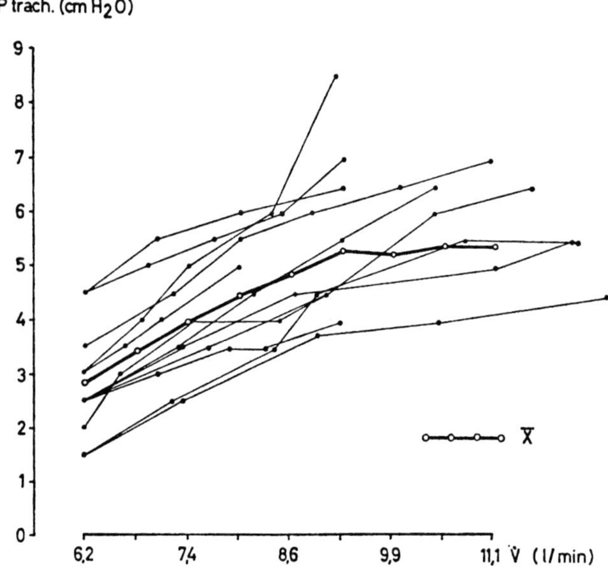

Fig. 6. Courbe moyenne $\overline{X}$ de la pression endotrachéale après augmentations successive de la $\dot{V}$

50 mmHg et une bradycardie à 50/min avec une vasoconstriction périphérique. Avec le retour à une ventilation de 6,6 l/min, le malade a retrouvé après 10 min ses valeurs initiales, TA 14/10, P 70/min.

Quant au pH, il a montré une alcalose chez tous les malades sans exception, atteignant une valeur moyenne de 7,58 pour une ventilation moyenne de 11 l/min.

Discussion

Il est bien connu que le rapport ventilation/perfusion pulmonaire est d'une importance capitale dans les échanges gazeux [3, 4, 20] et que tout écart de ce rapport $\dot{V}/\dot{Q}$ entraîne des perturbations. C'est la principale cause des hypoxies artérielles rencontrées chez les malades atteints d'insuffisance cardio-respiratoire [11].

L'augmentation de l'espace mort physiologique (V_D) et la contamination veineuse (Shunt) sont les deux facteurs principaux de perturbation du rapport $\dot{V}/\dot{Q}$ [5, 9, 19]. Toute atteinte étendue des poumons peut aboutir à des inégalités de ventilation, avec augmentation de l'espace mort physiologique et en particulier lors de maladies obstructives chroniques telles que la bronchite chronique et l'emphysème qu'on rencontre d'une façon courante chez le vieillard [1, 8, 20].

Au vu de nos résultats, la principale constatation est la diminution de la PaO_2 et de la PvO_2. En effet les valeurs moyennes que nous avons enregistrées, au cours de l'hyperventilation progressive, bien que restant hautes à cause du pourcentage élevé d'O_2 (50%) dans le mélange gazeux inspiré, ont montré une baisse significative de la PaO_2, puisque la diminution était en moyenne de 22% pour la PaO_2 et de 23% pour la PvO_2.

Un des facteurs responsables de cette baisse de la PO_2 est l'augmentation progressive de l'espace mort physiologique et du rapport V_D/V_T. En effet comme cela a été suggéré par Thornton [18] et démontré par Askrog [2] au cours d'une ventilation artificielle prolongée, on assiste à une augmentation progressive de l'espace mort physiologique. Nous pensons que cette augmentation est plus importante chez le vieillard emphysémateux et bronchitique, ventilé avec une pression alvéolaire élevée, comme nous l'avons obtenne par augmentation progressive du volume courant.

D'autre part, l'abaissement de la PCO_2 et l'augmentation de la pression intrathoracique au cours d'une hyperventilation ont une influence directe sur l'hémodynamique [13, 14], comme cela a été démontré aussi bien chez l'homme que sur le chien [6, 7, 17]. Les principaux effets sont une réduction du débit cardiaque, une augmentation de la pression dans la circulation droite et une inégalité de perfusion dans les différents territoires pulmonaires.

Ces éléments de perturbation hémodynamique ont été produits chez nos sujets par l'hyperventilation progressive, et les courbes des valeurs moyennes de la PCO_2 et de la pression endotrachéale moyenne le confirment. En effet l'hyperventilation pratiquée a abaissé les valeurs moyennes de la $PaCO_2$ jusqu'à 23 mmHg, ce qui représente une diminution de 28% par rapport à la valeur initiale. Quant à l'augmentation de la pression moyenne endotrachéale, elle a été pratiquement proportionnelle à celle du volume courant.

Ces deux autres facteurs représentent certainement une autre cause importante de perturbation dans les échanges gazeux [15] et sont pour une bonne part responsables de l'hypoxie relative constatée au cours de notre expérimentation.

Tous ces facteurs se sont trouvés réunis chez nos malades qui étaient âgés et soumis à l'hyperventilation, mais il est difficile de faire la part de chacun. Cependant, on peut dire que les résultats de notre étude confirment la perturbation que peut créer l'hyperventilation sur le rapport perfusion/ventilation, avec comme conséquence essentielle une diminution de la PO_2, et démontrent l'effet néfaste que peut avoir chez le vieillard l'hyperventilation.

Zusammenfassung

Bei 12 Patienten im Alter von 65–91 Jahren, die alle eine Fraktur des Femurhalses erlitten hatten, wurde eine progressive per-operative Hyperventilation durchgeführt und das Verhalten der Blutgase untersucht. Die progressive Zunahme der Ventilation wurde durch sukzessive Erhöhung des Atemzugvolumens erreicht, wobei die Atemfrequenz und die Zusammensetzung der Inspirationsluft (50% O_2/50% N_2O) konstant gehalten wurden. Die beobachtete Abnahme der mittleren arteriellen bzw. venösen PO_2- und PCO_2-Werte ist signifikant. Die Zunahme des physiologischen Totraumes, der „shunt"-effekt und die durch die Hyperventilation hervorgerufenen hämodynamischen Störungen sind die wichtigsten Faktoren für die beobachtete PO_2-Abnahme.

Summary

Twelve patients between the ages of 65 and 91 years who had fractured the neck of the femur, were subjected to progressive hyperventilation during surgery, in order to evaluate repercussions on the measured blood-gas parameters. The progressive increase in ventilation was achieved by successive augmentation of the tidal volume while maintaining constant both breathing frequency and inspired gas mixture (50% O_2/50% N_2O). The observed decrease in the mean arterial and venous PO_2 and PCO_2 was statistically significant. Augmentation of the physiological dead space, the "shunt" effect and haemodynamic changes due to the hyperventilation were the main factors causing the observed PO_2 decline.

Bibliographie

1. ALROY, C., BRUNDEMANN, I., KOTEV, S., ALDADJEMOFF, I., MAGORA, R.: Respiratory studies associated with general anaesthesia and controlled ventilation in elderly patients. Acta anaesth. scand. suppl. **XXIII**, 203 (1966).
2. ASKROG, V., PENDER, J., SMITH, W., ECKENHOFF, J. E.: Changes in respitatory dead-space during halothane, cyclopropane and nitrous-oxide anaesthesia. Anaesthesiologie **25**, 342 (1964).
3. BEADIXEN, H. H., HEDLEY-WHYTE, LAVER, M. B.: Impaired oxygenation in surgical patients during general anaesthesia with controlled ventilation. A concept of atelectasis. New Engl. J. Med. **269**, 991–996 (1963).
4. COMROE, J. H.: Physiologie de la respiration. Paris: Masson 1967.
5. COWWAY, C. M., PAYNE, J. P.: Hypoxaemia associated with anaesthesia and controlled respiration. Lancet **1**, 12 (1964).
6. GEMFERLE, M., HATAM, Y., ERNST, H.: Anaesthesie beim alten Patienten. Helv. chir. Acta **36**, 205–211 (1969).
7. KONTOS, H. A., MAUCK, H. P., RICHARDSON, D. W., PATTERSON, J. L.: Circulatory responces to hypocapnia in the anaesthetized dog. Am. J. Physiol. **208**, 139–143 (1965).
8. LEONARDO, MARTINEZ, R., NORLAWDER, O. P.: Arterial oxygen tension during nitrous-oxide-oxygen-halothane anaesthesia in patients with cardiovascular and pulmonary disease. Acta anaesth. scand. **11**, 353–370 (1967).
9. NUNN, J. F., BREGMANN, N. A., COLEMAN, A. J.: Factors influensing the arterial oxygen tension during anaesthesia with artificial ventilation. Brit. J. Anaesth. **37**, 898–914 (1965).
10. PATTAY, J.: La chirurgie chez le sujet âgé. Schweiz. med. Wschr. **46**, 1454 (1962).
11. PERRET, C.: L'insuffisance respiratoire. Doc. Geigy, Acta clin., **6** (1966).
12. PLANQUES, M.: Anesthésie-Réanimation chez le sujet âgé en chirurgie orthopédique et traumatologie. Toulouse: Thèse Méd. 1967.
13. PRYS-ROBERTS, C., KELMAN, G. R., GREENBAUM, R.: The influence of circulatory factors on arterial oxygenation during anaesthesia in man. Anaesthesia **22**, 257–275 (1967).
14. — — — KAIN, M. L., BAY, J.: Hemodynamics and alveolar-arterial Po_2 differences at varying Pa_{CO_2} in anaesthetized man. J. appl. Physiol. **25**, 80–87 (1968).
15. — — — ROBINSON, R. H.: Circulatory influences of artificial ventilation during nitrous oxide anaesthesia in man. II. Results: the relative influence of mean intrathoracic pressure and arterial carbon dioxide tension. Brit. J. Anaesth. **39**, 533–548 (1967).
16. RUDLER, J. C., CARA, M., PATTAY, J., ANGLES, CL.: L'insuffisance respiratoire en chirurgie. XXXIIe congres français méd., Lausanne. Paris: Masson 1959.
17. THEYE, R. A., MILDE, J. H., MICHENFELDER, J. D.: Effect of hypocapnia on cardiac output during anaesthesia. Anesthesiology **27**, 778–782 (1966).
18. THORNTON, J. A.: Physiological deadspace. Anaesthesia **15**, 381 (1960).
19. SYKES, M. K., YOUNG, W. E., ROBINSON, B. E.: Oxygenation during anaesthesia with controlled ventilation. Brit. J. Anaesth. **37**, 314 (1965).
20. WEST, J.: Les problèmes de physiopathologie pulmonaire en rapport avec la ventilation artificielle. Ann. Anesth. franç., VIII, special 2, 1967.

Prä- und postoperative intermittierende assistierte Spontanatmung — eine Methode zur Verhütung und Behandlung der inkompletten respiratorischen Insuffizienz nach Eingriffen im höheren Lebensalter

J. B. Brückner, J. W. Gethmann, G. Haldemann und **Ch. Schmitz-Wirsig**

Institut für Anaesthesiologie der Freien Universität Berlin – Klinikum Westend
(Direktor: Prof. Dr. H.-J. Eberlein)

Während das Risiko einer Anaesthesie im Senium durch die Verbesserung der Narkosetechnik und der Überwachungsmöglichkeiten geringer geworden ist, stellt die postoperative respiratorische Insuffizienz im höheren Lebensalter immer noch eine schwere, mit einer hohen Mortalität belastete Komplikation dar. Bei jüngeren Patienten kann eine postoperative Ateminsuffizienz heute mit gutem Erfolg durch Dauerbeatmung überbrückt werden. Im Senium dagegen ist eine solche Therapie, auch in gut ausgerüsteten Zentren, immer noch ein nur selten erfolgreicher Behandlungsversuch. Bei diesen Patienten ist die Komplikationsrate der Dauerbeatmung wesentlich höher, und sie sind nur schwer wieder vom Respirator zu entwöhnen.

Steigende Operationsfrequenz und die chronische Überlastung des Personals der Intensivpflegestationen zwingen weiterhin nach Methoden zu suchen, die es gestatten, die kritische frühe postoperative Phase, die bei alten Menschen häufig eine latente respiratorische Insuffizienz manifest werden läßt, besser zu überbrücken.

Neben den üblichen postoperativen Maßnahmen, wie Atemgymnastik, frühe Mobilisierung, die Anwendung von Totraum-Vergrößerern, Sauerstoffapplikation und Inhalationen, sollte die Methode der intermittierenden assistierten Spontanatmung einen festen Platz in der Therapie finden [1–5]. Nur diese Maßnahme gestattet gleichzeitig eine intermittierende Blähung der Lungen, die Zufuhr von Sauerstoff und bei eingetretenen pathologischen Lungenveränderungen eine lokale medikamentöse Therapie.

Vier Gruppen von Patienten bilden eine Indikation für die intermittierende assistierte Spontanatmung:

1. Patienten, die durch das Vorhandensein von Faktoren, wie Emphysem, längere Inaktivität, ausgedehnte chirurgische Maßnahmen u. a., zur Entwicklung einer postoperativen respiratorischen Insuffizienz prädestiniert sind [1, 3].

2. Patienten, bei denen bereits eine leichte bis mittelschwere respiratorische Insuffizienz vorhanden ist, aber günstige Faktoren, wie geringes Trauma, leichte Aspiration, jugendliches Alter, voraussehbarer glatter Heilverlauf, eine Dauerbeatmung noch nicht indizieren.

3. Patienten, die älter als 60 Jahre sind. Bei dieser Patientengruppe muß auch nach mittelschweren Eingriffen, schon bei kurzer Immobilität und der häufig anzutreffenden Emphysembronchitis, mit dem Auftreten einer postoperativen respiratorischen Störung gerechnet werden.

4. Patienten, die längere Zeit wegen einer respiratorischen Insuffizienz dauerbeatmet wurden und bei denen eine Entwöhnung vom Respirator angestrebt wird.

Wir verwenden für die intermittierende assistierte Spontanatmung als Respiratoren sowohl den Bird Mark 7 oder 8, wie den Dräger Assistor. Beide Geräte haben ähnliche Eigenschaften. Für den Assistor gilt aber, daß der verwendete Vernebler die universelle Verwendung des Respirators einschränkt. Das günstige Teilchenspektrum des Bird-Verneblers gestattet eine ausreichende Benetzung bis in die Bronchiolen. Es ist wichtig, sowohl den Patienten als auch das medizinische Hilfspersonal eindringlich auf die Gefahr der Respiratorbenutzung ohne funktionierenden Vernebler hinzuweisen.

Tabelle 1. *Nebulisation : Intermittierende assistierte Spontanatmung*

I. Basislösung
- a) 20 % Äthylalkohol
- b) 0,9 % NaCl

II. Adjuvantien
- a) Micronephrin 1:1000 oder
- b) Adrenalin 1:1000
- c) Alupent
- d) Mukolytikum-Lappe 1:5

Die Tabelle 1 gibt eine Zusammenstellung der zur Verneblung verwendeten Substanzen. Als mukolytische Basislösung verwenden wir 20%igen Äthylalkohol. Diese Substanz ist billig, hat keine Nebenwirkungen auf die Bronchialschleimhaut und hat sich als optimales Mukolyticum bei uns bewährt. Alternativ vernebeln wir, z. B. bei Patienten mit Erkrankungen der Leber, physiologische Kochsalzlösung. Diesen beiden Basislösungen werden bei Bedarf verschiedene Adjuvantien zugefügt. Zur Verminderung des mukösen und submukösen Bronchialödems werden Micronephrin oder Adrenalin verwendet (5 Tropfen 1:1000). Meist wird dadurch auch eine vorhandene Spastik in der glatten Muskulatur der terminalen Bronchiolen aufgehoben. Gelingt dies nicht, so vernebeln wir 0,1–0,2 mg Alupent. Nach Alupent können gelegentlich unangenehme Tachykardien auftreten. Antibiotika werden nicht vernebelt, diese Substanzen sollten intravenös gegeben werden.

Tabelle 2. *Vorgehen: Intermittierende assistierte Spontanatmung*

1. Präoperative Untersuchung
   (Röntgen-Pulmo, EKG, Lungenfunktion, u. a.)
2. Präoperatives Training
   a) 1–2 Tage 2–4mal/die (Indikationsgruppe 1, 3)
   b) 5 Tage und länger, 1–2 stündlich (Indikationsgruppe 2)
3. Postoperativ
   a) 1–3 Tage bei komplikationslosem Verlauf
   b) 3 Tage und länger, Indikationsgruppe 3, $^1/_2$–2stündlich, nachts 2–4stündlich.

Tabelle 2 zeigt im Schema, wie die intermittierende assistierte Spontanatmung durchgeführt wird. Bei Patienten, die über 60 Jahre alt sind (vorwiegend Patienten der Urologischen Universitätsklinik) wird möglichst immer eine gründliche präoperative Untersuchung durchgeführt, die Lungenfunktionsprüfungen, ein Belastungs-EKG und arterielle Blutgasanalysen enthalten soll. Danach erhält der Patient 1–2 Tage vor der Operation die Möglichkeit, mit dem Respirator zu üben. Bei allen Patienten mit eingeschränkter Lungenfunktion, spastischer Bronchitis und vor größeren Eingriffen werden zusätzlich Mukolytika und Bronchodilatatoren vernebelt und Intensität und Dauer des präoperativen Trainings vergrößert. Neben klinischen Kriterien werden zur Beurteilung des Behandlungserfolges Messungen der Atemfrequenz, des Atemzugvolumens und des exspiratorischen Peak flow verwendet. Patienten, die mit dem Respirator vertraut sind, können sich postoperativ unmittelbar nach dem Abklingen der Anaesthesie in Abständen von 30 min bis 2 Std assistiert ventilieren. Sedativa und Analgetika sollten bei diesen Patienten nur sparsam gegeben werden. In Zusammenarbeit mit den Physiotherapeuten werden in Abhängigkeit vom Lungenbefund die zur Verneblung erforderlichen Medikamente festgelegt. Die Behandlung sollte auch nachts nicht unterbrochen werden. Um in den Therapiepausen entstandene Mikroatelektasen wieder auszudehnen, weisen wir die Patienten an, sich möglichst mit langsamem flow und hohem Atemzugvolumen zu ventilieren.

Inzwischen überblicken wir 140 Patienten, die entweder prä- und postoperativ, nur postoperativ oder im Anschluß an eine Dauerbeatmung mit intermittierender assistierter Spontanatmung behandelt wurden. 27 dieser

Tabelle 3. *Vergleich der arteriellen Sauerstoffsättigung zu Beginn und am letzten Tage der intermittierenden assistierten Spontanatmung bei 14 Patienten (1 = Patient wurde am 2. Tag dauerbeatmet; 2 = Patienten nach Dauerbeatmung)*

Nr.	Alter	SO_2% Anfang	SO_2% Ende	ΔSO_2%	Tage IAR	Diagnose
1	76	84,0	91,0	+ 7,0	8	Prostatectomie
2	63	91,5	92,5	+ 1,0	3	Appendectomie, Pneumonie
3	60	88,0	92,0	+ 4,0	3	incarc. Schenkelhernie
4	63	92,0	90,0	− 2,0	2	Struma, Emphysembronchitis
5	61	86,0	90,0	+ 4,0	7	Ileus
6	68	94,0	90,5	− 3,5	3	Rippenfraktur
7	64	91,0	94,0	+ 3,0	3	OL-Resektion li
8	78	86,0	91,0	+ 5,0	4	Probelaparotomie
9	85	88,0	90,0	+ 2,0	2	Schenkelhalsfraktur
10	63	86,0	92,0	+ 6,0	7	Ulcus duodeni perf.
11	83	84,0	91,0	+ 7,0	2	Rippenfraktur 1–7 re [1]
12	63	88,0	89,0	+ 1,0	7	Bronchopneumonie [2]
13	62	85,0	89,5	+ 4,5	3	Cardiaresektion [2]
14	66	83,0	93,0	+ 10,0	8	Hemicolectomie Mitralvitium

Patienten waren über 60 Jahre alt. Die Tabelle 3 gibt einen Überblick über Altersverteilung und Diagnosen von 14 Patienten. Es werden die Dauer der Behandlung und die Werte der arteriellen Sauerstoffsättigung zu Beginn und am Ende der Therapie aufgeführt. Mit Ausnahme von 2 Patienten wurden unterschiedliche Verbesserungen der Sauerstoffsättigung, bis zu einem maximalen Anstieg von 10 Sättigungsprozenten gemessen. Obwohl die Sauerstoffsättigung des arteriellen Blutes nicht ausreicht, um eine globale Information über die eingetretenen Lungenveränderungen zu liefern, zeigen wir diese Tabelle trotzdem. Als einfache und schnell durchzuführende Übersichtsmethode ist die Messung mit dem AO-Oxymeter durchaus geeignet, um den Therapieerfolg grob zu beurteilen und Verschlechterungen der Oxygenierung des arteriellen Blutes frühzeitig zu erkennen. In Tabelle 4 wurden Messungen des arteriellen Sauerstoffgehaltes bei einem Kollektiv von 14 Patienten vor und nach einem mittelgroßen urologischen Eingriff (Prostatectomien) zusammengestellt. Bei fast allen Patienten war am ersten postoperativen Tage unter Spontanatmung eine Verminderung des arteriellen Sauerstoffgehaltes um durchschnittlich 1,2 Vol% gegenüber präoperativ zu beobachten, die aber überwiegend mit einer herabgesetzten Sauerstofftransportkapazität des Blutes zu begründen war. Bei einer $AVDO_2$ von 5 Vol% ist bei einem arteriellen Gehalt von 15 Vol% bereits die für eine Hypoxie kritische Grenze erreicht [3]. Fünf dieser untersuchten 14 Patienten wiesen am 1. postoperativen Tage Sauerstoffgehalte im arteriellen Blut auf, die

Tabelle 4. *Das Verhalten des arteriellen Sauerstoffgehaltes bei Spontanatmung am ersten postoperativen Tage gegenüber den präoperativen Werten und unter intermittierender assistierter Spontanatmung mit 100% Sauerstoff*

Präoperativ:					Postoperativ 1. Tag:				
Nr.	Alter	AZ	Hb(g/%)	O_2-Gehalt art. (Vol %)	Hb(g/%)	O_2-Gehalt art. (Vol %) SR 21 % O_2	Δ-O_2: präop. Vol %	O_2-Gehalt art. (Vol %) AR 100 % O_2	Δ-O_2: SR postop. (Vol %)
1	52	2	14,4	18,7	14,0	18,3	− 0,4	19,6	+ 1,3
2	76	3	16,2	20,8	13,3	17,2	− 3,6	18,3	+ 1,1
3	74	2	11,8	14,9	12,5	15,6	+ 0,7	17,8	+ 2,2
4	65	2	16,0	19,5	14,5	17,6	− 1,9	20,5	+ 2,9
5	80	3	15,1	18,4	13,9	17,5	− 0,9	19,9	+ 2,4
6	75	2	15,0	18,9	14,7	18,4	− 0,5	21,0	+ 2,6
7	69	2	14,7	18,4	13,0	16,2	− 2,2	18,4	+ 2,2
8	67	2	16,0	19,7	12,4	15,3	− 4,4	17,6	+ 2,3
9	73	2	11,4	14,4	11,5	14,8	+ 0,4	16,3	+ 1,5
10	61	3	13,0	14,1	13,0	14,1	0,0	17,4	+ 3,3
11	71	2	16,3	20,3	16,3	20,3	0,0		
12	73	2	13,5	17,2	12,4	16,1	− 1,1		
13	70	2	14,4	17,6	13,0	16,8	− 0,8		
14	76	3	14,7	18,4	13,1	16,7	− 1,7		
$\bar{x} \pm s_{\bar{x}}$							− 1,2 ± 0,5		+ 2,2 ± 0,7

in der Nähe dieses Grenzwertes lagen. Dieser Befund soll auf die Wichtigkeit zusätzlicher postoperativer Maßnahmen, wie in diesem Falle Blutersatz, hinweisen. Unter der intermittierenden assistierten Spontanatmung kam es bei diesen Patienten zu einem mittleren Anstieg des arteriellen Sauerstoffgehaltes von 2,2 Vol.%. Bei häufiger Respiratorbenutzung kann demnach die Sauerstoffversorgung des Organismus erheblich verbessert und das Eingehen einer O_2-Schuld hinausgeschoben werden. Unter den ersten 100 Patienten, die mit intermittierender asisstierter Spontanatmung behandelt wurden, waren 22 Therapieversager. Diese Zahl bedeutete für uns, daß bei 78% der Patienten eine Dauerbeatmung vermieden oder verkürzt werden konnte. Bei einem Versagen der Therapie wurden diese Patienten der ihrer Krankheit adäquaten Therapie, nämlich der Dauerbeatmung zugeführt.

Insbesondere ließen sich 3 Gruppen von Versagern definieren:

1. Inkooperative Patienten,
2. Bewußtlose Patienten,
3. Patienten bei denen der Schweregrad der Ateminsuffizienz falsch eingeschätzt wurde.

Diese Analyse war für uns Anlaß, eine strengere Auswahl zu treffen, die präoperative Adaptierung an den Respirator bei älteren Patienten zur Bedingung zu machen und die postoperative Überwachung der Lungenfunktion unter der Therapie zu verstärken. Mit der intermittierenden assistierten Spontanatmung lassen sich besonders ältere Patienten mit latenter respiratorischer Insuffizienz gut über die frühe postoperative Phase bringen. Eine solche Behandlung sollte nur dort durchgeführt werden, wo Möglichkeiten vorhanden sind, jede Verschlechterung der Lungenfunktion rechtzeitig zu erkennen.

Zusammenfassung

Die postoperative respiratorische Insuffizienz im höheren Lebensalter stellt immer noch eine Komplikation mit hoher Mortalität dar. Neben den üblichen postoperativen Maßnahmen sollte die intermittierende assistierte Spontanatmung einen festen Platz in der Therapie finden. Die Indikation zur intermittierenden assistierten Spontanatmung, die bei Patienten über 60 Jahre grundsätzlich durchgeführt werden sollte, wird angegeben. Ein Anstieg des mittleren arteriellen Sauerstoffgehaltes um 2% konnte bei den 140 behandelten Patienten nachgewiesen werden. Ungeeignet für diese Therapie sind inkooperative und bewußtlose Patienten, sowie solche, bei denen der Schweregrad der Ateminsuffizienz falsch eingeschätzt wurde.

Summary

Postoperative respiratory insufficiency in the aged patient is still a complication having a high mortality rate. In addition to the usual post-operative procedures, intermittently assisted spontaneous breathing should have a definite place in the therapy. The indication for this therapy, which should always be performed in patients over 60 years of age, is given. A 2% rise in the mean arterial oxygen content was recorded in the 140 patients treated. Uncooperative and unconscious patients are unsuitable for this therapy, also those in whom the degree of respiratory insufficiency has been wrongly estimated.

Literatur

1. Bonhoeffer, K., Standfuss, K., Brückner, J.: Zur Pathophysiologie langfristig beatmeter Kranker. Langenbecks Arch. klin. Chir. **319**, 1042 (1967).
2. Brückner, J. B.: Zbl. Chir. **93**, 917 (1968).
3. Bonhoeffer, K.: Respirationsprobleme bei Schwerverletzten. Langenbecks Arch. klin. Chir. **322**, 241 (1968).
4. Brückner, J. B.: Intermitujici podpúrné dychâni. Vortrag Anaesthesiekongreß Ústi n. L., 1969.
5. Just, O. H.: Prä- und postoperative Atemtherapie mit patientengesteuerten Respiratoren. Anaesthesist **18**, 244 (1969).

Die getriggerte apparativ assistierte Eigenatmung und ihre Auswirkungen auf die postoperative Hypoxämie des älteren Patienten

C. Müller

Abteilung für Anaesthesiologie des Ev. Krankenhauses, Mülheim-Ruhr
(Leit. Arzt: Dr. C. Müller)

Im postoperativen Verlauf chirurgischer Eingriffe am älteren Patienten findet man bei blutgasanalytischen Untersuchungen die Zeichen respiratorischer Insuffizienz auch bei gesteigerter Ventilation. Bei erniedrigten Sauerstoffdrucken im arteriellen Blut zwischen 50 und 60 mmHg ist der Gasaustausch des Sauerstoffs allein gestört, die alveoläre Ventilation normal oder zum Ausgleich der Hypoxämie gesteigert. In funktionsanalytischer Hinsicht kommen für den erniedrigten Sauerstoffdruck Diffusions- und Verteilungsstörungen, insbesondere eine erhöhte Beimengung ungesättigten venösen Blutes zum arterialisierten Lungenvenenblut, d. h. eine Erhöhung des intrapulmonalen veno-arteriellen Shunts in Betracht. Die Messung der alveolo-arteriellen Sauerstoffdruckdifferenz gibt in solchen Fällen Hinweise auf das Ausmaß der vorliegenden Störung. Minderbelüftete Alveolarbezirke infolge fehlender tiefer periodischer Atemzüge sind in der intra- und postoperativen Periode Ursache eines erhöhten veno-arteriellen Shuntvolumens beim älteren Patienten. Obwohl die daraus resultierende Hypoxämie mit der Erhöhung des alveolaren Sauerstoffdruckes kompensiert werden kann, muß die Ursache ermittelt und behandelt werden.

Hieraus ergeben sich folgende Fragestellungen, die durch unsere Untersuchung beantwortet werden sollen:

1. Wie hoch ist das veno-arterielle Shuntvolumen am ersten postoperativen Tag und wie verändert es sich im weiteren Verlauf?
2. Lassen sich bei vergleichenden Untersuchungen mit Hilfe der apparativ assistierten Eigenatmung diese Veränderungen beeinflussen?
3. Welche Hinweise gibt uns die leicht durchzuführende Messung der alveolo-arteriellen Sauerstoffdruckdifferenz und die Bestimmung des Sauerstoffdrucks während der apparativen Atemtherapie auf das Ausmaß des veno-arteriellen Shunts?

Zur Bestimmung des intrapulmonalen Kurzschlußblutvolumens nach der von Barthel angegebenen Methode ist die Gewinnung von gemischt-venösem Blut erforderlich, das einem unter Druckkontrolle in die Arteria pulmonalis vorgeschobenen Katheter entnommen wurde. Arterielles Blut wurde aus der Arteria femoralis oder radialis gewonnen. In beiden Proben wurde der Sauerstoffgehalt mit Hilfe der Sauerstoffdruckmessung unter Berücksichtigung der aktuellen Sauerstoffdissoziationskurve bestimmt. Der alveolare Sauerstoffdruck wurde nach der Alveolarluftformel von Fenn u. Mitarb. errechnet. Die nach 30 min assistierter Beatmung mit reinem Sauerstoff im Nichtrückatmungssystem verbleibende alveolo-arterielle O_2-Druckdifferenz wurde als „shuntbedingt" angesehen. In allen Fällen wurden die Mittelwerte und Standardabweichungen bestimmt, die statistische Sicherung der Ergebnisse erfolgte mit Hilfe des T-Testes.

Untersucht wurden 2 Patientengruppen im Alter von 50–60 Jahren nach abdominellen und gefäßchirurgischen Eingriffen mit den Zeichen respiratorischer Insuffizienz. In allen Fällen bestand eine arterielle Hypoxämie mit einem mittleren pO_2 von 56 ± 4 mmHg, einem pCO_2 von 36 ± 6 mmHg, entsprechend einer Hämoglobin-Sauerstoffsättigung von $90{,}5 \pm 2{,}3$%. Die metabolische Stoffwechsellage war mit einem Standard-Bicarbonatwert von $25{,}5 \pm 2{,}5$ mEq/l auf die alkalische Seite verschoben. 25 Patienten wurden mit der apparativ assistierten Eigenatmung 3mal am Tag 30 min behandelt. Diese Therapie wurde die ersten 6 postoperativen Tage beibehalten. Die Kontrollgruppe blieb ohne Therapie und erhielt zeitweilig Sauerstoff über eine Nasensonde.

Wir fanden folgende Ergebnisse:

1. Bei beiden Untersuchungsgruppen war der prozentuale Anteil des veno-arteriellen Shuntvolumens am Herzzeitvolumen an den ersten beiden postoperativen Tagen am höchsten (Abb. 1).

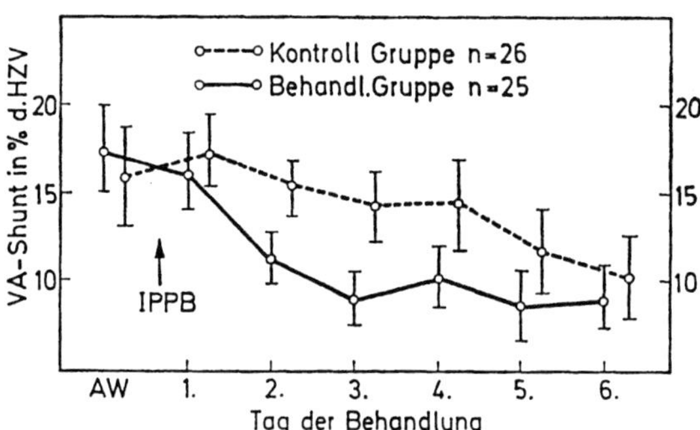

Abb. 1. Veränderungen des veno-arteriellen Shunt-Volumens in den ersten postoperativen Tagen bei 2 Patienten-Kollektiven mit und ohne apparativ assistierter Spontanatmung

2. Bei der Behandlungsgruppe sinkt das Shuntvolumen statistisch signifikant rascher und stärker ab als bei der Kontrollgruppe.

3. Am 6. Behandlungstag bestehen keine statistisch sicheren Unterschiede im Shuntvolumen mehr.

4. Die arteriellen Sauerstoffdrucke steigen bei der Behandlungsgruppe mit Abnahme des Shuntvolumens deutlich an. Es handelt sich um die Mittelwerte aller behandelten Patienten (Abb. 2).

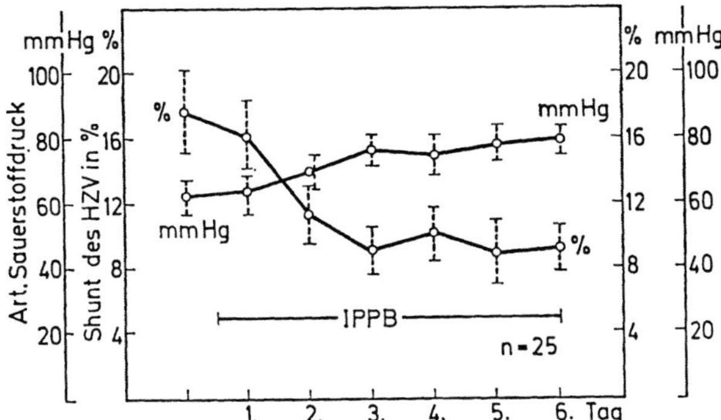

Abb. 2. Arterielle Sauerstoffpartialdrucke und veno-arterielles Shunt-Volumen bei Patienten mit apparativ assistierter Eigenatmung zeigen in der postoperativen Phase gegenüber den präoperativ ermittelten Werten entgegengesetztes Verhalten

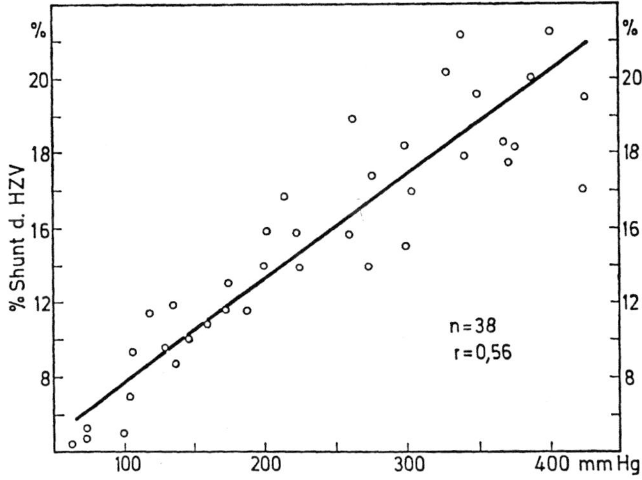

Abb. 3. Nur ungenügende Korrelation (r = 0,56) zwischen alveolo-arterieller Sauerstoffdruckdifferenz und veno-arteriellem Shunt-Volumen bei assistierter Atemtherapie mit reinem Sauerstoff

5. Sucht man eine Beziehung zwischen alveolo-arterieller O_2-Druckdifferenz und veno-arteriellem Shuntvolumen bei der assistierten Atemtherapie mit reinem Sauerstoff, so findet man einer ansteigenden Druckdifferenz einen Anstieg des Shuntvolumens nur ungenügend mit einem Korrelationsfaktor $r = 0{,}56$ zugeordnet (Abb. 3). Besonders im oberen Bereich ist die Streubreite groß.

6. Eindeutige Beziehungen zwischen arteriellem O_2-Druck und Shuntvolumen lassen sich nur bei bekannter arterio-venöser Sauerstoffgehaltsdifferenz aufstellen, da das Shuntvolumen vom Herz-Zeit-Volumen abhängig ist. Die in Abbildung 4 aufgestellten Beziehungen gelten für unsere Fälle während apparativ assistierter Atemtherapie mit reinem Sauerstoff.

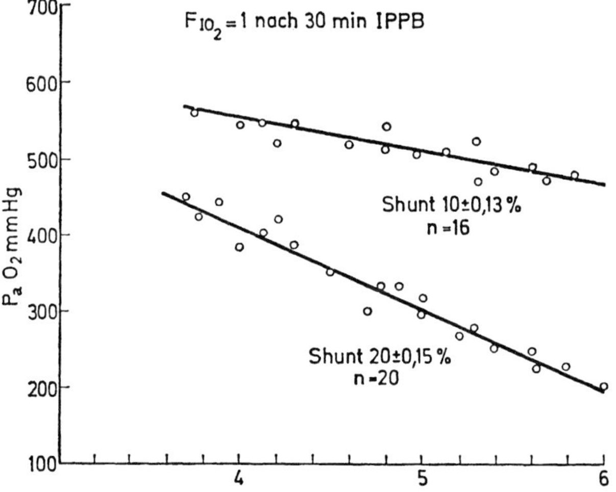

Abb. 4. Beziehungen zwischen arteriellem Sauerstoffdruck und arterio-venöser Sauerstoffgehaltsdifferenz bei bekanntem veno-arteriellem Shunt-Volumen von 10 bzw. 20% während assistierter Atemtherapie mit reinem Sauerstoff

Zusammenfassend kann gesagt werden:

1. Auch ohne alveoläre Hypoventilation findet man in der postoperativen Phase bei älteren Patienten die Zeichen arterieller Hypoxämie, die auf ein erhöhtes intrapulmonales Shuntvolumen zurückzuführen ist.

2. Neben der alveolären Hypoventilation und Diffusionsstörungen ist auch die Verteilungsstörung, insbesondere die Erhöhung des intrapulmonalen Shuntvolumens, eine Indikation zur apparativ assistierten Atemtherapie.

3. Der prozentuale Anteil des Shuntvolumens am HZV läßt sich genau nur mit Entnahme von gemischt-venösem Blut bestimmen, die alveolo-

arterielle O_2-Druckdifferenz bei Atmung von reinem Sauerstoff kann nur Hinweise geben.

4. Die aus der Erhöhung des Shuntvolumens resultierende Hypoxämie läßt sich durch apparativ assistierte Atemtherapie deutlich bessern. Das Shuntvolumen sinkt ab, die Entstehung diffuser Atelektasen (air-space-kollaps) wird vermieden und für Wiederbelüftung nicht- oder minderbelüfteter Alveolarbezirke gesorgt.

Die alleinige Inhalatation von Sauerstoff kann zwar bis zu einem Shuntvolumen von 30% des HZV die arterielle Hypoxämie beseitigen, fördert jedoch im Gegensatz zur apparativen Atemtherapie die Entstehung von Atelektasen und ihre sekundäre Infektion. Diese Form der Therapie ist damit in der Lage, den besonders beim älteren Patienten drohenden Circulus vitiosus, der zu postoperativer Hypoxämie, Bronchopneumonie und Herzversagen führt, zu durchbrechen. Die Schaffung apparativer und personeller Voraussetzungen zur Durchführung dieser Therapie sollte besonders für den Anaesthesisten von größtem Interesse sein.

Zusammenfassung

In der vorliegenden Arbeit werden die Veränderungen des physiologischen Shunts in der postoperativen Phase bei 51 Patienten gemessen. Sie sind Ursache der postoperativen Hypoxämie besonders beim älteren Patienten. Durch apparativ assistierte Eigenatmung sinkt in einem Vergleichskollektiv das Shunt-Volumen statistisch signifikant rascher ab als ohne diese Behandlung.

Summary

This paper reports measurements of changes in the physiologic shunt during the postoperative phase in 51 patients. This is the cause of postoperative hypoxaemia, particularly in elderly patients. Assisted respiration is able to reduce postoperative pulmonary shunting by reinflating atelectatic areas.

Literatur

1. Alroy, G., Brudermann, I., Kotov, S., Aladjemoff, L., Magora, F.: Respiratory studies associated with general anaesthesia and controlled ventilation in elderly patients. Acta Anaesth. scand. Suppl. XXIII, 203 (1966).
2. Barthels, H., Bücherl, E., Hertz, C. W., Rodewald, G., Schwab, M.: Lungenfunktionsprüfungen. Berlin-Göttingen-Heidelberg: Springer 1957.
3. Bendixen, H. H., Hedley-Whyte, J., Laver, M. B.: Impaired oxygenation in surgical patients during general anaesthesia with controlled ventilation. New Engl. J. Med. **19**, 991 (1963).

4. Bendixen, H. H., Hedley-Whyte, J., Laver, M. B.: Atelectasis and shunting during spontaneous ventilation in anaesthetised patients. Anesthesiology **25**, 297 (1964)
5. — Egbert, L. D., Hedley-Whyte, J., Laver, M. B., Pontoppidan, H.: Respiratory Care. St. Louis: Mosby 1965.
6. Egbert, L. D., Laver, M. B., Bendixen, H. H.: Intermittent deep breaths and compliance during anaesthesia in man. Anesthesiology **24**, 57 (1963).
7. Frumin, M. J., Bergmann, N. A., Holaday, D. A., Rackow, H., Salanifre, E.: Alveolar-arteriell oxygen-differences during artificial respiration in man. J. appl. Physiol. **14**, 694 (1959).
8. Hedley-Whyte, J., Laver, M. B., Bendixen, H. H.: Effect of changes in tidal ventilation on physiological shunting. Am. J. Physiol. **206**, 891 (1964).
9. Laver, M. B., Morgan, J., Bendixen, H. H., Radfort, E. P.: Lung volume, compliance and arterial oxygen tensions during controlled ventilation. J. appl. Physiol. **19**, 725 (1964).
10. Lutz, H., Müller, C., Mirsalim, M.: Assistierte Beatmung vor und nach Operationen. Mels. Med. Mitt. **41**, 109 (1967).
11. Müller, C., Lutz, H., Mirsalim, M.: Erfahrungen mit der apparativ assistierten Eigenatmung in der postoperativen und posttraumatischen Periode. Dtsch. med. Wschr. **93**, 2, 72 (1968).
12. Pierce, E. C., van Dam, L. D.: Intermittent positive pressure breathing. Anesthesiology **23**, 478 (1962).
13. Raine, J. M., Bishop, J. M.: Alveolar-arterial differences in oxygen tensions and physiological dead speace in normal man. J. appl. Physiol. **18**, 284 (1963).

Prä-, intra- und postoperative Veränderungen des arteriellen Sauerstoffdruckes beim alten Menschen

W. Hauck

Institut für Anaesthesiologie im Klinikum Steglitz der Freien Universität Berlin
(Direktor: Prof. Dr. E. Kolb)

Niedrige Sauerstoffpartialdruckwerte unserer normoventilierten postoperativen Intensivpatienten sowie die Diskussion um die unzureichend geklärten pulmonalen AV-Shunts veranlaßten uns, systematisch prä-, intra- und postoperativ das Verhalten des arteriellen O_2 zu verfolgen.

Im Gegensatz zu vielen ähnlichen Untersuchungen interessierten uns dabei die arterielle Sättigung, das PCO_2 und pH nur vergleichsweise [3, 6, 11, 13, 16, 20, 25, 27, 34, 35, 37].

Die ausschließliche Verwertung der arteriellen Sättigung ist sehr problematisch [12]. Wir verfolgten darum das PO_2 nach vergleichweisem Einarbeiten an den Apparaten von Eschweiler u. Astrup mit der neuen PO_2-Elektrode des Astrup.

Um Vergleichbarkeit zu erreichen, wurde ausschließlich arterielles Blut verwendet.

I. Material

Für die vorliegende Studie wurden aus unserem Untersuchungsmaterial überwiegend Gruppen mit kardio-pulmonal unauffälligen älteren Patienten und extra-abdominellen Eingriffen herausgenommen, die sich wie folgt verteilen (Abb. 1):

Beatmete				Spontan-Atmende			
1. 62–73j.	10	Prostatekt.	(114′)	6. 61–78j.	9	Elektroresekt.	(109′)
2. 61–76j.	12	Tympanopl.	(210′)	7. 61–78j.	9	Extra-Abd. Op.	(112′)
3. 61–87j.	16	Extra-Abd. Op.	(126′)				
4. 61–68j.	8	Gr. Bypässe	(192′)			(Varizen u. ä.)	
5. 21–40j.	12	Tympanopl.	(204′)	8. 25–39j.	8	Extra-Abd. Op.	(108′)

Abb. 1. Gruppenübersicht, Altersverteilung, Patientenzahl und Narkose-Dauer

Prämedikation und Narkosedurchführung entsprachen dem in unserer Klinik angewendeten Standardverfahren: Dolantin, Atosil, Atropin/Halothan, N_2O, Curare.

(Die Prämedikation bestand in der Regel aus 50 mg Dolantin, 50 mg Atosil und 0,5 mg Atropin, bei Untergewichtigen und Patienten über 70 Jahren aus 25 mg Dolantin, 25 mg Atosil und 0,5 mg Atropin, die jeweils 30–40 min vor Narkoseeinleitung i.m. injiziert wurden. Die Narkose wurde dann mit zügiger Injektion von 0,3–0,6 mg Trapanal/kg Körpergewicht und 100 mg Pantolax begonnen und nach Intubation mit Halothan/Lachgas/Sauerstoff für 10 min im Verhältnis 2:1 l/min, dann im Verhältnis 0,6:0,6 l/min weitergeführt. Es wurde mit leichter Hyperventilation in fast allen Fällen manuell beatmet. Die mittlere Relaxationsdosis betrug 12 mg Methylcurare/Stunde. In den Gruppen der Narkosen mit Spontanatmung handelt es sich um Maskennarkosen, die mit schneller Injektion von 0,4–0,6 mg Trapanal/kg Körpergewicht begonnen wurden und Lachgas/Sauerstoff im Verhältnis 2:1 bei individueller Halothan-Dosierung atmeten. Die mit Epontol eingeleiteten Maskennarkosen sind nicht in die vorgestellten Gruppen einbezogen.)

II. Methode

Bei allen Patienten, die einen unauffälligen und altersgemäßen präoperativen Status boten und einen unkomplizierten postoperativen Verlauf hatten, wurde vor der Prämedikation (I), nach der Prämedikation (II), 50–70 sec nach Injektionsbeginn (III), nach 1 Std Narkose (IV), anschließend nach 3 min reiner Sauerstoffatmung bei einem Flow von 10 l/min (V), 3 min nach Extubation bzw. Maskenabnahme (VI), 1 Std später (VII), 24 Std später (VIII) und bei einer größeren Anzahl auch am 2. und 3. Tag (IX) mit einer Zweierkanüle am liegenden Patienten die Arteria brachialis, femoralis oder radialis punktiert und gleich untersucht.

Die Blutprobe wurde luftblasenfrei in Liquemin-benetzte 2 ccm Plastikspritzen aufgezogen, in Eis transportiert und binnen 30 min mit der polarographisch nach dem Prinzip von CLARK arbeitenden bei 37° thermostatisierten Astrup-Elektrode gemessen. Bei zusätzlicher O_2-Applikation mußten die Patienten vor der Punktion 5 min Luft atmen. Bei einer kleineren Zahl wurde außerdem bei länger dauernden Eingriffen eine Probe nach 2 und 3 Std Narkose gemessen.

Methodische Vorversuche hatten ergeben, daß die Querdiffusion der Plastikspritzen in höheren und tieferen O_2-Partialdruckbereichen erheblich ist, im Bereich von 70–250 mmHg jedoch vernachlässigt werden kann. Die Proben III, V und VI wurden daher immer in Glasspritzen genommen.

Die Meßgenauigkeit betrug bei uns etwa $\pm 5\%$. Das genauere Arbeiten anderer Untersucher [22, 23, 32] war aus methodischen Gründen nicht zu erreichen.

III. Ergebnisse

Altersgruppen	Loew u. Thews 1962	Ulmer u. Reichel 1963	Marsh. u. Milar 1965	Sorbini 1968	Hauck 1969
21–30 j.	93,7 (117)	90,9 (28)	96,0 (20)	94,3 (38)	99,2 (10)
31–40 j.	84,5 (79)	88,9 (16)	94,0 (10)	87,2 (30)	94,4 (10)
61–70 j.	70,0 (29)	79,7 (10)	85,9 (6)	74,3 (24)	78,2 (39)
71–80 j.					73,1 (20)

Abb. 2. Mittleres P_aO_2 bei verschiedenen Altersgruppen und Untersuchern (Fallzahl in Klammern)

1. Die Abbildung 2 zeigt in der ganz rechten Spalte das mittlere PaO_2 unserer Patienten, die natürlich im Vergleich mit den Voruntersuchern ein recht gemischtes Patientengut ohne Ausschluß von Emphysematikern und Rauchern sind. Die Vielfalt der individuellen Streuungsmöglichkeit und der Fehlerquellen bei PO_2-Bestimmungen kann hier nicht erörtert werden. Unsere SD betrug darum bei den 61–70 jährigen $\pm 11{,}8$ und bei den 71–80 jährigen $\pm 15{,}0$ mmHg.

2. Der Vergleich von Ausgangswert und Wert nach Prämedikation ergibt keine deutlichen Unterschiede. Das Kollektiv aller 6 Gruppen mit alten Patienten ergibt ein mittleres präoperatives PaO_2 von 73,2 (SD 13,4) mmHg und nach Prämedikation von 72,2 (SD 14,0) mmHg. Das mittlere

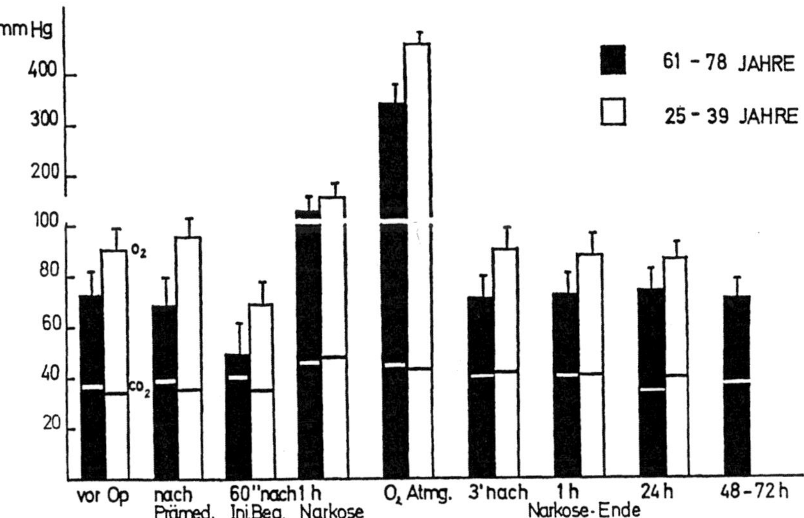

Abb. 3. Vergleich des P_aO_2 und $-CO_2$ bei alten und jungen Patienten. Spontanatmung (Maske)

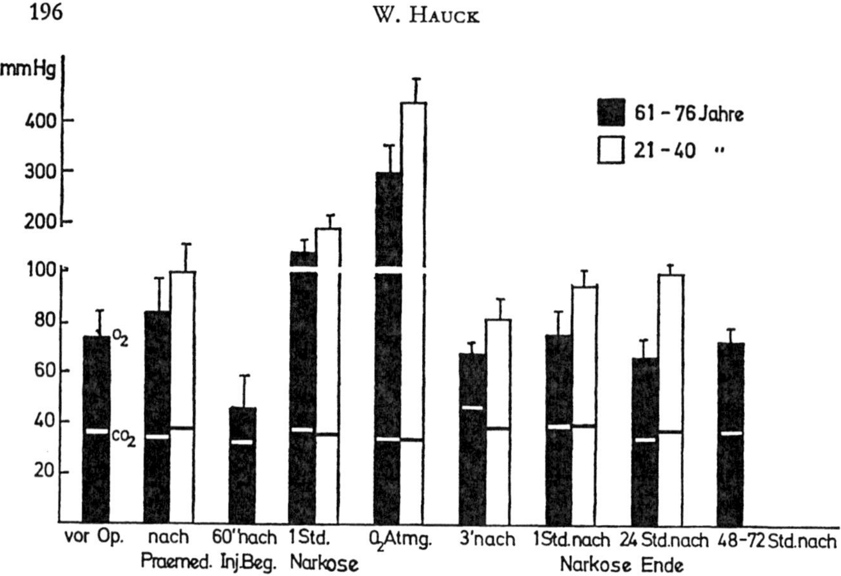

Abb. 4. Vergleich des P_aO_2 und -CO_2 von alten und jungen Patienten. Beatmungsnarkosen. Je 12 Tympanoplastiken

$PaCO_2$ liegt bei beiden Werten um 40 mmHg. Die Abbildung 3 zeigt den typischen Versuchsverlauf und die Streuung bei zwei Gruppen.

3. Alle untersuchten Werte liegen bei den jungen Patienten hoch signifikant über denen der alten (Abb. 4). Bei allen extranarkotischen Proben beträgt die mittlere Differenz zwischen jungen und alten Patienten 21,6 (12,3–31,5) mmHg, bei den intranarkotischen nach 1 Std Narkose 35,6 mmHg und nach 3 min O_2-Atmung sogar 121,6 mmHg.

4. Der Querbalken in der Mitte der Säulen zeigt das mittlere PCO_2. Die theoretisch und rechnerisch möglichen PaO_2-Werte bei 33–50% bzw. 100% O_2-Atmung wurden in keiner Gruppe erreicht. Die gemessenen Werte liegen jedoch bei den jüngeren Patienten näher an den erwarteten.

5. Das Mittel des Wertes 50–70 sec nach Barbiturat-: 49,7 (4–30 unter II) mmHg, bzw. Barbiturat-Pantolax-Injektion: 52,6 (10–38 unter II) mmHg bei leichter $PaCO_2$-Erhöhung liegt in allen Gruppen verständlicherweise niedrig. Das ist bei den mitgemessenen jugendlichen Vergleichsgruppen weniger ausgeprägt aber ähnlich.

6. Die unmittelbar postoperativen Mittelwerte zeigten in keiner Gruppe eine mehr als angedeutete PaO_2-Senkung. Das $PaCO_2$ ist gleich geblieben. Im weiteren postoperativen Verlauf fallen jedoch die aorto-femoralen Bypässe durch signifikante PaO_2-Senkung am 2. und 3. Tag, im Mittel 10 (4–24 unter I) mmHg, gegenüber den anderen Gruppen auf.

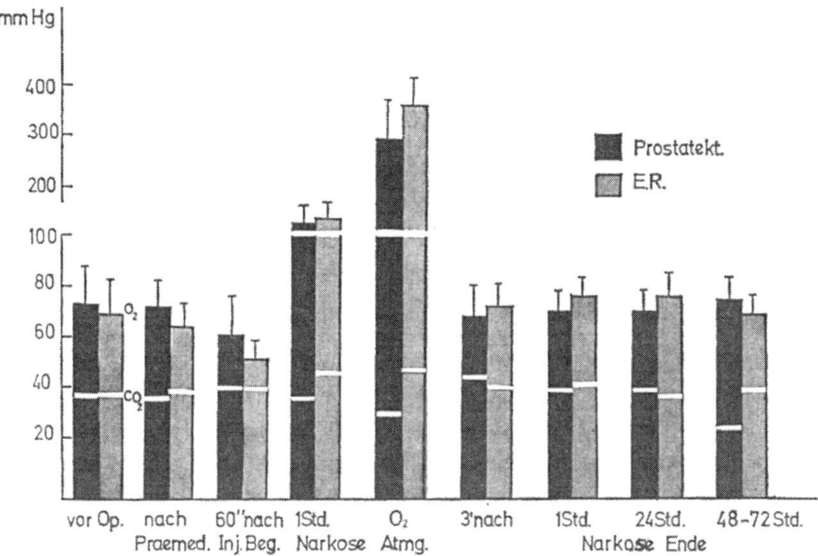

Abb. 5. Vergleich des P_aO_2 und $-CO_2$ bei Prostatektomien (ITN/IPPB) und Elektroresektionen (Maske/SpA)

7. Der Vergleich der verschiedenen Operationsgruppen und der Vergleich der intranarkotischen Werte nach 1 und 2 Std Narkose erbrachte keine signifikanten Unterschiede (Abb. 5).

Beim Vergleich von Beatmungs- und Spontanatmungs-Narkosen ergeben sich signifikante Unterschiede nur nach 1 Std Narkose und nach reiner O_2-Atmung. Die normoventilierten spontan Atmenden erreichen in beiden Proben mit 125,5 (IPPB: 123,3) mmHg und 344,0 (IPPB: 292,8) mmHg relativ höhere Werte als die leicht hyperventilierten Beatmungspatienten.

8. Der Vergleich des arteriellen und venösen PO_2-Verlaufes bei 5 aortofemoralen Bypässen bestätigt unsere Erfahrung, daß der zentralvenöse Verlauf in vielen Fällen den arteriellen angedeutet widerspiegelt.

IV. Diskussion

Die altersbedingte Veränderung des PaO_2 ist hinreichend bekannt [1, 10, 22, 23, 32, 41] und entspricht bei unserem Patientengut trotz der breiten Streuung und unserer klinisch-praktischen Methodik dieser Erfahrung. Ihre Ursache wird verschieden gedeutet und kann in Diffusion, Shunts und Verteilungsstörungen [1, 2, 4, 7, 9, 15, 17, 24, 26, 28, 29, 30, 31, 36] gesehen werden.

Daß unsere Prämedikation keinen auffälligen ventilationssenkenden und hypoxischen Effekt zeigt, ist durch niedrige Dosierung und durch Interferenz mit der besonderen präoperativen Situation [3, 11, 19] zu erklären.

Die hypoxische Phase nach 60 sec ist bekannt und erinnert, daß wir uns zu diesem Zeitpunkt im kritischen Bereich befinden.

Die Interpretation der großen Differenzen zwischen alten und jungen Patienten muß an die Besprechung der altersbedingten PaO_2-Senkung anknüpfen und bedarf weiterer Untersuchungen. Alveoläre Hypoventilation ist durch das normale $PaCO_2$ auszuschließen [14, 32, 40]. Indiz für eine Veränderung der oberflächenaktiven Substanz [3, 4, 29, 30] scheint die Beobachtung, daß die spontan atmenden Patienten intraoperativ höhere PaO_2-Werte erreichen. Andererseits ist bekannt, daß schon der ausschließliche Faktor Immobilisierung selbst bei jungen Leuten PaO_2-Senkungen [10, 20, 23] verursacht. Auch aus anderen Gründen kann es zu asymptomatischen pulmonalen Atelektasen [15] und beim Meerschweinchen sogar zum reflektorischen Verschluß bestimmter Alveolarbezirke [5] kommen.

Daß die rechnerisch möglichen PaO_2-Werte nicht erreicht werden, kann nicht ausschließlich unserer Methodik und dem Fehlen alveolärer PO_2-Messungen angelastet werden und bedarf weiterer Untersuchungen.

Die von anderen Untersuchern durchgehend beschriebene und in unserem Patientengut nur bei den fest bettlägerigen Patienten nachweisbare postoperative PaO_2-Senkung war nicht zu bestätigen. Wir sehen die Erklärung dafür in der Art des ausgewählten Operationsgutes, unserer Narkosetechnik, bei der die Patienten am Op-Ende ansprechbar sind, einer nur mäßigen postoperativen Analgesie und dem Ausklammern abdomineller und transthorakaler Eingriffe.

Zusammenfassung

Präoperative, intraoperative und postoperative PaO_2-Messungen von 40 Beatmungs- und 16 Spontanatmungs-Narkosen.

Narkosen extraabdomineller Operationen bei Patienten zwischen 61 und 87 Jahren wurden gegeneinander und gegen Kontrollgruppen mit jungen Patienten verglichen. Präoperative und postoperative Proben wurden bei Luftatmung, intraoperative Proben bei O_2/N_2O/Halothane-Standardnarkose, einmal bei O_2-Atmung entnommen. Die Ausgangswerte vor Operation entsprachen den Ergebnissen anderer Untersucher. Die Prämedikation zeigte keine wesentliche Atemdepression. Die intraoperativ theoretisch möglichen PaO_2-Werte wurden in keiner Gruppe erreicht. Die postoperative PaO_2-Senkung war nur bei fest bettlägerigen Patienten erheblich. Der Vergleich von alten und jungen Patienten läßt eine über das Altersmaß hinausgehende Verminderung des PaO_2 der alten Patienten erkennen. Die verschiedenen Operationsgruppen zeigten ebensowenig wie die Dauer signifikante Veränderungen. Auffällig war eine relativ höhere intranarkotische Oxygenierung der Spontanatmenden gegenüber den Beatmeten bei O_2-Atmung. Die mehrfachen Erklärungsmöglichkeiten werden angedeutet.

Summary

Pre-, intra- and postoperative PaO_2 measurements in 40 cases of controlled respiration anaesthesia and 16 cases of SpB.

During anaesthesia for extra-abdominal operations, patients aged 61–87 years, were compared with each other and with groups of young patients. Pre- and postoperative samples were taken while the patients were breathing atmospheric air, intraoperative samples were taken under O_2/N_2O/halothane general anaesthesia, and one sample was taken during hyperoxia. Preoperative values agreed with those recorded by other investigators. Premedication showed no significant respiratory depression. The theoretically possible intraoperative PaO_2 values were not reached by any group of patients. A postoperative decrease in PaO_2 was found to be excessive only in bedridden patients. A comparison of older and younger patients shows a marked fall in PaO_2 in older patients, far in excess of their age standards. Neither different Op-groups nor duration of anaesthesia effect significant changes. Remarkable was a relatively higher intra-anaesthetic oxygenation of SpB-patients under hyperoxia compared to IPPB-patients. Possible reasons for this will be discussed.

Dem Anaesthesie-Labor und Herrn P. K. Lima bin ich für treue Mitarbeit dankbar.

Literatur

1. Allemand, u. a.: Ateminsuffizienz. Anaesth. und Wiederbl. **22** (1968).
2. Beer, R., Loeschke, S. C.: Veränderungen der Lungenfunktion nach Op. mit HL-Maschine. Anaesthesist **12**, 306–309 (1963).
3. Benzer, J. u. a.: Die postop. Ventilation nach Eingriffen in NLA. Anaesthesist **17**, 1–5 (1968).
4. — Respiratorbeatmung und Oberflächenspannung in der Lunge. Anaesth. und Wiederbl. **38** (1969).
5. Berberich, J.: Respirationsorgane. In: Cohrs, Jaffe, Meessen. Pathologie der Laboratoriumstiere. Berlin-Göttingen-Heidelberg: Springer 18–56 (1958).
6. Bergmann: Vergleichende Betrachtung von Beatmungsgeräten in: Langzeitbeatmung. Anaesth. und Wiederbl. **27**, 46ff. (1968).
7. Böhmer, D., Träxler, C.: Lungenveränderungen nach kurzdauernder intermittierender Überdruckbeatmung mit O_2. Prakt. Anaesth. und Wiederbl. **4**, 140–150 (1969).

8. Bond, R. F.: Evidence against oxygen being the primary factor governing autoregulation. Amer. J. Physiol. **4**, 788–793 (1969),
9. Brücke, P. u. a.: Lungenveränderungen unter künstl. Beatmung in: Die Ateminsuffizienz und ihre klinische Behandlung. Stuttgart: Thieme 200ff. (1967).
10. Comroe, H. J., jr.: Die Lunge. Stuttgart: Schattauer (1964).
11. Conway, C. M. u. a.: Arterial oxygen tensions of patients awaiting surgery. Brit. J. Anaesth. **37**, 405ff (1965).
12. Engel, K. u. a.: Vergleichbarkeit von Sauerstoffdruck und Sauerstoffsättigung im Blute Schwerkranker. Anaesthesist **17**, 76–82 (1968).
13. Frey, R. u. a.: Hypoxie. Anaesth. und Wiederbl. **30** (1969).
14. Gain, E. A.: The adequacy of the radford nomogram during anaesthesia. Can. Anaesth. Soc. J. **5**, 491–499 (1963).
15. Gelfand, M. L. u. a.: Asymptomatische pulmonale Atelektase bei Medikamenten-Mißbrauch. Dis. Chest **52**, 782–787 (1967).
16. Gordh, T., Linderholm: Pulmonary function in relation to anaesthesia and surgery evaluated by analysis of oxygen tension of arterial blood. Acta anaesth. scand. **2**, 15–26 (1958).
17. Helwig, H.: Die Asphyxie des Neugeborenen und ihre Behandlung. Anaesthesist **17**, 163–168 (1968).
18. Jörgensen, B.: Hirnödem und Narkose. Anaesthesist **17**, 351–356 (1968).
19. Keszler, H.: Kongreßbeitrag. 4. Worlds Anaesth. Congr. London 1968.
20. Knudsen, J.: Kongreßbeitrag 9. Scand. Anaesth. Kongr. Bergen 1969.
21. Lawin, P.: Praxis der Intensivbehandlung. Stuttgart: Thieme 201ff. (1968).
22. Loew, P. G., Thews, G.: Die Altersabhängigkeit der P_aO_2 bei der berufstätigen Bevölkerung. Klin. Wschr. **21**, 1093 (1962).
23. Marshall, B. E., Millar, R. A.: Some factors influencing postoperativ hypoxaemia. Anesthesiology **56**, 39 (1962).
24. Mollaret, P.: Les détresses Respiratoires et les Hypernatrémies. Kongreßbericht Paris (1967).
25. Nunn, J. F. u. a.: Factors influencing the arterial oxygen tension during anaesthesia with arteficial ventilation. Brit. J. Anaesth. **37**, 8ff. (1965).
26. Patřík, P., Riedel, B.: A continuous Osmiophilic non-cellular membrane at the respiratory surface of the lungs of fetal chickens and of young chicks. Laboratory investigation. Vol. 18, **1**, 54–62 (1968).
27. Pichotka, J.: Sauerstoffmangel als grundlegendes medizinisches Problem. Referat Berl. Akad. f. Ärztl. Fortbildg. (1969).
28. Podlesch, J. u. a.: Der Einfluß künstlicher Beatmung auf das Schlagvolumen. Anaesthesist **15**, 126ff. (1966).
29. Renowanz, H. D., Krishnabhakdi, Ch.: Die oberflächenaktive Substanz der Lunge. Dtsch. med. J. **20**, 194–200 (1969).
30. Rüfer, R.: Die Bisolvonwirkung auf die oberflächenaktive Substanz der Rattenlunge. Dtsch. med. J. **20**, 291–292 (1969).
31. Sing, J.: Höhenbedingtes Lungenödem. Kreisl.-Forsch. **56**, 1234–43 (1967).
32. Sorbini, C. A. u. a.: Arterial oxygen tension in relation to age in healthy subjects. Respiration **25**, 3–13 (1968).
33. Sugioka, K., Davis: Cerebral hypoxia induced by hyperventilation. Anesthesiology **21**, 135–149 (1960).
34. Suutarinen: Kongreßbeitrag 9. Scand. Anaesth. Kongr. Bergen (1969).
35. Schorer, R. u. a.: Assistierte Spontanatmung. Vergleichende Untersuchungen am Bird- und Bennet-Assistor einschließlich Narkose-Respiration. Anaesthesist **15**, 113–114 (1966).

36. STOFFREGEN, J.: Atmung und Beatmung. Hütig Verl. (1961).
37. STRESEMANN, E., SATTLER, F. P.: Effect of washout of anatomical dead space on ventilation, pH and blood gas composition in anesthetized dogs. Respiration **26**, 116–121 (1969).
38. THEYE, R. A. u. a.: Effect of hypocapnia on cardiac output during anesthesia. Anesthesiology **27**, 778–82 (1966).
39. ULMER, W. T., REICHEL, G.: Untersuchungen über die Altersabhängigkeit der P_AO_2 und P_aO_2 und P_{ACO_2} und P_{aCO_2}. Klin. Wschr. **41**, 1 (1963).
40. WOLLMANN, S. P., ORKIN, L. R.: Postoperative human reaction time and hypocarbia during anaesthesia. Brit. J. Anaesth. **40**, 920ff. (1968).
41. ŽALUD, P.: Die optimale Beatmung während der Narkose. Anaesthesist **17**, 6 201–204 (1968).

Blutvolumen und Kapazität des Gefäßsystems bei alten chirurgischen Patienten

E. Kirchner

Anaesthesiologisches Zentrum der Medizinischen Hochschule Hannover
(Leiter: Prof. Dr. E. KIRCHNER)

Aus Blutvolumenmessungen bei alten Patienten mit Tumorkachexie, chronischen Eiterungen oder konsumierenden Erkrankungen hat man abgeleitet, daß alle alten Menschen ein Blutvolumendefizit zwischen 20 und 30% haben [4, 6, 7, 8, 19].

Die Erfahrungen des klinischen Alltags sprechen zwar dagegen, bisher wurden diese Angaben aber weder an großen Zahlen bestätigt, noch wurden sie widerlegt.

Ein wichtiges Argument für das Festhalten an den Defizitberichten ist die Kreislauflabilität der Greise unter Narkose, Operation [11, 6, 7] oder bei geringen Blutverlusten [6, 11, 12].

In der Tabelle 1 sind 4 Gruppen alter chirurgischer Patienten ($n = 222$) zusammengestellt. Diese Patienten waren zwischen 60 und 89 Jahre alt, hatten keine erkennbare Herzinsuffizienz, waren z. T. (Gruppen 2, 3) bis zur mittleren Vollwirkdosis mit Lanatosid C[1] behandelt (prophylaktische Digitalisierung) und waren nicht immobilisiert.

Das Blutvolumen wurde von unserer Gruppe[2] mit unterschiedlichen Techniken gemessen, die Werte sind deshalb nicht direkt vergleichbar.

Immerhin geht aus der Darstellung der Mittelwerte hervor, daß sich das Blutvolumen im Alter nicht signifikant vermindert.

Unsere Normalwerte liegen für Männer zwischen 70–75 ml/kg, für Frauen zwischen 60–65 ml/kg Körpergewicht.

Diese Werte bleiben erhalten, solange sich der Organismus einen durchschnittlichen Mobilitätsgrad erhalten kann [3, 11, 16, 17]. Tritt eine Immobilisation ein, so kann das Blutvolumen innerhalb von 2–6 Tagen bis auf Werte um 50 ml/kg KG absinken. – Diese Beobachtungen stimmen mit Befunden aus der Physiologie [18] überein.

Wir stellen fest: *alte chirurgische Patienten mit durchschnittlicher körperlicher Aktivität haben Blutvolumina, die nur wenig um den statistischen „Normalwert“*

---

[1] Cedilanid-Sandoz.

[2] Drs. KIRCHNER, KLEINE, LILLEMEIER.

Tabelle 1. *Durchschnittliche Blutvolumina bei 60–89 jährigen chirurgischen (Gruppen 1–4, 6) und internistischen (Gruppe 7) Patienten. Unsere „Normalwerte" für Männer sind in Gruppe 5 angegeben*

Gruppe	*n*	m/w	ml/kg	Alter (J.)	Methode	Bemerkungen	Untersucher
1	108	m	71,2 ± 12,7	67,2 ± 11,0	RISA Volemetron	gehfähige chir. Pat., ohne Herzinsuffizienz, unmittelbar nach Eintritt in die Klinik gemessen	15
2	27	m	69,9 ± 13,8	65,8 ± 10,9	^{51}Cr-Ery, mod. n. Crawford	nach mehrtägigem Klinikaufenthalt gemessen, prophylakt. Digitalisierung	14
3	49	m	72,1 ± 12,7	66,8 ± 6,1	RISA Volemetron	wie 2	
4	38	m	73,1 ± 14,2	68,2 ± 10,4	^{51}Cr-Ery-Schnellmarkierung nach Kuni, Volemetron	Ausgewählte Pat. im guten AZ, die sich im Alltag körperlich belasten	11
5	12	m	74,6 ± 2,5	28,8 ± 6,7	RISA Volemetron	gesunde Freiwillige, „Normalwerte"	11
6	33	w	65,3 ± 10,6	68,3 ± 9,1	RISA Volemetron	wie Gruppe 1, hier Patientinnen	15
7	46	m	67,7 ± 9,3	81,1 ± 4,2	RISA Bohrloch	gehfähige Pat. einer Med. Poliklinik	2

schwanken. – Nach BÖRNER [2] (s. Tab. 1, Gruppe 7) trifft das auch für alte internistische Patienten zu (s. a. 5).

Die Kreislauflabilität dieser alten Menschen ist nicht Folge eines Blutvolumendefizits, sie ist vielmehr der verminderten Reagibilität des Gefäßsystems zuzuschreiben [11].

Wie steht es nun mit der Kapazität des Gefäßsystems beim alten Menschen?

Bei der Polyzythämia vera sind Blutvolumina zwischen 9 und 11, in einem Fall sogar 13 l [18] gemessen worden. Umgerechnet sind das 120–190 ml/kg KG; das Blutvolumen kann sich verdoppeln. Allerdings werden diese Werte erst nach jahrelanger Krankheit erreicht; sie sind neben der funktionellen mit einer strukturellen Ausweitung des Gefäßsystems verknüpft [1].

Es darf daher nicht erwartet werden, daß bei Gesunden ähnlich hohe Blutvolumina erreichbar sind.

Über die akute Ausdehnbarkeit des Blutvolumens fanden wir keine Angaben.

In der Abbildung 1 sind 75 Blutvolumenwerte durch ein Kreuz kenntlich gemacht, sie wurden bei alten chirurgischen Patienten im Verlauf einer „prophylaktischen Hypervolämie" (KIRCHNER [9, 11, 12] durch langsame, über 2 Tage verteilte Infusionen von Dextran 6%[3] oder Dextran 6% und Konservenblut erreicht.

Dazu sind 49 BV-Werte als Dreiecke angegeben, die sich während der Schocktherapie durch „kontrollierte Volumenanpassung" (KIRCHNER) –

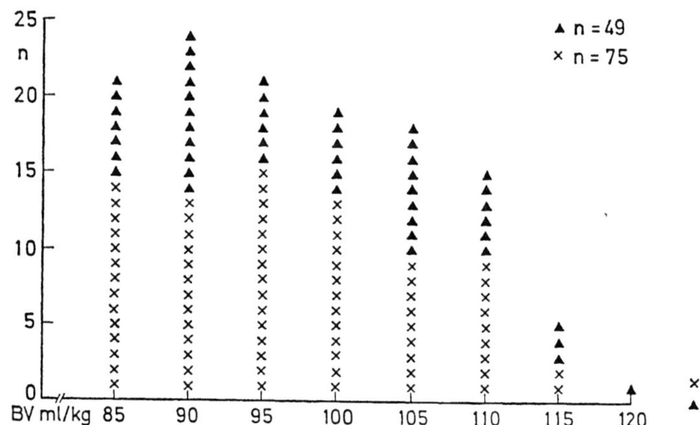

Abb. 1. Blutvolumina alter chirurgischer Patienten (60–89 J.), wie sie unter „prophylaktischer Hypervolämie" (×) und „therapeutischer Hypervolämie" (▲) vorkommen

[3] Macrodex 6%, Fa. Knoll.

massive Schnellinfusion von Dextran 6% und Konservenblut und medikamentöse Gefäßerweiterung mit Hydergin [10, 11, 12, 13] – ergaben.

Diese „therapeutischen Hypervolämien" (KIRCHNER) wurden so gesteuert, daß der Hämatokritwert um 20% lag und der zentrale Venendruck (ZVD) 15 cm H_2O nicht überschritt.

Es ergibt sich, daß die Kapazität des Gefäßsystems bei alten chirurgischen Patienten unter akuter Beladung mit volumenwirksamen Flüssigkeiten bei 110–115 ml/kg KG liegt.

Das sind etwa 50% mehr, als dem Normalwert entspricht. Dieses Mehr von 50% wird man aus Gründen der Prophylaxe oder Therapie kaum je erreichen müssen; hier sollte gezeigt werden, daß dies grundsätzlich möglich ist.

Nach unseren bisherigen Erfahrungen ist es ausreichend, den Bereich zwischen 80 und 100 ml/kg KG therapeutisch zu nutzen; wir machen davon reichlich und mit bestem Erfolg Gebrauch.

Die Zusammenhänge mit pathologischen und physiologischen BV-Änderungen sind in Abbildung 2 dargestellt.

Alle Angaben treffen für alte Menschen ohne erkennbare Herzinsuffizienz zu, die nach einer prophylaktischen Digitalisierung (1,6–2,0 mg Lanatosid C) mit Dextran 6%, Humanalbumin 20% und Konservenblut behandelt wurden.

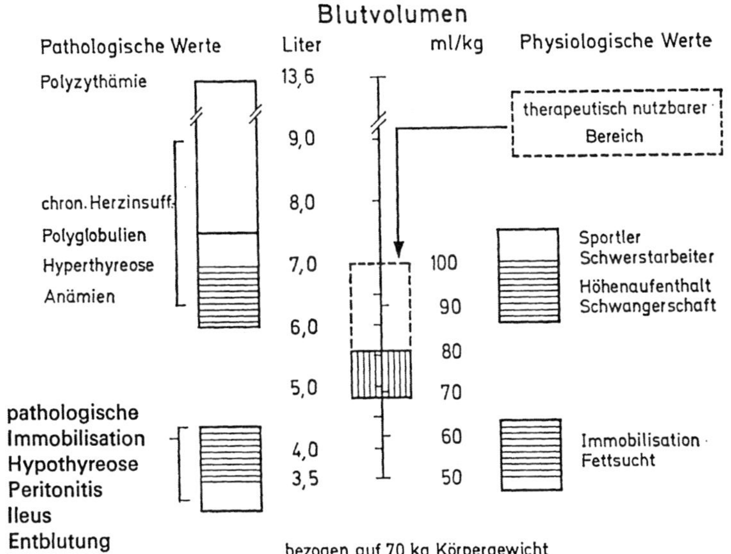

Abb. 2. Gegenüberstellung physiologischer und pathologischer Blutvolumina, Angabe des therapeutisch nutzbaren Bereichs (aus [12])

Zusammenfassung

Alte chirurgische Patienten ($n = 222$, 60–89 Jahre) haben ein normales Blutvolumen (75 ml/kg bei Männern und 65 ml/kg bei Frauen). Ein BV-Defizit ist immer durch krankheitsbedingte Immobilisation bewirkt (Krebskachexie, Frakturen), während eine BV-Steigerung bei Herzinsuffizienz oder Polycythämia vera gefunden wird. – Die Kapazität des Gefäßsystems alter Menschen ($n = 75$) wurde unter therapeutischer oder prophylaktischer Hypervolämie mit 115 ml/kg gemessen. Den Bereich zwischen 80 und 100 ml/kg nennen wir „therapeutisch nutzbar". Eine Steigerung des BV kann entweder langsam (über mehr als 6 Std) oder akut (innerhalb von 30–60 min) unter gleichzeitiger Anwendung von gefäßerweiternden Substanzen (Hydergin) erfolgen.

Summary

Elderly surgical patients ($n = 222$, 60–89 years old) have normal blood volumes (male: 75 ml/kg, female: 65 ml/kg). Decreased TBV was found only in immobilized patients (cancer, fractures), while an increased TBV was found in patients with heart failure or polycythemia vera. – Capacity of vascular bed was measured in patients under therapeutic or prophylactic hypervolaemia of 115 ml/kg BW. We called the range between 80–100 ml/kg "therapeutically useful". Hypervolaemia can be induced slowly (over more than 6 hours) or rapidly (within 30–60 min) in combination with vasodilating drugs (e.g. Hydergin) and dextran 60.

Literatur

1. Becker, H.: Das Blutvolumen bei der Polycythaemia vera und seine Änderung unter der Behandlung. Folia haemat. (Frankfurt) **7**, 256 (1963).
2. Börner, W., Bracharz, H., Schröder, J.: Über zirkulierendes Plasmavolumen, Kreislaufzeit und Durchmischungs-Geschwindigkeit von i.v. injiziertem ^{131}J-Serumalbumin bei gesunden alten Männern. Verh. dtsch. Ges. Kreisl.-Forsch. **24**, 235 (1958).
3. Burton, A. C.: Interrelation of physical and physiological Factors. In: Factors regulating blood flow, Fulton and Zweifach. Amer. J. Physiol. **3** (1958).
4. Clark, J. H., Nelson, W., Lyons, Ch., Mayerson, H. S., Decamp, P.: Chronic shock: the problem of reduced blood volume in the chronically ill patient. Ann. Surg. **125**, 618 (1947).
5. Cohn, J. E., Shock, N. W.: Blood volume in middle-aged and elderly males. Amer. J. med. Sci. **217**, 388 (1949).
6. Guth, G., Zorn, G.: Die Bedeutung der Plasma- und Blutvolumenbestimmung für die Operationsvorbereitung. Zbl. Chir. **82**, 296 (1957).
7. Hegemann, G.: In: Allgemeine und spezielle chirurgische Operationslehre 2. Aufl., Bd I/2. Berlin-Göttingen-Heidelberg: Springer 1958.

8. HOFFMANN, V.: Operationen bei Menschen in höherem Lebensalter. Münch. med. Wschr. **97**, 1081 (1955).
9. KIRCHNER, E.: Neue Gesichtspunkte in der präoperativen Kreislauftherapie beim alten Menschen. Proc. 1. Europ. Anaesth. Kongr. Wien 1962 (48–1).
10. — Kontrollierte Volumenanpassung in: JUST-LUTZ, Genese und Therapie des hämorrhagischen Schocks. Stuttgart: Thieme 1966.
11. — „Induzierte Hypervolämie" und „kontrollierte Volumenanpassung", zwei neue Methoden zur Prophylaxe und Therapie der akuten tonischen Kreislaufinsuffizienz. Habilitationsschrift, Marburg 1965.
12. — Blutkreislauf. In: SCHWAIGER-RODECK-STAIB. Kurzes Lehrbuch der Allgemeinen Chirurgie. Stuttgart: Thieme 1969.
13. — OEHMIG, H.: Schock und Kollaps. In: BÜRKLE-SCHWAIGER. Hdb. d. ges. Unfallheilkunde Bd. I.
14. KLEINE, H. O.: Blutvolumenbestimmung bei induzierter Hypervolämie. Dissertation Marburg 1967.
15. LILLEMEIER, R.: Das Blutvolumen bei alten chirurgischen Patienten. Dissertation, Marburg 1968.
16. PEARCE, J. W.: A current concept of the regulation of blood volume. Brit. Heart J. **23**, 66 (1961).
17. REEVE, E. B., ALLEN, T. H., ROBERTS, I. E.: Blood volume regulation. Ann. Rev. Physiol. **22**, 349 (1960).
18. SJÖSTRAND, T.: Volume and distribution of blood and their significance in regulating the circulation. Physiol. Rev. (Baltimore) **33**, 202 (1953).
19. SKLAROFF, D. M.: Blood volume in old surgical patients. Amer. J. Roentgenol. **75**, 1082 (1956).

Einfluß der Narkose auf die Beziehung Blutmenge — Herzzeitvolumen im höheren Lebensalter

H. Unseld, W. Trömer und **R. Schorer**

Institut für Anaesthesiologie der Universität Tübingen
(Direktor: Prof. Dr. R. Schorer)

Die Blutstromstärke – das Herzzeitvolumen – stellt die zentrale Kreislaufgröße dar. Bei seiner Einstellung kommt es primär auf die Pumpleistung des Herzens an. Daneben ist das Herzzeitvolumen insbesondere einerseits von der zirkulierenden Blutmenge und der mittleren Kreislaufzeit sowie andererseits vom Druckgefälle und dem Strömungswiderstand abhängig. Während Narkosen mit Halothane, Methoxyflurane sowie auch bei Neuroleptanalgesie wird das Herzzeitvolumen bereits normalerweise in Abhängigkeit zur Stoffwechseldämpfung bis um 40% vermindert. In anderen Fällen kann die Verminderung des Herzzeitvolumens über diese nutritive Anpassung an einen gedämpften Stoffwechsel hinausgehen und somit die Versorgung der Peripherie gefährden.

Unsere Untersuchungen über die Beziehung Blutvolumen–Herzzeitvolumen dienen zur Klärung der Frage, wie die Größe des Herzzeitvolumens durch Plasmaexpander, Bluttransfusion und vasoconstrictorische Medikamente beeinflußt wird.

Dazu wurden an Patienten, besonders im höheren Lebensalter, Messungen des Blutvolumens mit dem Volemetron (Ames Company, Frankfurt a. M.) über Bestimmung des 8-min-Albuminraumes mit ^{131}J sowie mit ^{125}J in Kombination mit ^{51}Cr-markierten Erythrocyten durchgeführt.

Die erforderlichen Hämatokrit-Bestimmungen wurden mit dem Elektronen-Mikrohämatokrit (Yellow Springs Instrument & Co., Ohio) bestimmt. Die Messung des Herzzeitvolumens erfolgte mit der Thermo-Injektionsmethode und direktanzeigendem Rechengerät.

Zur Überprüfung der Methode zur Blutvolumenbestimmung führten wir zunächst bei über 40 Normalpersonen Bestimmungen des Gesamtblutvolumens mit ^{131}J durch. In der Abbildung 1 sind die Ergebnisse als Mittelwerte in Abhängigkeit vom Körpergewicht, Körperoberfläche und Körpergröße bei männlichen und weiblichen Personen dargestellt. Beim Körpergewicht (obere Kurve) wurde zusätzlich zwischen muskulösen und nor-

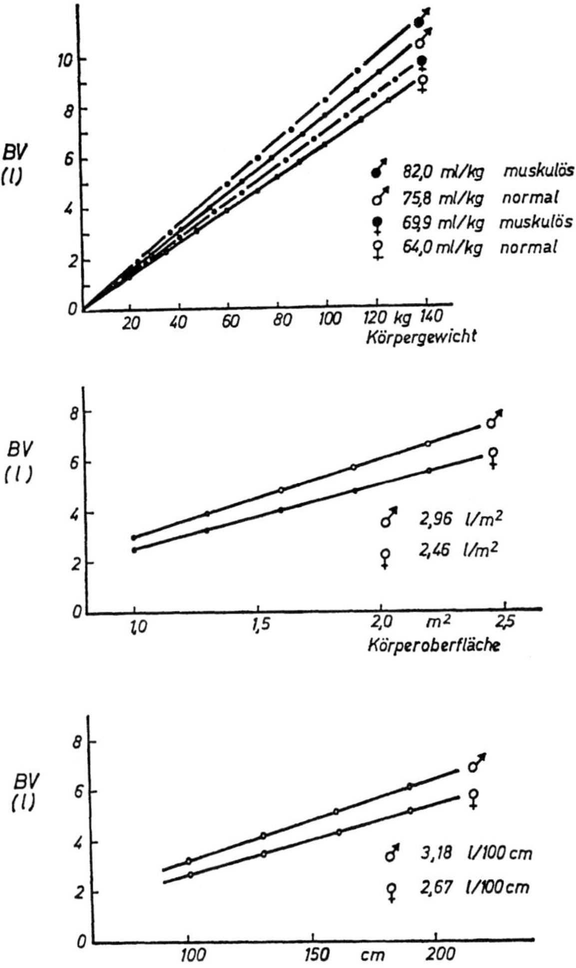

Abb. 1. Mittelwerte des totalen Blutvolumens bei 43 herzgesunden Patienten nach Körpergewicht, Körperoberfläche und Körpergröße

malen Personen unterschieden. Die Werte stimmen mit den in der Literatur bekannten Ergebnissen überein: Das Blutvolumen beträgt 64–82 ml pro kg Körpergewicht, 2,4–2,9 l pro m² Oberfläche bzw. 2,7–3,2 l pro 100 cm Körpergröße. Kontrollmessungen mit ^{125}J und ^{51}Cr stimmten mit den mit ^{131}J ermittelten Werten sehr gut überein.

In der nächsten Abbildung (Abb. 2) ist der mittlere Effekt einer Infusion von 500 ml Macrodex mit einer Infusionszeit von 20 min auf das Blutvolumen, Herzzeitvolumen sowie die übrigen Kreislaufgrößen wie

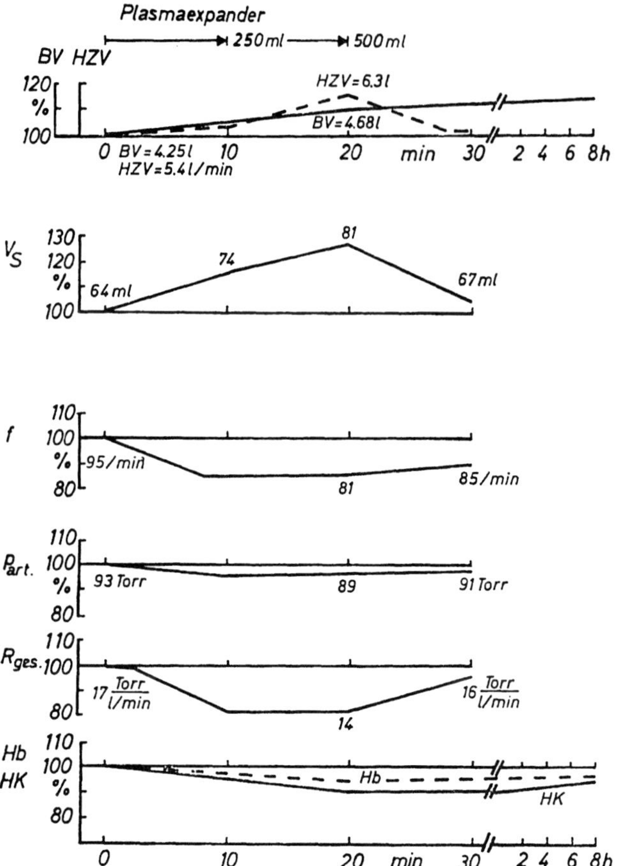

Abb. 2. Mittlere prozentuale Veränderungen von Herzzeitvolumen (HZV), Schlagvolumen (Vs), Herzfrequenz/min (f), mittlerem arteriellen Blutdruck (P_{art}), Gesamt-Kreislauf-Widerstand (R_{ges}) sowie Hämoglobin und Hämatokrit während und nach Plasmaexpander-Infusion (Macrodex 10 %) bei 7 Patienten. Die Werte vor Infusion wurden = 100 % gesetzt. Die Zahlen an den Kurven geben die mittleren Absolutwerte an

Schlagvolumen, Herzfrequenz, arteriellen Mitteldruck und Gesamtkreislaufwiderstand von 7 Patienten dargestellt. Die untere Kurve zeigt die entsprechenden Veränderungen des Hämoglobins und des Hämatokrits. Die Werte sind in Prozent vom Ausgangswert = 100% aufgetragen, die Zahlen an den Kurven entsprechen den absoluten Größen.

Es ist ersichtlich, daß das Herzzeitvolumen (obere Kurve) während der Infusion bis um 16% zunimmt. Das Zeitvolumen ist dabei größer als die Blutvolumenzunahme. Bei einer Verminderung der Herzfrequenz ist dieser Effekt auf die Vergrößerung des Schlagvolumens zurückzuführen, während

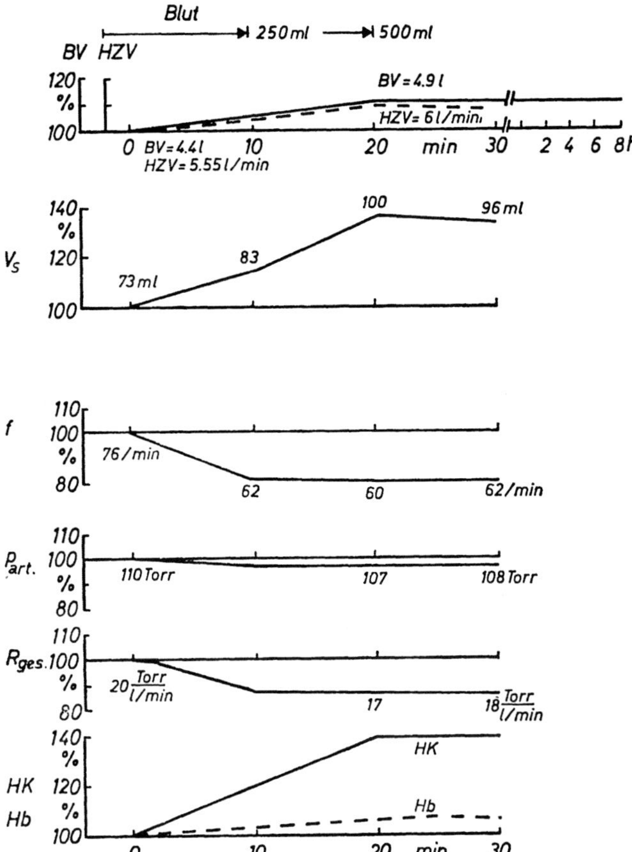

Abb. 3. Mittleres Verhalten der Kreislaufgrößen von 4 kreislaufgesunden Patienten während und nach Transfusion von 500 ml ACD-Blut, Ausgangswerte = 100 %. Abkürzungen s. Abb. 2

der Gesamtkreislaufwiderstand abnimmt. Nach Infusion kehrt das Herzzeitvolumen innerhalb von 10 min rasch zum Ausgangswert zurück. Das Blutvolumen erfährt eine stetige Zunahme über die Infusionsdauer hinaus um die infundierte Menge bis über eine Meßzeit von 8 Std.

Die gleichen Kreislaufgrößen wurden bei 4 Patienten nach einer Transfusion von 500 ml ACD-Blut mit einer Infusionszeit von ebenfalls 20 min bestimmt (Abb. 3). Während der Transfusion nimmt das Herzzeitvolumen um 10%, das Blutvolumen um 12% zu und bleibt über die Meßdauer von 8 Std annähernd auf dieser Höhe. Blutvolumen- und Herzzeitvolumen-Zunahme entsprechen sich hierbei. Der Effekt ist auch hier durch eine Vergrößerung des Schlagvolumens bedingt.

Die Zunahme des Herzzeitvolumens durch Plasmaexpander war größer, allerdings dafür kurzfristiger als durch eine entsprechende Menge Blut. Die Vergrößerung des Herzzeitvolumens durch Plasmaexpander scheint damit zu der dadurch hervorgerufenen Anämie in engerer Beziehung zu stehen und weniger zur Expansion der Gesamtblutmenge.

Die rasche Wiederabnahme des Herzzeitvolumens nach Macrodex-Infusion kann durch vasoconstrictorische Medikamente wie z. B. in unseren Untersuchungen mit Depot-Novadral wesentlich hinausgeschoben werden (Abb. 4). Allerdings bewirkt Depot-Novadral am Ende der Infusion intramuskulär verabreicht eine rasche Verminderung des Schlagvolumens mit einer Steigerung der Herzfrequenz; der Gesamtkreislaufwiderstand steigt dabei an. Die venöse Sauerstoffsättigung (untere Kurve) erfährt nach Depot-Novadral eine wesentliche Zunahme als Ausdruck einer verminderten peripheren Sauerstoffabgabe infolge Verminderung der Muskeldurchblutung.

Aus der nächsten Abbildung (Abb. 5) geht hervor (ab 2. Kurve), daß Depot-Novadral alleine zu keiner Steigerung des Herzzeitvolumens führt,

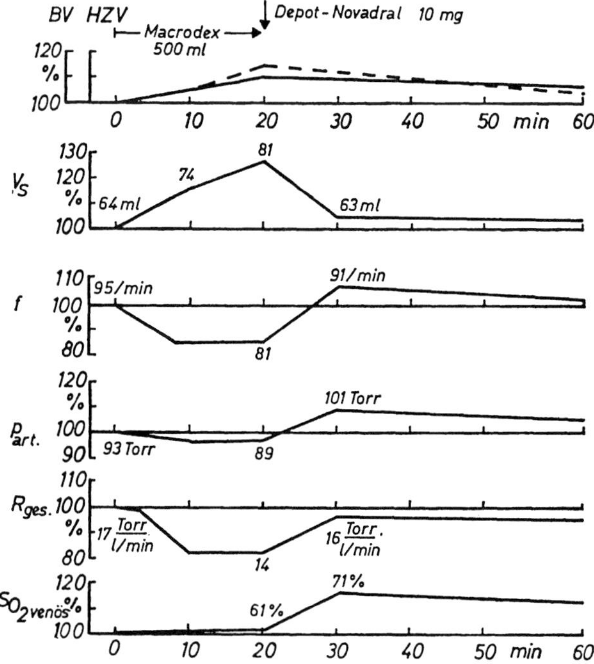

Abb. 4. Verhalten der Mittelwerte der Kreislaufgrößen und der venösen Sauerstoffsättigung während Infusion von 500 ml Macrodex und anschließender i.m. Depot-Novadral-Injektion von 6 Patienten. Ausgangswerte = 100 %. Abkürzungen s. Abb. 2

während das Blutvolumen infolge veränderter Indikatormischung geringfügig vermindert gemessen wird. Das Schlagvolumen nimmt ab; bei einer entsprechenden Zunahme der Herzfrequenz bleibt das Herzzeitvolumen gleich. Arterieller Mitteldruck und Gesamtkreislaufwiderstand steigen an. Zum Vergleich ist auf der oberen Kurve noch einmal das Verhalten des Blutvolumens und Herzzeitvolumens nach Macrodex mit anschließender Depot-Novadral-Injektion dargestellt.

Aus diesen Ergebnissen ist zu folgern, daß die alleinige Gabe von Depot-Novadral zu keiner Steigerung der Durchblutung führt. Die Blutstromstärke kann nur durch eine erhebliche Herzfrequenzzunahme bei Verminderung des Schlagvolumens gegen einen erhöhten Gesamtkreislaufwiderstand aufrecht erhalten werden – eine unökonomische Kreislauf-

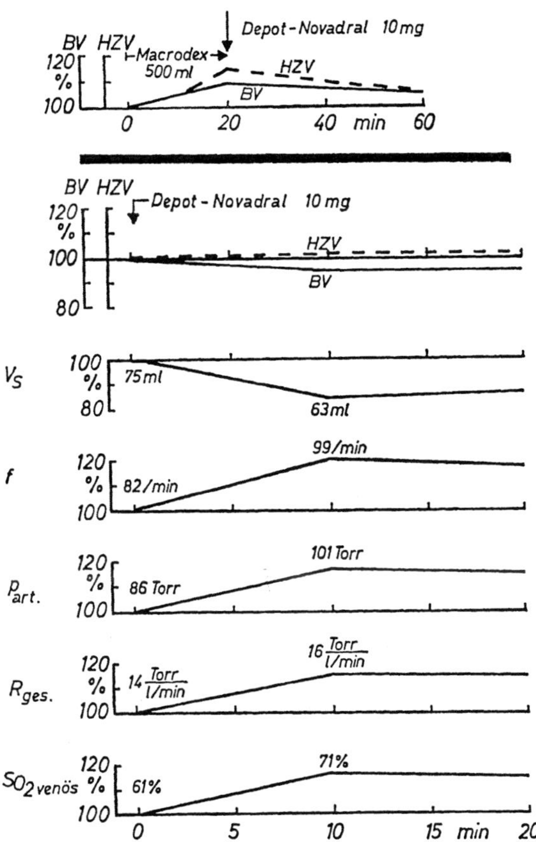

Abb. 5. Wirkung von Depot-Novadral i.m. auf die wichtigsten Kreislaufgrößen als Mittelwerte bei 9 Patienten. Zum Vergleich (obere Kurve) nach vorheriger Macrodex-Infusion. Abkürzungen s. Abb. 2

einstellung. An sich genügen im Verhältnis zur Gesamtblutmenge kleine Zunahmen des effektiven Blutvolumens, um eine Steigerung des Herzzeitvolumens zu bewirken. Eine Zunahme des effektiven Blutvolumens kann durch Vergrößerung der Gesamtblutmenge infolge Infusion oder medikamentös durch Entspeicherung des ineffektiven Blutvolumens und damit Verschiebung von Volumen auf die effektive Seite erreicht werden. Einer Entspeicherung von deponiertem Blut aus Räumen außerhalb der eigentlichen Strombahn kommt im menschlichen Kreislauf aber keine Bedeutung zu. Letzten Endes kann aber sehr wohl das gesamte Venensystem als Blutspeicher dienen und durch Änderung der Blutfüllung ihrer Venen können die Organe zu Blutspeichern werden. Die klassische Auffassung, nach der das Herzzeitvolumen nur durch Speicherung oder Entspeicherung von Blut verändert werden kann, ist heute verlassen. Sehr wohl kann aber ein Versagen der Venomotorik zu einem Versagen der Kreislauffunktion führen.

Das Herzzeitvolumen steht als funktionelle Größe im Mittelpunkt der Kreislaufvorgänge. Das Blutvolumen ist demgegenüber keine geregelte Größe, es kann aus verschiedenen Überlegungen heraus lediglich in eine zirkulierende Blutmenge mit einem rasch und langsam fließenden Teil aufgeteilt werden, also in eine „aktive" und in eine „passive" Blutmenge. Leider ist eine Abtrennung der aktiven Blutmenge von der Gesamtblutmenge bisher meßtechnisch noch nicht möglich.

Nach diesen Überlegungen ist zusammenfassend festzustellen, daß die alleinige medikamentöse Vasoconstriction eine Verbesserung der Kreislauffunktion vortäuscht infolge des am häufigsten gemessenen arteriellen Druckanstieges. Eine tatsächliche Verbesserung, nämlich Steigerung der Blutstromstärke, kann – allerdings nur kurzfristig – durch Plasmaexpander erreicht werden, wobei die Beziehung zur Blutverdünnung zu beachten ist. Eine sinnvolle Verbesserung der Kreislauffunktion, insbesondere Steigerung der Durchblutung, ist dauerhaft nur mit Blut selbst zu erreichen. Die bekannten Nachteile einer Bluttransfusion lassen sich in solchen Fällen hoffentlich bald durch die Entwicklung gefahrloser Sauerstoffträger-Lösungen, den sog. Hämoglobin-Lösungen, vermeiden.

Zusammenfassung

Bei Patienten im Alter über 58 Jahren wurden die Beziehungen Blutmenge zum Herzzeitvolumen untersucht. Das Blutvolumen wurde mit ^{131}J, ^{125}J und ^{51}Cr, das HZV mit der Thermoinjektionsmethode bestimmt.

Nach Infusion von Plasmaexpandern oder Blut kam es zu einer langfristigen Blutvolumenausdehnung. Das HZV stieg kurzfristig an, wobei der Anstieg im wesentlichen auf einer Erhöhung des Schlagvolumens und einer Senkung des Kreislaufwiderstandes beruhte.

Bei medikamentöser Vasoconstriction stiegen sowohl der arterielle Druck als auch der Gesamtkreislaufwiderstand an, während Blutvolumen und HZV sich nicht änderten.

Summary

The interaction of blood volume and cardiac output has been examined in patients over 58 years of age. Blood volume was estimated with ^{131}I, ^{125}I and ^{51}Cr labelled erythrocytes, while a thermodilution method was used for determinations of cardiac output.

After infusion of either blood or dextran a longlasting blood volume expansion occurred. The cardiac output increased only for a short time, and this was almost completely due to increase in stroke volume. There was no change in the mean arterial pressure, but peripheral resistance decreased markedly. With drug-induced vasoconstriction, mean arterial pressure increased as well as peripheral resistance, while blood volume and cardiac output showed no change.

Die Wahl der Anaesthesie für alte Menschen: Regionale oder allgemeine Betäubung

F. F. Foldes und **H. Nagashima**

Abteilungen für Anaesthesie des Montefiore Hospital and Medical Center und des Albert Einstein College of Medicine, New York, USA

An ein Anaesthesieverfahren werden folgende Anforderungen gestellt:

a) Analgesie,
b) Abschwächung der Reflexerregbarkeit,
c) Muskelrelaxation,
d) Schlaf oder Amnesie.

Bei Anwendung von Allgemeinnarkosen können diese Bedingungen nur durch Beeinträchtigung lebenswichtiger physiologischer Funktionen wie Herztätigkeit, Atmung, Leber- und Nierenfunktion erfüllt werden.

Beim gesunden jungen Patienten bestehen die unerwünschten Nebenwirkungen der Allgemeinanaesthesie nur vorübergehend und werden leicht durch wirkungsvolle homöostatische Mechanismen kompensiert. Indessen ist beim alten Patienten die zur Homöostase notwendige kompensatorische Regulationsbreite häufig eingeschränkt. Die Funktionsbeeinträchtigung lebenswichtiger Organsysteme – bedingt durch verschiedene bei der Allgemeinanaesthesie verwendete Mittel – wird daher länger anhalten oder gelegentlich sogar irreversibel sein.

Mit regionalen Betäubungsverfahren lassen sich mit Ausnahme von Schlaf und Amnesie alle Erfordernisse einer Narkose ohne oder nur mit geringer Störung lebenswichtiger Funktionen erfüllen. Die einzigen Nebenwirkungen, die bei einer Leitungsanaesthesie auftreten können, sind:

a) Blutdruckabfall durch periphere Gefäßerweiterung infolge Sympathikusblockade (z. B. beim periduralen und spinalen Block),
b) allgemeine Absorptionsreaktionen nach Anwendung größerer Mengen konzentrierter Lösungen eines Lokalanaestheticums.

Der Blutdruckabfall läßt sich durch vasopressorische Substanzen verhindern oder ausgleichen. Die Gefahr von Allgemeinreaktionen durch Absorption kann durch Verwendung des am schnellsten abgebauten Lokalanaestheticums in möglichst geringer Menge und Konzentration auf ein

Minimum reduziert werden. 2-Chloroprocain (Nesacaine) hat wegen der raschen Hydrolyse durch Plasmacholinesterase die geringste allgemeine Toxicität. Der Zusatz einer vasopressorischen Substanz in geeigneter Konzentration (z. B. Adrenalin 1:400000 bis 1:200000) hilft ebenfalls, Absorptionsreaktionen zu verhindern. Um die benötigte Menge eines Lokalanaestheticums möglichst klein zu halten, ist die spinale der periduralen Blockade häufig vorzuziehen.

Es bestehen keine Zweifel darüber, daß regionale Betäubungsverfahren – abgesehen von besonderen Kontraindikationen wie z. B. Infektion, anatomische Anomalien – für diejenigen Eingriffe vorzuziehen sind, bei denen sie, ohne weiterer Ergänzung zu bedürfen, ausreichend gute Operationsbedingungen bieten. So können z. B. Eingriffe an den unteren Körperabschnitten in Spinal- oder Periduralanaesthesie vogenommen werden. Die Blockade des Plexus cervicalis oder brachialis kann ausgezeichnete Operationsbedingungen am Hals bzw. an den oberen Extremitäten schaffen. Für die Oberbauch- und Thoraxchirurgie stellt die Periduralanaesthesie – ergänzt durch Blockade des Plexus coeliacus bzw. des Vagus – gute Operationsbedingungen her.

Falls Patienten nicht gewillt sind, sich im Wachzustand operieren zu lassen, Leitungsanaesthesien kontraindiziert oder für den beabsichtigten Eingriff ungeeignet sind, so können gute Operationsbedingungen auch durch die Kombination von leichter Allgemeinanaesthesie (z. B. NLA), lokaler Infiltration und Muskelrelaxation erzielt werden. Je schlechter der Zustand eines Patienten, umso unwahrscheinlicher ist es im allgemeinen, daß er oder seine Angehörigen eine Leitungsanaesthesie ablehnen. Irgendwelche Einwände wegen der Vorstellung, während der Operation wach zu sein, können bei der präoperativen Visite zerstreut werden, indem man die relative Sicherheit der vorgesehenen Leitungsanaesthesie betont und dem Patienten versichert, daß er weder während des Anlegens der Anaesthesie noch während der Operation Beschwerden zu erleiden hat. Die Herstellung einer guten Beziehung zum Patienten während der präoperativen Visite ist ausschlaggebend für den Erfolg der Leitungsanaesthesie. Diese ist auch wirkungsvoller und harmloser als komplizierte präoperative Verordnungen.

Zusammenfassung

Beim alten Patienten ist die zur Homöostase notwendige kompensatorische Regulationsbreite häufig eingeschränkt. Regionale Betäubungsverfahren erfüllen mit Ausnahme von Schlaf und Amnesie alle Erfordernisse einer Narkose. Die einzigen Nebenwirkungen einer Leitungsanaesthesie können Blutdruckabfall und allgemeine Absorptionsreaktionen sein. Der Blutdruckabfall läßt sich durch vasopressorische Substanzen verhindern oder ausgleichen, und die allgemeinen Absorptionsreaktionen können durch Verwendung von Lokalanaesthetica in geringer Menge und Konzentration, die rasch abgebaut werden, auf ein Minimum reduziert werden. Regionale Betäubungsverfahren sind für die Eingriffe vorzuziehen, bei denen sie ausreichend gute Operationsbedingungen bieten.

Summary

In elderly patients, the compensatory mechanisms necessary for homeostasis are frequently impaired. Regional methods are capable of fulfilling all the requirements of anaesthesia, with the exception of amnesia and sleep. The only side-effects liable to occur with regional anaesthesia are hypotension and systemic absorption. The hypotension can be prevented or corrected by the administration of vasopressors, and systemic absorption reactions can be minimized by the use of the smallest quantity and the lowest concentration of the most rapidly metabolized local anaesthetic agent. Regional methods are preferable for all procedures where they can produce adequate operating conditions.

Die derzeitige Stellung der Lokalanaesthesie

H. Bergmann

Institut für Anaesthesiologie des Allg. öffentl. Krankenhauses der Stadt Linz/D.
(Vorstand: Univ. Doz. Dr. H. Bergmann)

Die Notwendigkeit, sich bei operativen Eingriffen mit einer örtlichen Schmerzausschaltung begnügen zu müssen, ist mit der Entwicklung und dem Ausbau der Allgemeinanaesthesie deutlich geringer geworden. Die Verfahren der Lokalanaesthesie werden vernachlässigt, wenig gelehrt und scheinen fast vergessen, obwohl sie bei der Suche nach dem kleinsten Narkoserisiko im Einzelfall sinnvoll mit einbezogen werden könnten.

In dieser Situation soll nun die Frage nach einer Renaissance der regionalen Analgesie aufgeworfen und der Versuch unternommen werden, die Berechtigung eines solchen Trends vor allem in der Geriatrie kritisch zu erörtern. Dazu wird es notwendig sein, *Fortschritte* auf dem Gebiete auch der örtlichen Schmerzausschaltung herauszuarbeiten, den sich daraus ergebenden *Indikationsbereich* abzuleiten und *eigene klinische Erfahrungen* vorzulegen.

A. Fortschritte auf dem Gebiete der Lokalanaesthesie

Klarerweise haben sich *Begriffsbestimmung* und *Wirkungsmechanismus* der Lokalanaesthesie (Tab. 1) nicht geändert und sind auch die *anatomischen Grundlagen* dieselben geblieben. Die Angriffspunkte reichen daher nach wie vor von der peripheren Infiltration bis zu den rückenmarksnahen Leitungsanaesthesien.

Tabelle 1. *Definition und Wirkungsmechanismus der Lokalanaesthesie*

1. Definition
   Methode örtlicher Schmerzausschaltung durch Blockade nervöser Erregungsleitung
2. Wirkungsmechanismus
   a) Lokalanaesthetika stabilisieren die Axonmembran des Nerven, daher
   b) Keine Depolarisation und kein Ionenaustausch nach Impulsreizstrom, daher
   c) Keine Weiterleitung der Erregungswelle

1. Zur Lokalanaesthesie verwendete Substanzen

a) Lokalanaesthetika

Bei der Betrachtung der zur Lokalanaesthesie verwendeten Substanzen ergeben sich Hinweise auf eine Entwicklung (Tab. 2), die nicht ohne Auswirkung auf den Anwendungsbereich der örtlichen Betäubungsmethoden bleiben dürfte: Neue Lokalanaesthetika zeigen eine erhöhte *Wirkungsstärke*, eine verminderte *relative Toxizität*, eine verkürzte *Latenzzeit* und eine verlängerte *Wirkungsdauer*. In der chronologischen Reihenfolge sind wir derzeit beim *Mepivacain* (Eckenstam u. Mitarb. [15]) als Optimum angelangt, für die nahe Zukunft ergeben sich neue Aspekte sowohl im Hinblick auf die noch geringere Toxizität des *Prilocains* (Wiedling [61]) als vor allem auch auf die überlange Wirkungsdauer des *Bupivacains* (Eckenstam u. Mitarb. [16]).

Tabelle 2. *Entwicklungsreihe gebräuchlicher Lokalanaesthetika*

	Wirkungsstärke	Toxizität Absolut	Toxizität Relativ	Latenzzeit min (Diffusionskraft, Penetrationsstärke)	Wirkungsdauer (h)	Maximaldosis mg (A) = mit Adrenalin
Procain	1	1	1	5–10	$^3/_4$–1	500 1000 (A)
Tetracain	10	10	1	5–10	1–1$^1/_2$	20
Lidocain	4	2	0,5	< 2	1$^1/_2$–2	300 500 (A)
Mepivacain	4	2	0,5	< 2	1$^1/_2$–2$^1/_2$	300 500 (A)
Prilocain	4	1,5	0,4	< 2	2–3	400 600 (A)
Bupivacain	16	8	0,5	< 2	4–8	200

b) Vasoconstringierende Adjuvantien

Auch das Spektrum der vasoconstringierenden Adjuvantien (Tab. 3) wurde durch die Einführung des zyklischen Polypeptides Ornithin-8-Vasopressin *(POR 8)* bereichert. In einer Dosierung von 0,05 I.E./ml weist es denselben hämostyptischen Effekt wie Adrenalin auf, ist besser mit Halothan verträglich und führt seinem Wirkungsmechanismus entsprechend auch nicht zur nachfolgenden Gewebsacidose. (Diemath [14], Fankhauser [19], Hibler [30], Klingenström u. Westermark [32], Klingenström u. Mitarb. [34–36], Matthes u. Mitarb. [44], Rintala [50], Tsakiris u. Bühlmann [56], Urbatus [57], Valentin u. Nielsen [58].)

Tabelle 3. *Vasoconstringierende Adjuvantien*

	Empfehlenswerte Infiltrationskonzentration	Maximaldosis (Zeitfaktor!)
Adrenalin	5 μg/ml (1:200000)	0,5 mg
Noradrenalin	5 μg/ml (1:200000)	0,5 mg
POR 8 (Ornithin-8-Vasopressin)	0,05 IE/ml	5,0 IE

Vorteile von POR 8
1. Fehlende Gewebsacidose
2. Bessere Verträglichkeit mit Halothan
3. Hämostyptischer Effekt gleich Adrenalin, besser als Noradrenalin

c) Überdeckende „Allgemeinanaesthesie"

Schließlich dürfen auch nicht die erweiterten Möglichkeiten einer überdeckenden zusätzlichen Sedierung vergessen werden, wofür Droperidol, Distraneurin, Gamma-OH, Ketamin oder Diazepam erfolgreich und gegenüber Barbituraten vorteilhaft eingesetzt werden können (LASSNER [38], SZAPPANYOS u. Mitarb. [55]).

2. Technisch-methodische Fortschritte

An technisch-methodischen Fortschritten (Tab. 4) scheinen erwähnenswert:

a) Die Verwendung *dünner* und dünnster (26–32!) *Nadeln* mit konischer Spitze zur Spinalanaesthesie, die das Problem des postspinalen Kopfschmerzes praktisch gelöst haben (ANTONI [1], CANN u. WYKOFF [8], CAPPE [9], CAPPE u. DEUTSCH [10], DEUTSCH [13], FRUMIN [21, 22], GREENE [25], GREENE u. Mitarb. [27], HARALDSON [28], HART u. WHITACRE [29], KAUFMANN [32], LEVY [39], MAYERS u. ROSENBERG [45], OWEN u. Mitarb. [48], ROSENBERG u. BERNER [51], WEAVER [59], WETCHLER u. BRACE [60]).

b) Die Einführung rigoroser *Sterilitätsgesetze* bei der Anlegung rückenmarksnaher Leitungsanaesthesien, die die Entkeimung des gesamten Instrumentariums einschließlich der Ampullen im Autoklaven zwingend vorschreiben (CARTER u. Mitarb. [11], GERLICH u. Mitarb. [23], GREENE [26], LASSNER [37] MACINTOSH [40], WHITTET [61]). Einmalgeräte zur Spinalanaesthesie (BRIDENBAUGH u. Mitarb. [5]) stellen in dieser Beziehung die letzte Entwicklungsstufe dar und tragen zur sicheren Vermeidung neurologischer Komplikationen nicht unwesentlich bei.

Tabelle 4. *Technisch-methodische Fortschritte der Lokalanaesthesie*

1. Verwendung *dünner* [31–32] *Spinalnadeln* mit konischer Spitze (postspinaler Kopfschmerz!)
2. Einführung rigoroser *Sterilitätsgesetze* bei rückenmarksnahen Leitungsanaesthesien (Autoklavierung – Einmalgeräte)
3. Bessere Kenntnisse über *Angriffspunkt und Ausbreitung* der injizierten Anaesthetika (subarachnoidal, epidural)
4. *Kontinuierliche* Methodik (Langzeit-Epiduralanaesthesie in der postoperativen Phase)
5. Wiederbelebung der *intravenösen Lokalanaesthesie*
6. Eingliederung in den *Aufgabenbereich des Anaesthesiologen* (bessere Überwachung, erhöhte Sicherheit)

c) Die Möglichkeit *kontinuierlicher Methodik* vor allem bei der Epiduralanaesthesie, wodurch über den operativen Eingriff hinaus auch in der postoperativen Phase günstige Effekte erzielt werden können (Bromage [6], Burn [7], Cole [12], Edmonds-Seal [17], Green u. Dawkins [24], Scott u. Walker [54]).

d) *Bessere Kenntnisse* über Angriffspunkt und Ausbreitung des subarachnoidal oder peridural injizierten Lokalanaestheticums, damit weise Reduzierung der Dosis vornehmlich im Alter und exaktere Kontrolle der gewünschten Anaesthesiehöhe.

e) Die Wiederbelebung der *intravenösen Lokalanaesthesie*, die im Vergleich zur Bier'schen Ära unter modernen Bedingungen imstande ist, vor allem im Bereich der oberen Extremität gefahrlos und effektvoll eingesetzt zu werden (Literatur bei Bergmann [4]).

f) Die Tatsache, daß die *Eingliederung* auch *örtlicher Betäubungsmethoden* in den *Aufgabenbereich des Anaesthesiologen* naturgemäß auch eine bessere Überwachung der dadurch hervorgerufenen Reaktionen des Organismus mit sich bringt und damit die Sicherheit für den Patienten erhöht.

B. Indikationsbereich zur Lokalanaesthesie

1. Auswahl der Methode

Unter diesen Voraussetzungen hat sich in unserem Bereich eine klare *Abgrenzung der Kompetenzen* ergeben: Infiltrationsanaesthesien und Leitungsblockaden vor allem im Kopf-Halsbereich werden vom Operateur durchgeführt, alles andere ist Aufgabe des Anaesthesisten und wird *nach Körperregionen* gegliedert: Es handelt sich dabei um das Gros der rückenmarksnahen Leitungsanaesthesien für Eingriffe im Abdomen und an den unteren Extremitäten und um einen zahlenmäßig viel kleineren Anteil von

Blockaden des Plexus brachialis und i.v. Lokalanaesthesien an der oberen Gliedmaße.

Was nun die *Wahl zwischen subarachnoidaler und periduraler Blockade* betrifft, so haben wir uns bei Eingriffen bis zum Mittelbauch von jeher für die Spinalanaesthesie entschieden und glauben damit, für den klinischen Routinebetrieb eine sichere und rasch verfügbare Methode zur Hand zu haben. Zur Schmerzausschaltung im Oberbauch oder für abdominelle Langzeit-Analgesien über Tage hinaus ziehen wir in zunehmendem Maße einschleichende kontinuierliche Epiduralanaesthesien heran.

2. Indikationen zur Lokalanaesthesie

Die topographisch so festgelegten Methoden halten wir nun unter folgenden Bedingungen für angezeigt (Tab. 5):

a) Bei akuten Eingriffen am nicht nüchternen Patienten zur Herabsetzung der Aspirationsgefahr.

b) Beim *kardiorespiratorischen Risikofall der Geriatrie*, bei dem alle schädigenden Momente einer Schmerzausschaltung mit besonderer Sorgfalt auf ein unbedingt notwendiges Minimum reduziert werden müssen (Bergmann [3], Ellis u. Leatherdale [18], Hügin [31], Mostert [46], Renck [49], Scarborough [52], Scott [53]).

c) Bei schweren, die Grundkrankheit begleitenden *Schädigungen der Leber, der Niere* oder *des Stoffwechsels*. Die geringe Toxizität der Lokalanaesthetika zusammen mit geeigneten volumenkompensatorischen Maßnahmen wirken sich in einer nur geringen allgemeinen Anaesthesiebelastung aus.

d) Beim *Ileus* und bei der *Peritonitis*, bei welchen Krankheitsbildern eine epidurale Langzeitanaesthesie auch in der postoperativen Intensivtherapie imstande ist, Analgesie ohne Depression und daher ungestörte Ventilation, verbesserte Darmmotorik und renale Perfusion zu gewährleisten.

Tabelle 5. *Indikationen zur Lokalanaesthesie*

1. *Akute* Chirurgie am *nicht nüchternen* Patienten (Aspirationsgefahr!)
2. Kardiorespiratorische Risikofälle der *Geriatrie* (nur geringe Beeinträchtigung kardialer, hämodynamischer und respiratorischer Funktionen)
3. Schwere Begleitschäden von *Leber, Niere oder Stoffwechsel* (geringe Toxizität, geringe allgemeine Anaesthesiebelastung)
4. *Ileus und Peritonitis* (Langzeit-Epiduralanaesthesie: Analgesie, Respiration, Darm- und Nierenfunktion)
5. *Sectio caesarea* (Spinalanaesthesie: geringste Auswirkung auf fötale Risikofälle)
6. *Fehlender Anaesthesist* (Notlösung!)

e) Bei der *Sectio caesarea* besonders im geburtshilflichen Risikofall, um jede nachteilige Wirkung einer Narkose auf den Fötus auszuschalten.

f) Als Methode für den *alleinstehenden Chirurgen*, der eine solche Situation allerdings höchstens als Not- und nicht als Dauerlösung ansehen sollte.

3. Kontraindikationen zur Lokalanaesthesie

Als Kontraindikationen für örtliche Betäubungsverfahren kommen in Frage (Frey u. Mitarb. [20], Nolte [47]):

a) Überempfindlichkeit gegen Lokalanaesthetika,

b) Störungen der Blutgerinnung wie z. B. Antikoagulantienbehandlung,

c) Lokale bakterielle Infektion der Haut,

d) Manifeste Erkrankungen des ZNS (Spinal- und Epiduralanaesthesie).

C. Eigene Erfahrungen

Die Bedeutung der *Spinalanaesthesie in der geriatrischen Chirurgie* soll nun anhand unseres eigenen Materials der letzten 14 Jahre aufgezeigt werden und unsere bisherigen Ausführungen untermauern:

1. Altersverteilung des Krankengutes

Vom 1. 7. 55 bis 30. 6. 69 wurden an unserem Institut insgesamt *7273 Greisen-Anaesthesien* an Patienten zwischen 70 und 100 Jahren durchgeführt.

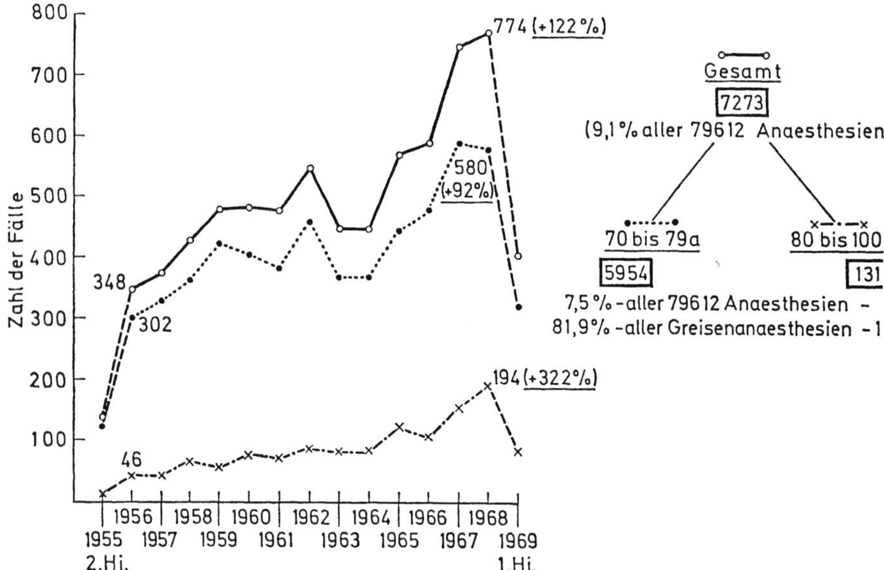

Abb. 1. Zahl der Greisenanaesthesien 1. 7. 1955–30. 6. 1969 (Absolute Zahlen)

Diese 9,1% aller Anaesthesien des Berichtszeitraumes verteilen sich zu 81,9% auf Fälle des 8. Lebensjahrzehntes, 1319 Patienten gehören zur Gruppe der 80–100jährigen (Abb. 1).

Die Zahl der Greisen-Anaesthesien steigt jährlich laufend an und liegt 1968 insgesamt um 122%, bei den 70jährigen um 92% und bei den Uralten (80–100 Jahre) sogar um 322% über dem Ausgangswert.

Dieser massive Anstieg kommt in der Relation zur Gesamtzahl der Anaesthesien nicht zum Ausdruck, da auch diese deutlich zugenommen hat. Immer noch läßt sich aber in der Gruppe der 80–100jährigen auch relativ eine Zunahme um 130% nachweisen.

2. Altersverteilung und quantitative Bedeutung der (Greisen-)Spinalanaesthesie

Im Berichtzeitraum wurden insgesamt 3013 Spinalanaesthesien, d. s. 3,8% aller Anaesthesien, ohne neurologische Komplikationen und mit einer Frequenz von 1,2% postspinaler Kopfschmerzen durchgeführt.

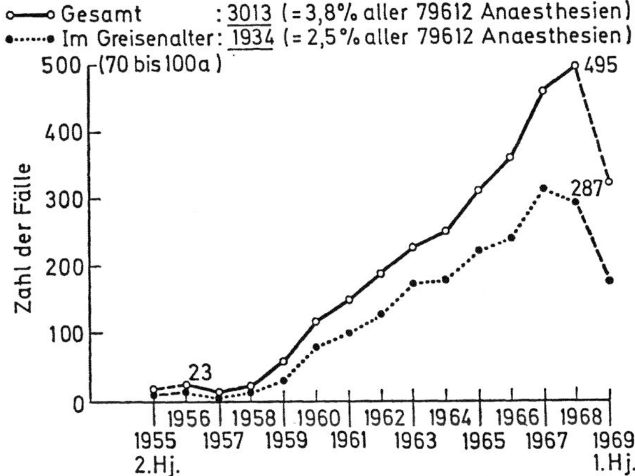

Abb. 2. Zahl der Spinalanaesthesien 1. 7. 1955–30. 6. 1969 (Absolute Zahlen)

1934 Patienten fallen unter den Begriff der Altersanaesthesie (Abb. 2). Ein jährlich rasch zunehmender Anstieg ist auch hier vorhanden und betrifft sowohl das Greisenalter als auch Fälle unter 70 Jahren.

Dadurch nimmt auch die Relation zur Gesamtzahl der Anaesthesien laufend zu und beträgt derzeit bereits 6,5%. Praktisch die Hälfte aller Spinalanaesthesien (53,8%) wird im Greisenalter durchgeführt, fast jeder zweite Greis (42,8%) erhält als Methode der Wahl eine Spinalanaesthesie.

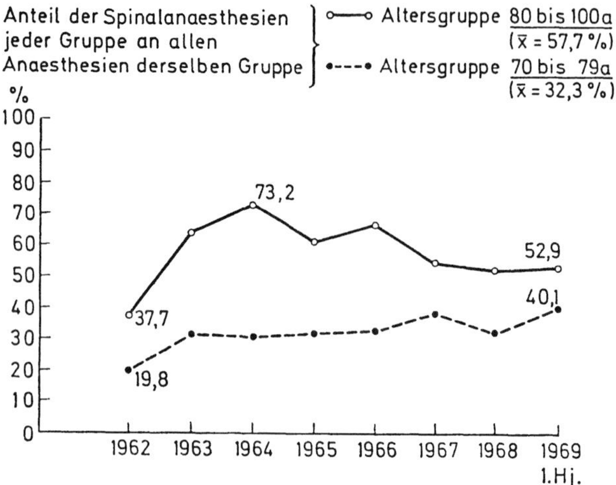

Abb. 3. Quantitative Bedeutung der Greisen-Spinalanaesthesie 1. 1. 1962 bis 30. 6. 1969 (Aufgeschlüsselt nach Altersgruppen)

Die Korrelation zum Alter kommt noch deutlicher zum Ausdruck, wenn man das Greisenmaterial in Altersgruppen aufschlüsselt (Abb. 3): Der Anteil der Spinalanaesthesien betrug im 8. Jahrzehnt nur 32,3% und steigt bei den 80–100jährigen auf 57,7% an.

3. Indikationsbereich der Spinalanaesthesie

Überträgt man nun die Tatsache der massiven Zunahme der Greisen-Spinalanaesthesien auf unser Indikationsschema und vergleicht die erste und zweite Hälfte des Berichtzeitraumes miteinander, so ergeben sich zunächst für alle 4 zuständigen Fachabteilungen, nämlich die Extremitätenchirurgie, die Urologie, die Abdominalchirurgie und die Gynäkologie, sowohl absolut als auch in Prozenten ausgedrückt, deutliche Anstiegstendenzen (Abb. 4).

Die Krankenhaus-Mortalitätsziffern des Gesamtmaterials der 1. Hälfte des Berichtzeitraumes belaufen sich auf insgesamt 9,1%, für das 8. Lebensjahrzehnt allein auf 7,8%, für das 9. Jahrzehnt auf 14,8%.

Eine Gegenüberstellung der Mortalitätsverhältnisse Spinalanaesthesie – Allgemeinanaesthesie in einem Kollektiv von 224 Extremitätenoperationen – also aus der Indikationsgruppe mit der höchsten Sterblichkeit – ergab 13,6% für 154 Spinalanaesthesien und 18,6% für 70 Allgemeinanaesthesien. Dieser Unterschied fällt noch mehr ins Gewicht, wenn man weiß, daß die Gruppe der spinal Anaesthesierten eine echte negative Auslese darstellt: Sie enthält 70,1% schlechte Risiken und 51,7% über 80jährige, während die Narkosegruppe nur 27,3% hohe Risiken und 22,1% Uralte aufweist.

Tabelle 6. *Quantitative Bedeutung der Spinalanaesthesie (aufgeschlüsselt nach Indikationsgruppen). Vergleich 1. (1955–62) und 2. Hälfte (1962–69) des Berichtszeitraumes*

	über 70 Jahre			unter 70 Jahren			Gesamte Sp. A.			
	1. H.	2. H.	Se.	1. H.	2. H.	Se.	1. H.	2. H.	Se.	%
1. Extremitätenchirurgie (SH. Amp., Marknagelung)	168	698	*866*	66	336	*402*	234	1034	*1268*	*39,9*
2. Urologie	87	499	*586*	35	238	*273*	122	737	*859*	*28,3*
a) Prostata, Harnblase (Ekt., Sect. alt., Koag., L. trypsie)	84	479	563	17	220	237				
b) Niere, Ureter (Anurie Dekaps., -stomie)	3	20	23	18	18	36				
3. Allgemeinchirurgie	58	318	*376*	81	218	*299*	139	536	*675*	*22,4*
a) Hernien incarc. (ing., fem., umb., ventr., Mittel- u. Unterbauch)	30	166	196	10	113	123				
b) Akutes Abdomen (Ileus, App. perf. etc.)	14	135	149	16	78	94				
c) Ikterus (Laparotomie, Gallengangs-anastomosen)	10	6	16	43	2	45				
d) Anorectale Eingriffe (Noduli, Fistel, Prolaps)	4	11	15	12	25	37				
4. Gynäkologie/Gebh. (Sectio caes., vag. Eingriffe)	4	102	*106*	22	83	*105*	26	185	*211*	*7,4*
Gesamt:	317	1617	*1934*	204	875	*1079*	521	2492	*3013*	100,0
%:		+ *410*			+ *337*		*17,3*	*82,7*	100,0	

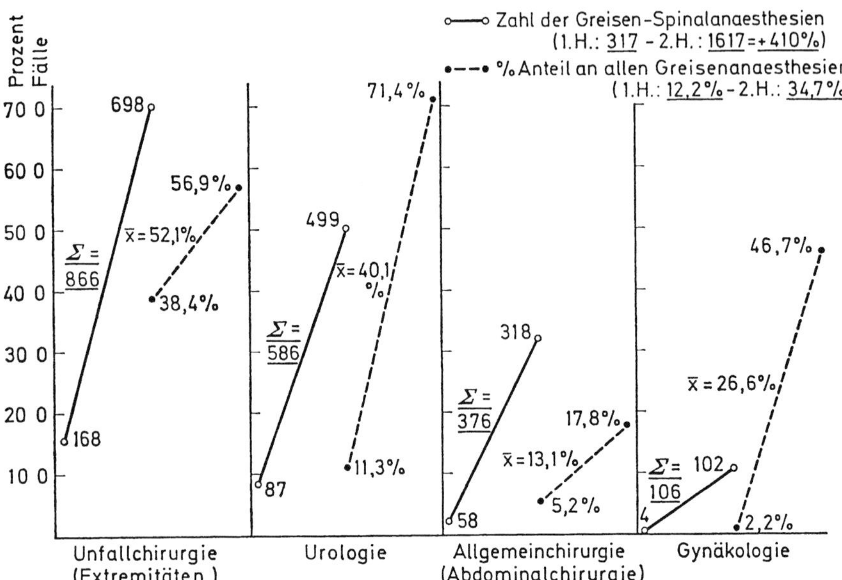

Abb. 4. Quantitative Bedeutung der Greisen-Spinalanaesthesie (aufgeschlüsselt auf Fachabteilungen). Vergleich 1. (1955–1962) und 2. Hälfte (1962–1969) des Berichtszeitraumes

Unter den einzelnen *Indikationsgruppen* zur Spinalanaesthesie überwiegen die Eingriffe an der unteren Extremität mit 39,9%, gefolgt von urologischen Operationen (28,3%) (Tab. 6). Die eruptiven Zunahmequoten von 410% (Patienten zwischen 70 und 100 Jahren) bzw. 337% (Patienten unter 70 Jahren) erklären die Tatsache, daß 82,7% aller Spinalanaesthesien in die 2. Hälfte des Berichtzeitraumes fallen. Es ist daraus abzuleiten, daß wir uns an die guten klinischen Erfahrungen der ersten 7 Jahre (Bergmann [3]) gehalten und diese Methode seit 1962 zu einem festen Bestandteil der Alterschirurgie aber auch von Risikoeingriffen unter 70 Jahren gemacht haben.

D. Schlußfolgerungen

Es lassen sich demnach folgende *Schlußfolgerungen* über die Bedeutung der Lokalanaesthesie für die Alterschirurgie ziehen:

1. Fortschritte auf medikamentösem und methodisch-technischem Gebiete haben die Möglichkeiten und die Sicherheit örtlicher Betäubungsmethoden erweitert. Neue, weniger toxische und länger wirksame Lokalanaesthetika mit mehr Verständnis und besseren Kenntnissen einzusetzen, stellt eine sinnvolle Ergänzung der verfügbaren Methoden der Allgemeinanaesthesie dar.

2. Die Verfahren der örtlichen Schmerzausschaltung und vor allem rückenmarksnahe Leitungsanaesthesien sollten in vermehrtem Maße wieder aufgegriffen, gelehrt und geübt werden (AUBERGER [2], FREY u. Mitarb. [20], MACINTOSH u. BRYCE-SMITH [41], MACINTOSH u. MUSHIN [42], MACINTOSH u. OSTERLE [43], NOLTE [47]). Eine richtige Auswahl, technisch ordnungsgemäß angewandt und entsprechend überwacht, kommt dem Ideal einer minimalen Narkosebelastung recht nahe.

3. Unserer eigenen Erfahrung nach hat sich gerade die Spinalanaesthesie unter Einhaltung bestimmter Richtlinien in der Greisenchirurgie bestens bewährt und innerhalb der letzten 14 Jahre rasch zunehmende Bedeutung erlangt.

4. Regionale Anaesthesien und damit auch alle hier nicht abgehandelten therapeutischen Nervenblockaden zwar zu verwenden, aber ohne Zeitaufwand nebenbei abtun zu wollen, scheint uns ebenso verfehlt wie die Anschauung, mit Hilfe örtlicher Betäubungsmethoden einen Anaesthesisten vollwertig und dauernd ersetzen zu wollen. Erst die Symbiose zwischen Lokalanaesthesie und Narkose wird in der Hand des in beidem Erfahrenen unserem Streben nach Qualität wirklich gerecht werden können.

Zusammenfassung

Die derzeitige Stellung der Lokalanaesthesie vor allem in der Greisenchirurgie wird kritisch umrissen. Fortschritte (neue Substanzen, technisch-methodische Neuerungen) werden herausgearbeitet, die Berechtigung einer Renaissance der regionalen Anaesthesieverfahren wird daraus abgeleitet. Die Auswahl der Methode wird nach Körperregionen gegliedert dargestellt, Indikationsbereich und Kontraindikationen werden angegeben. 7273 Greisenanaesthesien (70–100jährige) der letzten 14 Jahre werden analysiert, die Überlegenheit der örtlichen Schmerzausschaltung in der Alterschirurgie, Wert und zunehmende Bedeutung vor allem der Spinalanaesthesie (1934 Greisen-Spinalanaesthesien unter insgesamt 3013 Spinalanaesthesien) und ihre niedrigere Mortalitätsrate im Vergleich zur Allgemeinanaesthesie werden nachgewiesen.

Summary

The present status of local anaesthesia, especially in geriatric surgery, is evaluated. Due to progress both in pharmacology and in techniques and methods, the reestablishment of regional anaesthetic techniques seems justified. In stressing that the methods chosen depend on the type and localisation of the operation performed, indications for and contraindications to local anaesthesia are summarized. 7273 anaesthetics given to our own patients (aged 70–100 years) within the last 14 years are analysed. Among these series the growing importance of spinal anaesthesia (1934 geriatric spinals among a total number of 3013 spinals) is shown and the advantages of this method in lowering postoperative mortality rates in the aged are demonstrated.

Literatur

1. ANTONI, N.: Om lumbalpunktion. Svenska Läk.-Tidn. **20**, 529 (1923).
2. AUBERGER, H. G.: Praktische Lokalanaesthesie. Stuttgart: G. Thieme 1967.
3. BERGMANN, H.: Zur Indikation der Spinalanaesthesie in der Alterschirurgie. Anaesthesist **12**, 233 (1963).
4. — Zur intravenösen Lokalanaesthesie. Wien. klin. Wschr. **77**, 729 (1965).
5. BRIDENBAUGH, L. D., MOORE, D. C., DEVRIES, J. C.: Sterile, Convenient, Economical, Disposable Spinal Anesthesia Trays. Factor Fantasy? Anesth. Analg. Curr. Res. **46**, 191 (1967).
6. BROMAGE, P. R.: Spirometry in assessment of analgesia after Abdominal Surgery. Brit. med. J. **2**, 589 (1955).
7. BURN, J. M. B.: A Method of continuous epidural analgesia. Anaesthesia **18**, 78 (1963).
8. CANN, J. E., WYKOFF, C. C.: Incidence of Headache with Use of 27 Gauge Special Needle. Anesthesiology **11**, 294 (1950).
9. CAPPE, P. E.: Prevention of Postspinal Headache with a 22 Gauge Pencil-Point Needle and Adequate Hydration. Anesthesiology **14**, 398 (1953).
10. — DEUTSCH, E. V.: A Malleable Cone-tip Needle for Fractional Spinal Anesthesia. Anesthesiology **14**, 398 (1953).
11. CARTER, A. B., HERBERT, C. L., DEWALD, W. J., TALLEY, A. W.: Multiple Autoclaving of Drugs used in Spinal Anesthesia. Anesthesiology **15**, 450 (1954).
12. COLE, P. V.: Continuous epidural lignocaine – a safe method. Anaesthesia **19**, 562 (1964).
13. DEUTSCH, E. V.: Small Gauge Cone-Tip Spinal Needle. Anesthesiology **22**, 122 (1961).
14. DIEMATH, H.: Experimentelle und klinische Untersuchungen über ein neues vasokonstriktorisches Peptid (POR-8 Sandoz) als Zusatz für die Lokalanaesthesie. Ärztl. Prax., im Druck.
15. ECKENSTAM, B. AF, EGNÉR, B., ULFENAHL, L. R., DHUNÉR, K. G., OLEJUND, O.: Trials with carbocaine, a new local anesthetic drug. Brit. J. Anaesth. **28**, 503 (1956).
16. — — PETTERSON, G.: N-alkyl-pyrrolidine and N-alkyl-piperidine carboxylic acid amines. Acta chem. scand. **11**, 1183 (1957).
17. EDMUNDS-SEAL, J.: An overdose of lignocaine. Anaesthesia **19**, 22 (1964).
18. ELLIS, H., LEATHERDALE, R. A. L.: Prostatectomy Anaesthetic Technique and other factors affecting prognosis. Lancet **2**, 1189 (1958).
19. FANKHAUSER, B.: Lokale Blutstillung mit POR-8 (Sandoz) bei gynäkologischen und geburtshilflichen Operationen (im Druck).
20. FREY, R., LUTZKI, H. v., NOLTE, H., PFEIFFER, H.: Der heutige Stand der Lokalanaesthesie. Vorträge aus der praktischen Chirurgie. 76. Heft. Stuttgart: F. Enke 1967.
21. FRUMIN, M. J.: Spinal Anesthesia. Using a 32-gauge needle. Anesthesiology **30**, 599 (1969).
22. — Fine lumbar puncture needle. Anesthesiology **17**, 504 (1968).

23. Gerlich, N. A., Nicoles, P. S., Ballinger, C. M.: Heat Sterilization of Spinal Anesthetic Ampules. Anesthesiology **19**, 394 (1958).
24. Green, R., Dawkins, M.: Post-operative analgesia. Anaesthesia **21**, 372 (1966).
25. Greene, B. A.: A 26 Gauge Lumbar Puncture Needle: Its Value in Prophylaxis of Headache Following Spinal Analgesia for Vaginal Delivery. Anesthesiology **11**, 464 (1950).
26. Greene, N. M.: Neurological Sequelae of Spinal Anesthesia. Anesthesiology **22**, 682 (1961).
27. Greene, B. A., Goldsmith, M., Lichtig, S.: Prevention of Headache after Spinal Analgesia for Vaginal Delivery by use of hydration and 24 gauge needle. Am. J. Obst. Gyn. **58**, 709 (1949).
28. Haraldson, S.: Headache after Spinal Anesthesia: Experiments with a New Spinal Needle. Anesthesiology **12**, 321 (1951).
29. Hart, J. R., Whitacre, R. J.: Pencil-point Needle in Prevention of Postspinal Headache. J. Amer. med. Ass. **147**, 657 (1951).
30. Hilber, N.: Lokalanaesthesie und Vasokonstriktor (im Druck).
31. Hügin, W.: Fragen der Anaesthesie bei Operationen an Greisen. Langenbecks Arch. klin. Chir. **287**, 162 (1957).
32. Kaufmann, J.: Spinal Anesthesia using 2 Inch 25 Gauge Needle Minimizing Headache; Report of 1000 Cases. Milit. Surg. **107**, 285 (1950).
33. Klingenström, P., Westermark, L.: Local Tissue-Oxygen Tension after Adrenalin, Noradrenalin and Octapressin in Local Anaesthesia. Acta anaesth. scand. **8**, 261 (1964).
34. — Nylén, B., Westermark, L.: Synthetic pituitary posterior-lobe hormones as vasoconstrictors in local anesthesia. Acta anaesth. scand. Suppl. XXIII: 366, 1966.
35. — — — Vasoconstrictors and Experimental Flaps. Acta chir. scand. **131**, 187 (1966).
36. — — — Experimental and Clinical Investigations of the Local Vasoconstrictive Effect of two new Derivatives of Pituitary posterior. Plast. reconstr. Surg. **39**, 503 (1967).
37. Lassner, J.: Indikation und Technik der Spinal- und Periduralanaesthesie. Anaesthesist **13**, 258 (1964).
38. — Vergleich zwischen Ketamine und Diazepam als Adjunkt zur Periduralanaesthesie. Anaesthesiologie und Wiederbelebung **40**, 193. Berlin-Heidelberg-New York: Springer 1969.
39. Lewy, W. H.: A New Needle for Intrathecal Puncture. Anesthesiology **18**, 336 (1957).
40. Macintosh, R. R.: Lumbar Puncture and Spinal Analgesia. 2nd ed. Edinbourgh: E. & S. Livingstone 1957.
41. — Bryce-Smith, R.: Örtliche Betäubung: Abdominal-Chirurgie. Anaesthesiologie und Wiederbelebung **32**, 1–73. Berlin-Heidelberg-New York: Springer 1968.
42. — Mushin, W. W.: Örtliche Betäubung: Plexus brachialis. Anaesthesiologie und Wiederbelebung **19**, 1–31. Berlin-Heidelberg-New York: Springer 1967.
43. — Osterle, M.: Örtliche Betäubung: Kopf und Hals. Anaesthesiologie und Wiederbelebung **26**, 1–124. Berlin-Heidelberg-New York: Springer 1968.
44. Matthes, H., Andree, G., Neumann, R.: Klinische Beobachtung bei der Anwendung eines neuen Vasoconstriktors: Ornithin 8 – Vasopressin (POR 8). Prakt. Anaesth. und Wiederbelebung **4**, 132 (1969).
45. Mayers, L., Rosenberg, N.: The Use of the 26 Gauge Spinal Needle. Anesth. Analg. Curr. Res. **41**, 509 (1962).

46. Mostert, J. W.: The risk of epidural block in old people. Brit. J. Anaesth. **32**, 613 (1962).
47. Nolte, H.: Die Technik der Lokalanaesthesie. Anaesthesiologie und Wiederbelebung **14**, 1–53. Berlin-Heidelberg-New York: Springer 1966.
48. Owen, W. K., Owen, J. J., Wergent, W. F., McGowan, J. N.: 26 Gauge Spinal Needles for Prevention of Spinal Headache. Amer. J. Surg. **85**, 98 (1953).
49. Renck, H.: The elderly patient after anaesthesia and surgery. Acta anaesth. scand. Suppl. XXXIV, 1–136 (1969).
50. Rintala, A.: Haemostatic effect of Ornithin-8-Vasopressin on operative bleeding. Acta anaesth. scand. **12**, 89 (1968).
51. Rosenberg, M. K., Berner, G.: Spinal Anaesthesia in Lumbar Disc Surgery: Review of 200 Cases with a Case History. Anesth. Analg. Curr. Res. **44**, 419 (1965).
52. Scarborough, R. A.: Spinal anesthesia from Surgeon's Standpoint. J. Amer. med. Ass. **168**, 1324 (1958).
53. Scott, D. L.: Anaesthetic Experiences in 1,300 major geriatric operations. Brit. J. Anaesth. **33**, 354 (1961).
54. Scott, D. B., Walker, L. R.: Administration of continuous epidural analgesia. Anaesthesia **18**, 78 (1963).
55. Szappanyos, G., Gemperle, M., Gemperle, G.: The Utilization of Ketamine as an adjunct with Spinal and Epidural Analgesia. Anaesthesiologie und Wiederbelebung **40**, 188. Berlin-Heidelberg-New York: Springer 1969.
56. Tsakiris, A., Bühlmann, A.: Kreislaufwirkungen eines neuen synthetischen Vasopressin. Dtsch. med. Wschr. **88**, 46 (1963).
57. Urbatus, W.: Ornithin-8-Vasopressin (POR-8) als Vasoconstrictor in der Gynäkologie und Geburtshilfe. Praxis **56**, 1755 (1967).
58. Valentin, N., Nielsen, O. V.: Vasoconstrictors and General Anaesthesia. Acta anaesth. scand. **13**, 63 (1969).
59. Weaver, D. C.: Techniques for Preventing Complications during and after Spinal Anesthesia. Anesth. Analg. Curr. Res. **39**, 141 (1960).
60. Wetchler, B. V., Brace, D. E.: Technique to Minimize Occurence of Haedache after Lumbar Puncture by Use of Small Bore Spinal Needles. Anesthesiology **16**, 445 (1955).
61. Wiedling, S.: Studies on α-*n*-propylamine-2-methyl propionanilide. A new local anaesthetic. Acta pharmacol. int. (Kbh.) **17**, 233 (1960).
62. Whittet, T. D.: Effect of Autoclaving on Ampoules of Local Analgesics. Anaesthesia **9**, 271 (1954).

Indikationen und Möglichkeiten der Caudalanaesthesie unter Berücksichtigung des hohen Lebensalters

H. Nolte, G. Heege und **A. Hadinia**

Institut für Anaesthesiologie (Chefarzt: Priv.-Doz. Dr. H. Nolte)
des Zweckverbandes – Stadt- und Kreiskrankenhaus – Minden/Westfalen

Degenerative, chronische Erkrankungen beim alten Patienten erhöhen das Risiko für jeglichen therapeutischen Eingriff. Also bedeutet auch die Anaesthesiologie eine erhebliche Belastung für den Organismus. Es muß daher der Anaesthesist den geriatrischen Patienten noch schonender, d. h. weniger toxisch, anaesthesieren als den jüngeren Menschen. Im Folgenden soll nicht das Pro und Kontra verschiedener Anaesthesietechniken bzw. -methoden diskutiert werden, sondern wir wollen versuchen, eine regionale Anaesthesietechnik vorzustellen, mit der wir persönlich in der geriatrischen Medizin gute Erfahrungen gemacht haben.

Die Caudalanaesthesie – die man auch als Periduralanaesthesie „von unten" bezeichnen kann – wurde von uns für ganz spezielle Indikationen ausgewählt. Wir beschränken ihre Anwendung auf Eingriffe am Anus, in der Ampulle, am Perineum und im Bereich des männlichen und weiblichen Urogenitaltraktes. Darüber hinaus haben wir in der letzten Zeit damit begonnen, die Caudalanaesthesie auch in der Geburtshilfe einzusetzen. Therapeutische Caudalanaesthesien sind in unserer Zusammenstellung nicht berücksichtigt worden.

Die Technik der Anaesthesie entspricht der in den einschlägigen Lehrbüchern beschriebenen. Wir führen sie meist in Bauchlage bei erhobenem Becken, aber auch in Seitenlage durch. Als Lokalanaestheticum benutzen wir das Carbostesin, in 0,375%iger Lösung. Als Konstringentienzusatz benutzen wir entweder Adrenalin 1:200000 oder POR-8 in der Konzentration von 0,1 IE/ml. Letzteres wird besonders in der Geburtshilfe angewendet.

Insgesamt haben wir in einem Zeitraum von 18 Monaten 286 Eingriffe in Caudalanaesthesie durchgeführt. Die Verteilung auf die einzelnen operativen Disziplinen ist in Tabelle 1 dargestellt.

In 15 Fällen, das entspricht 5,2%, konnte die Caudalanaesthesie nicht vollständig durchgeführt werden. Die Ursachen hierfür finden sich in

Tabelle 1. *Anzahl und Verteilung der Caudalanaesthesien (Zeitraum : 18 Monate)*

Klinik:	Anzahl
Chirurgie	14
Urologie	239
Gynäkologie	12
Geburtshilfe	4
Dermatologie	6
Sonstige	11
Insgesamt	286

Tabelle 2. *Nicht durchgeführte Caudalanaesthesien*

15 von 286 = **5,2%**	
Ursachen:	
Anatomisch-technisch	9
toxische Reaktion (i.v.)	2
Blutaspiration (wiederholt)	3
Subdurale Punktion	1
Durchgeführte Caudalanaesthesien: 271	

Tabelle 2. Damit ergibt sich eine Gesamtzahl von 271 durchgeführten Caudalanaesthesien.

Da wir das langwirkende Lokalanaestheticum Carbostesin verwenden, haben wir ausreichend Zeit, schon länger vor dem Beginn des operativen Eingriffs die Anaesthesie anzulegen. Tabelle 3 gibt die Zeitdifferenzen zwischen Anaesthesie- und Operationsbeginn wieder.

Tabelle 3. *Zeitdifferenz zwischen Anaesthesie- und Op.-Beginn*

min	Anzahl
bis 30	155
bis 60	76
bis 120	28
> 120	12
insgesamt	271

Die Effektivität der Caudalanaesthesie ist in Tabelle 4 dargestellt. 91,8% der Fälle waren ausreichend, und weitere 6,7% erforderten lediglich eine zusätzliche Gabe von Analgetika bzw. zentral sedierenden Mitteln.

Nur bei 1,5% war eine Vollnarkose notwendig. Da die Anaesthesien routinemäßig von jüngeren Assistenten durchgeführt werden, beweist der hohe Prozentsatz suffizienter, ausreichender Anaesthesien, wie einfach die Durchführung dieser Technik ist.

Tabelle 4. *Effekt der Caudalanaesthesien*

Effekt	Anzahl	%
A	249	91,8
B	18	6,7
C	4	1,5
insgesamt	271	100,0

Tabelle 5. *Altersverteilung von 271 Caudalanaesthesien*

Alter	Anzahl	%
< 60 J.	80	29,1
> 60 J.	191	70,9
insgesamt	271	100

Vergleicht man die Altersgruppen der Patienten, so haben wir es in über 70% der Fälle mit Patienten jenseits des 60. Lebensjahres zu tun (Tab. 5).

Da normalerweise bei der geriatrischen Anaesthesie die intraoperativen Komplikationen meist von Seiten des kardio-vasculären Systems auftreten, haben wir die klinische Symptomatik des Blutdruckabfalles und der Pulsstörungen als Kriterien zum Vergleich herangezogen. Es zeigt sich, daß verglichen mit den im gleichen Zeitraum durchgeführten Periduralanaesthesien der Blutdruckabfall bei letzteren häufiger vorkommt (Tab. 6).

Tabelle 6. *RR-Abfall (über 30%) bei Peridural- und Caudalanaesthesie*

Technik	insgesamt	Anzahl	%
Peridural	157	41	26,1
Caudal	271	10	3,7

Vergleicht man weiterhin die geriatrische Patientengruppe jenseits des 60. Lebensjahres in bezug auf den Blutdruckabfall zwischen Peridural-, Caudal- und Fluothaneanaesthesie, so kann man feststellen, daß der Blutdruckabfall bei der Peridural- und Fluothaneanaesthesie mit 26,6 bzw. 28%

etwa gleich häufig ist. Demgegenüber beträgt er bei der Caudalanaesthesie nur 4,2% (Tab. 7).

Tabelle 7. *RR-Abfall bei Pat. > 60 J. bei Peridural-, Caudal- und Fluothaneanaesthesien*

Technik	insgesamt	Anzahl RR-Abfall	%
Peridural	135	36	26,6
Caudal	191	9	4,2
Fluothane	200	56	28

Pulsstörungen sind in unserem Material im Gegensatz zu anderen Techniken so selten wie Blutdruckabfälle. Außer vorher bestehenden Störungen konnten wir bei unseren 271 Caudalanaesthesien kein Auftreten von Arrhythmien oder Tachykardien beobachten. Lediglich in 6,3% bzw. 5,6% der Fälle traten Bradykardien auf (Tab. 8).

Tabelle 8. *Durch die Caudalanaesthesie verursachte Pulsstörungen*

Störung	Altersgruppe	Anzahl	%
Arrhythmien		keine	
Tachykardien		keine	
Bradykardien	< 60 J.	5	= 6,3
	> 60 J.	11	= 5,6

Weder intra- noch postoperativ konnten wir irgendwelche Komplikationen oder Nebenwirkungen von Seiten der Anaesthesie beobachten. Die Mortalität war Null.

Wenngleich die Indikation zur Caudalanaesthesie in bezug auf die gesamte operative Medizin relativ gering ist, in unserem Patientengut beträgt sie ca. 4%, so kann man doch behaupten, daß sie eine nahezu ideale Anaesthesietechnik für den geriatrischen Patienten darstellt.

Folgende *Vorteile* glauben wir in der Anwendung der Caudalanaesthesie zu sehen:

1. Keine wesentlichen Störungen der Atmung oder des Kreislaufes – solange die Caudalanaesthesie nicht über D IX–X aufsteigt.
2. Einfache Technik, deren Effekt jederzeit kontrollierbar ist.
3. Einsparung von Personal, da die Überwachung der Patienten nach Anlegen der Anaesthesie wenig Mühe macht.
4. Bei Verwendung des langwirkenden Lokalanaestheticums Carbostesin sind wir zeitlich vom Operationsbeginn relativ unabhängig und können die

Caudalanaesthesie anlegen, wenn es organisatorisch am günstigsten ist. Die Wirkungszeit der Caudalanaesthesie bei einer Einzelinjektion von Carbostesin liegt bei etwa 8–10 Std. Damit ist für den operativen Bereich eine kontinuierliche Caudalanaesthesie nicht erforderlich.

Ein *Nachteil* der Caudalanaesthesie ist lediglich die Tatsache, daß sie aufgrund ihrer Ausbreitung nur eine begrenzte Auswahl für operative Eingriffe zuläßt.

Abschließend möchten wir nochmals betonen, daß bei gezielter Indikation für uns die Caudalanaesthesie besonders in der geriatrischen Anaesthesie die Methode der Wahl bedeutet.

Zusammenfassung

Es wird über 271 Caudalanaesthesien berichtet, die vorwiegend bei Patienten über 60 Jahre gelegt wurden. Komplikationen – auch von Seiten des kardio-vasculären Systems – traten kaum auf. Zu einem Blutdruckabfall kam es in 4,2% und zu einer Bradykardie in 5,6% der Fälle. Die Durchführung der Technik der Caudalanaesthesie ist relativ einfach. Nur in 5,2% der Fälle konnte wegen technischer Schwierigkeiten die Caudalanaesthesie nicht durchgeführt werden. Bei gezielter Indikation gerade bei geriatrischen Patienten ist die Caudalanaesthesie wohl eine der sichersten Anaesthesieformen.

Summary

Experience with 271 caudal anaesthesias is reported. Most of the patients were over 60 years of age. There were no complications from the cardio-vascular system. In 4.2% a fall in blood pressure occurred, and in 4.6% bradycardia. The technique is not very difficult. In only 5.6% of cases caudal anaesthesia could not be performed owing to technical difficulties. With appropriate indications, caudal anaesthesia seems to be one of the safest forms of anaesthesia for elderly patients.

Nierenfunktion unter Spinalanaesthesie mit Citanest bei alten Patienten

K. Bihler, P. Lübke und **G. Gundlach**

Institut für Anaesthesie (Direktor: Prof. Dr. K. Hutschenreuter) der Universität des Saarlandes und Urologische Universitätsklinik (Direktor: Prof. Dr. C. E. Alken) Homburg/Saar

Bisherige Untersuchungen an jüngeren, nierengesunden Personen zeigten, daß es unter der Spinalanaesthesie zu keiner wesentlichen Beeinflussung der Nierenfunktionen kam.

Die nierenhämodynamischen Größen weisen jedoch eine Altersabhängigkeit auf, die sich nach Watkin u. Shock in einer Regressionsgleichung ausdrücken läßt:

Glomeruläre Filtrationsrate (Inulin-Clearance) = 157 – (1,16 × Alter in Jahren) ml/min.

Effektiver Nierenplasmastrom (PAH-Clearance) = 820 – (6,75 × Alter in Jahren) ml/min.

Wird diese altersabhängige Verminderung der Nierenfunktion durch die Grundkrankheit verstärkt, so geraten diese Patienten leicht an die Grenze der renalen Kompensationsmöglichkeit.

Die Auswahl des Anaesthesieverfahrens für diese Kranken erfordert daher in besonderem Maße die Berücksichtigung der Beeinflussung der renalen Funktion durch die Anaesthesie.

Regionale Betäubungsverfahren wie die Spinal- und Periduralanaesthesie werden bevorzugt bei urologischen Patienten angewandt, deren Nierenfunktion häufig durch Alter und zusätzlich durch die Grundkrankheit reduziert ist.

Günstige klinische Resultate sowie geringe Beeinflussung der Nierenhämodynamik bei der Periduralanaesthesie mit Citanest veranlaßten uns, dieses Lokalanaesthetikum auch zur Spinalanaesthesie zu verwenden.

Zur Abklärung der Frage, inwieweit die Spinalanaesthesie mit Citanest einen Einfluß auf die Nierenfunktion beim alten Patienten ausübt, wurden von uns die nachfolgenden Untersuchungen durchgeführt:

Zehn urologische Patienten mit einem Durchschnittsalter von 66 Jahren, die sich transurethralen Eingriffen unterzogen, wurden in diese Untersuchungsserie aufgenommen. Bei über zwei Drittel der Untersuchten waren die Nierenpartialfunktionen, durch das Alter und teilweise zusätzlich durch die Grundkrankheit bedingt, vermindert.

Die Spinalanaesthesie legten wir mit 100 mg einer hyperbaren Citanestlösung in Höhe von L3 bis L4 an. Unter der Anaesthesie waren nur unwesentliche Blutdruckabfälle, nach RIVA ROCCI am rechten Oberarm gemessen, zu verzeichnen. Zur Erzielung einer ausreichenden Diurese erhielten die Patienten 1 Std vor Versuchsbeginn 500 ml 5%ige Lävuloselösung infundiert. Gleichzeitig verabreichten wir über einen anderen Venenkatheter Inulin und Paraaminohippursäure in der von MERTZ angegebenen Zusammensetzung.

In den ersten 20 min wurden 3,75 ml/min, anschließend 1 ml/min dieser Lösung bis zum Versuchsende infundiert. 4 Clearance-Perioden mit einer Dauer von jeweils 20 min führten wir durch. Das arithmetische Mittel aus den ersten beiden Perioden diente als Kontrollwert zu den unter der Spinalanaesthesie gewonnenen Werten. 20 min nach Anlegen der Spinalanaesthesie

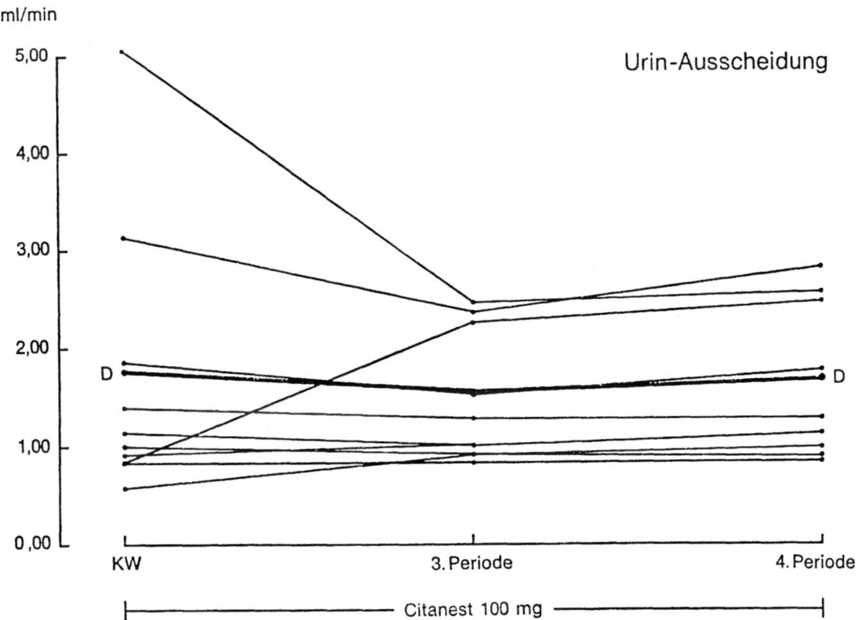

Abb. 1. Graphische Darstellung der Urin-Ausscheidung unter Spinalanaesthesie mit Citanest im Vergleich zu den vor der Anaesthesie ermittelten Werten. (KW = Kontrollwert vor Anaesthesie, 3. Periode = 20–40 min nach Anlegen der Anaesthesie, 4. Periode = 40–60 min nach Anlegen der Anaesthesie, D = Durchschnitt von n = 10)

folgte eine 3. und 4. Clearance-Periode. Simultan wurden während dieser Perioden folgende Parameter ermittelt:

1. Die Urinausscheidung,
2. Die glomeruläre Filtrationsrate mittels Inulin-Clearance,
3. Der effektive Nierenplasmastrom mittels PAH-Clearance.

Untersuchungsergebnisse

Urinausscheidung

Die Urinausscheidung wies einen Kontrollwert von 1,67 ± 1,4 ml/min auf. Bei zwei Drittel der Patienten kam es in der 3. Clearance-Periode, also 20–40 min nach Anlegen der Spinalanaesthesie, zu einer Verminderung der Urinausscheidung, im Mittel auf 1,45 ± 0,66 ml/min. In den darauffolgenden 20 min war die Diurese gegenüber dem Kontrollwert noch bei 3 Patienten vermindert, im Mittel auf 1,62 ± 0,73 ml/min angestiegen. Der durchschnittliche Kontrollwert war somit nahezu erreicht (Abb. 1).

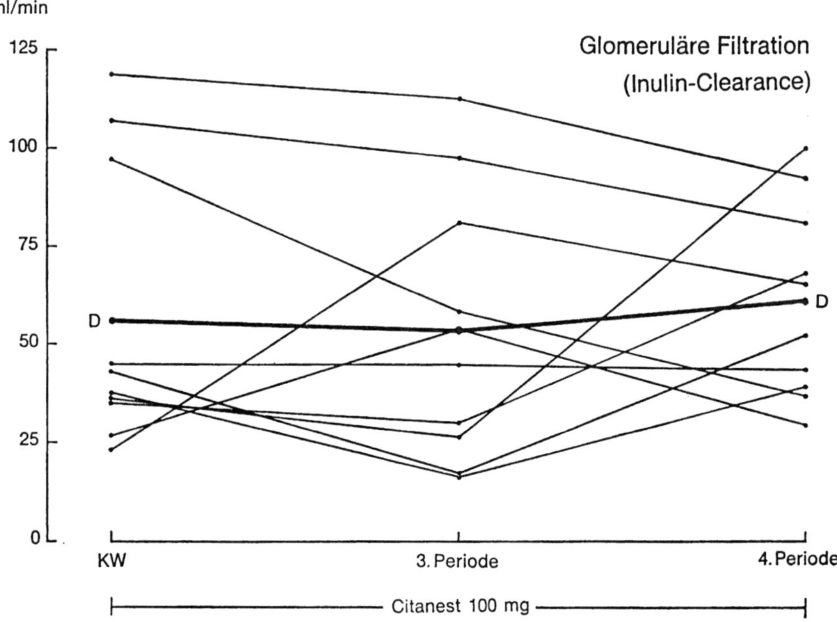

Abb. 2. Verhalten der glomerulären Filtration (Inulin-Clearance) unter Spinalanaesthesie mit Citanest im Vergleich zum Kontrollwert. (KW = Kontrollwert vor Anaesthesie, 3. Periode = 20–40 min nach Anlegen der Anaesthesie, 4. Periode = 40–60 min nach Anlegen der Anaesthesie, D = Durchschnitt von $n = 10$)

Glomeruläre Filtrationsrate (Inulin-Clearance)

Die glomeruläre Filtrationsrate lag mit einem Ausgangswert von 56 ± 35 ml/min unterhalb des Normalbereiches. Bei 6 Patienten blieben in der 3. Periode unter Spinalanaesthesie die Werte in einem Schwankungsbereich um 10% des Ausgangswertes oder stiegen weiter an. Bei den restlichen war ein Abfall der Filtration zu verzeichnen. Im Mittel war mit 54 ± 34 ml/min ein geringfügiger Rückgang eingetreten. In der nachfolgenden 4. Periode zeigten noch 3 Patienten gegenüber dem Kontrollwert eine verminderte glomeruläre Filtration, im Mittel war diese jedoch auf 62 ± 25 ml/min angestiegen (Abb. 2).

Effektiver Nierenplasmastrom (PAH-Clearance)

Auch der effektive Nierenplasmastrom wies einen Kontrollwert auf, der mit 378 ± 90 ml/min unterhalb des Normbereiches lag. 20–40 min nach Anlegen der Spinalanaesthesie, also in der 3. Clearance-Periode, war bei

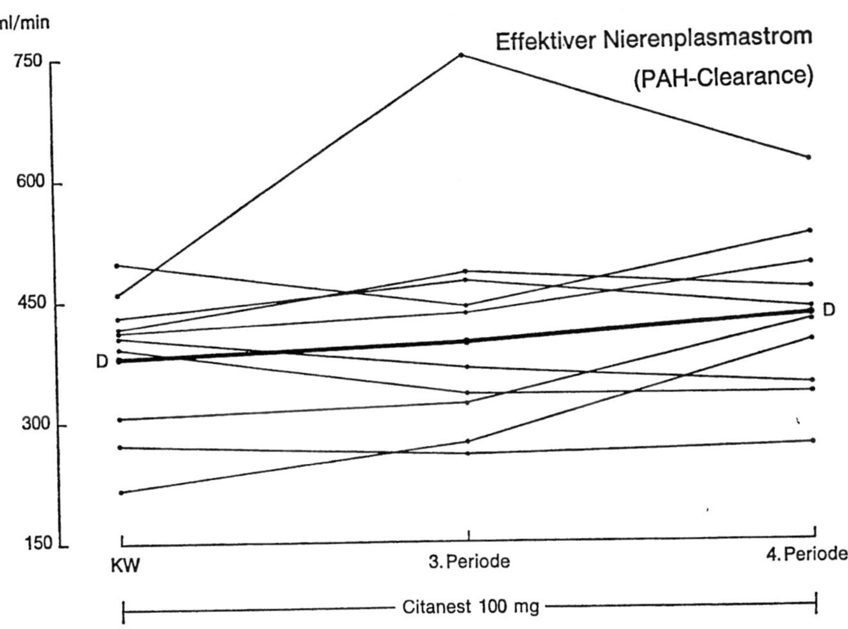

Abb. 3. Effektiver Nierenplasmastrom (PAH-Clearance) unter Spinalanaesthesie mit Citanest im Vergleich zu den vor der Anaesthesie ermittelten Werten. (KW = Kontrollwert vor Anaesthesie, 3. Periode = 20–40 min nach Anlegen der Anaesthesie, 4. Periode = 40–60 min nach Anlegen der Anaesthesie, D = Durchschnitt von $n = 10$)

7 Patienten ein Gleichbleiben oder Ansteigen, bei den restlichen ein Abfall der Werte festzustellen, im Mittel war die PAH-Clearance auf 400 $\pm$ 144 ml/min angestiegen. In der darauffolgenden 4. Periode war mit einem Durchschnitt von 436 $\pm$ 98 ml/min eine Verbesserung des effektiven Nierenplasmastroms um 15% gegenüber dem Kontrollwert nachweisbar (Abb. 3).

Zusammenfassung

Der Einfluß der Spinalanaesthesie mit Citanest auf die glomeruläre Filtrationsrate (Inulin-Clearance), den effektiven Nierenplasmastrom (PAH-Clearance) und die Urinausscheidung wurde bei 10 urologischen Patienten mit normaler und eingeschränkter Nierenfunktion untersucht.

Die durchschnittliche Urinausscheidung verringerte sich in der 1. Periode unter der Spinalanaesthesie und erreichte in der 2. Untersuchungsphase nahezu wieder den Kontrollwert vor der Anaesthesie. Bei unterschiedlichem Verhalten der Einzelwerte blieb die glomeruläre Filtrationsrate in der 1. Periode unter Spinalanaesthesie im Durchschnitt geringfügig unterhalb des Kontrollwertes, um in der darauffolgenden Periode 9% über den Ausgangswert anzusteigen. Der effektive Nierenplasmastrom wies in der 1. Periode unter Citanest einen durchschnittlichen Zuwachs von 6% und in der folgenden von 15% gegenüber dem Kontrollwert auf.

Summary

The effect of spinal anaesthesia with Citanest on glomerular filtration rate (inulin clearance), renal plasma flow (PAH clearance) und urine flow was studied in 10 patients with normal and impaired kidney function.

The mean value of urine flow decreased during the first clearance period with spinal anaesthesia but reached control levels during the following period.

Individual values observed for glomerular filtration were scattered during the first period; on the average they were slightly lower than control values, but during the following period the filtration rate increased to about 9% above normal.

The effective renal plasma flow, as determined by PAH clearance, showed an increase over control values of 6% during the first period and of 15% during the second period.

Literatur

1. Bihler, K., Gundlach, G., May, P.: Der Einfluß der Periduralanaesthesie mit Prilocain (Xylonest) auf die Nierenfunktion. Z. prakt. Anaesth. Wiederbeleb. **5**, 111 (1970).

2. EIGLER, F. W.: Pathophysiologie der Niere im Rahmen chirurgischer Erkrankungen. Stuttgart: Ferdinand Enke Verlag 1968, Seite 36.
3. GERBERSHAGEN, H. U.: Simultane Untersuchungen über die kardiovaskuläre und renale Hämodynamik während der hohen Periduralanaesthesie am gesunden Menschen. Vortrag im Mainzer anaesthesiologischen Colloquium am 16. Juli 1969.
4. ROE, I. H., EPSTEIN, I. H., GOLDSTEIN, N. P.: A photometric method for the determination of inulin in plasma and urine. J. biol. Chem. **178**, 839 (1949).
5. ROTHAUGE, C. F.: Die seitengetrennte, quantitative Nierenfunktionsprüfung. Heidelberg: Dr. Alfred Hüthig-Verlag 1966, Seite 51.
6. WATKIN, D. M., SHOCK, N. W.: Agewise standard value for C_{In}, C_{PAH} and Tm_{PAH} in adult males. J. clin. Invest. **34**, 969 (1955).

Hirnfunktion alter Menschen unter dem Einfluß von Narkose und Operation

L. Grabow, H. Busch, R. Leichner und **L. Zelinka**

Abteilung für Anaesthesiologie der Universitätskliniken Gießen (Direktor: Prof. Dr. H. L'Allemand), Neurologische Universitätsklinik Gießen (Direktor: Prof. Dr. F. Erbslöh) und Neuropsychiatrische Universitätsklinik Gießen (Direktor: Prof. A. Derwort)

Es ist eine recht weit verbreitete Ansicht in der operativen Medizin, daß alte Patienten, werden sie operiert, nach dem Eingriff ohne wieder richtig aufzuwachen ihrem Tode entgegendämmern, also einer Hirnleistungsschwäche erliegen. Werden diese Patienten dagegen nicht operiert und bleiben bettlägerig, so sterben sie an pulmonalen Komplikationen. Daraus kann eigentlich nur gefolgert werden, daß alte Menschen nicht krank werden dürfen, wenn sie noch ein wenig weiter leben wollen. Nun nimmt aber gerade der Anteil alter Patienten am Krankengut einer jeden Klinik ständig zu. Und es wäre eine Kapitulation, würde man der eben skizzierten Ansicht folgen.

Wir haben daher die Hirnleistung alter Menschen nach verschiedenen Operationen und Narkoseformen mit der Absicht untersucht, die am besten geeignete Narkoseform, d. h. das Betäubungsverfahren mit der geringsten Beeinträchtigung der Gehirnfunktion zu finden.

Es wurden 56 Patienten, die sich einer Gallen- bzw. einer Lungenoperation unterziehen mußten, untersucht, und die Eingriffe wurden entweder in Halothannarkose oder in Neuroleptanalgesie vorgenommen. Die Fragestellung lautete: Unterscheidet sich die Wirkung von Halothannarkose und der Neuroleptanalgesie nach der Operation bezüglich der Beeinträchtigung intellektueller Leistungen? Überprüft wird die Leistung – jeweils an unterschiedlichen Gruppen – in der 2., 6. und 24. Std nach der Operation. Als Maß der Wirkung dient die Differenz der Leistungen vor der Operation und dann entsprechend 2, 6 und 24 Std nach der Operation. Sie wurde nach folgenden Verfahren ermittelt:

1. Mit Hilfe des Benton-Testes, bei dem die kurzfristige Merkfähigkeit bei den geometrischen Figuren überprüft wird. Dieses Verfahren erweist sich bei hirnorganischen Schädigungen als besonders sensibel.

2. und 3. Zahlen vorwärts und Zahlen rückwärts nachsprechen (HAWIE-Test). Mit Hilfe dieser Untersuchung wird die kurzfristige Konzentrations- und Merkfähigkeit ermittelt.

4. Rechnerisches Denken (HAWIE-Test). Dieses Verfahren spricht komplexere kognitive Fähigkeiten an, wobei die geistige Flexibilität im Vordergrund steht.

Wegen der unterschiedlichen Ausgangswerte waren die Leistungswerte selbst nicht direkt zu verwenden. Wir haben folgende Ergebnisse erhalten:

Tabelle 1. *Die für die jeweiligen Gruppen gemittelten Differenzwerte für die beiden Narkosemittel*

	Benton		Z. v.		Z. r.		R. D.	
	Halothan	NLA	Halothan	NLA	Halothan	NLA	Halothan	NLA
2 Std	− 1,7	− 1,6	− 0,7	− 0,5	− 0,4	− 0,3	− 1,2	− 1,2
6 Std	+ 1,0	+ 0,3	− 0,66	− 0,1	− 0,16	− 0,4	− 1,0	− 0,9
24 Std	− 0,1	− 0,7	− 0,4	− 0,1	− 0,2	− 0,3	− 0,2	+ 0,2

Die Tabelle stellt die für die jeweiligen Gruppen gemittelten Differenzwerte für die beiden Narkosemittel unter den Bedingungen der 2., 6. und 24. Std dar. Die Differenzwerte wurden für die jeweiligen Verfahren getrennt ermittelt. Vergleichbar sind in dieser Tabelle jeweils nur die Differenzwerte desselben Verfahrens, d. h. jeder Block ist für sich zu betrachten.

Da die Werte bestimmte statistische Bedingungen nicht erfüllten, wurde ein parameterfreies Prüfverfahren angewendet (Mann-Withney-U-Test). Keiner der Unterschiede erwies sich als signifikant, und damit unterscheiden sich die leistungsbeeinträchtigenden Wirkungen einer Halothannarkose bzw. einer Neuroleptanalgesie bezüglich der ermittelnden Leistungen auch als nicht signifikant.

Daß die 4 Verfahren überhaupt Leistungsbeeinträchtigungen prüfen, zeigt sich darin, daß bei beiden Verfahren die Leistungen der 2. Std nach der Operation stark erniedrigt sind, ersichtlich an den hohen negativen Differenzwerten. Sie verbessern sich dann zunehmend durchschnittlich wieder bis zur 24. Std nach der Operation. Eine auffällige Ausnahme stellen die Leistungen im Benton-Test dar, die zum Zeitpunkt der 6. postoperativen Std die höchsten Werte erhalten, im Durchschnitt sogar die Werte vor der Operation übertreffen. Die Patienten scheinen zu diesem Zeitpunkt in den durch den Benton-Test überprüften Leistungen nicht eingeschränkt zu sein.

Darüber hinaus wirkt sich hier möglicherweise ein Wiederholungsfaktor aus.

Die Fülle der durch eine relativ kleine Auswahl an Untersuchungstests und Patienten erzielten Ergebnisse hat uns sehr angenehm überrascht. Durch weitere Untersuchungen hoffen wir in dieser Frage mehr zu erfahren. Diese hier mitgeteilte Untersuchung hat die Weichen für gezielteres Fragen stellen können.

Zusammenfassung

Den Einfluß zu untersuchen, den ein chirurgischer Eingriff und die dabei angewandte Narkose auf die Hirnfunktion ausüben, wurde bislang nur sporadisch unternommen. Besonders fehlen für alte Patienten diesbezügliche Untersuchungsergebnisse. Alte Kranke sind jedoch in ihrer Hirnfunktion auffallend anfällig für die Anaesthesie, vielleicht auch für den chirurgischen Eingriff selbst.

In der Absicht zur Klärung dieses Fragenkomplexes wurden 56 alte Patienten (zwischen dem 60.–80. Lebensjahr) psychophysiologisch vor und nach der Operation getestet (Benton-Test, Hawie-Test 1 und 2). Untersucht wurden 2 verschiedene chirurgische Eingriffe – Oberbauchoperationen und Thorakotomien – und zwei Narkoseverfahren, die Neuroleptanalgesie und Halothannarkose. Die hier mitgeteilten ersten Ergebnisse ergeben keine statistisch signifikanten Unterschiede zwischen den Narkoseverfahren und den chirurgischen Eingriffen. Weitere Untersuchungen sind nötig und werden diskutiert.

Summary

There have been only sporadic investigations of brain function in patients undergoing surgery under anaesthesia. There are very few such data on elderly patients those brain function is, however, particularly susceptible to the effects of anaesthesia and possibly of the operation, too.

In an attempt to clarify this matter, 56 patients aged 60–80 were given psychophysiological tests before and after operation (Benton Test and Hawie Test 1 and 2). Two types of operations (laparotomy, thoracotomy) and two types of anaesthesia (neuroleptanalgesie, halothane) were studied. Results reported here show no statistically significant differences related either to operation or anaesthesia. Further investigations are required.

Pathophysiologie der postoperativen Veränderungen nach Prostatektomie

H. Renck

Anaesthesieabteilung, Centrallasarettet, Halmstad, Schweden

Die pathophysiologischen Veränderungen nach Prostatektomie wurden sowohl in einer frühen postoperativen Phase, d. h. 0–17 Std nach der Operation, untersucht als auch in einer späten postoperativen Periode, d. h. 14 Tage bis 6 Monate postoperativ. Die Ergebnisse sind in den Acta Anaesthesiologica Scandinavica 1969, Suppl. Nr. 34 publiziert.

Das untersuchte Patientenmaterial bestand aus 86 Männern im Alter von 60–86 Jahren. Es umfaßte sowohl Patienten mit im wesentlichen normaler Herzlungenfunktion als auch Patienten mit mäßigen Funktionseinschrän-

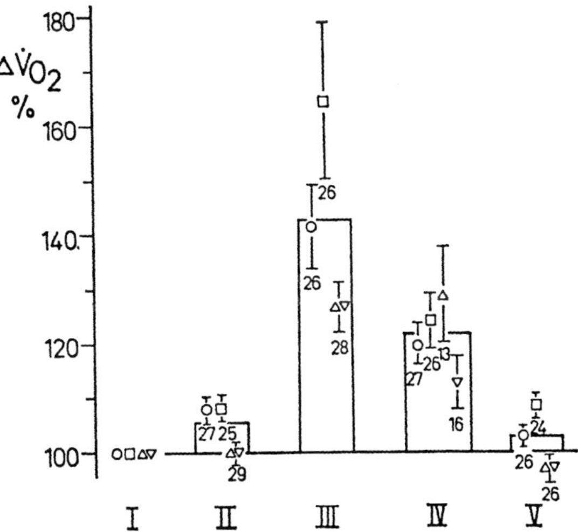

Abb. 1. Prozentuelle Werte (M ± SEM) der Sauerstoffaufnahme bei Messung unmittelbar präoperativ (II), 15 min postoperativ (III), 17 Std postoperativ (IV) sowie 2 Wochen postoperativ (V) in verschiedenen Anaesthesiegruppen (O = O_2-N_2O-Halothane, Spontanatmung, □ = O_2-N_2O-d-Tubocurarin, kontrollierte Ventilation, △ = Spinalanaesthesie, ▽ = Periduralanaesthesie)

kungen. Bei allen Patienten wurde eine transvesikale Prostatektomie nach der Methode von Hryntschak durchgeführt.

Unmittelbar postoperativ hatte der Sauerstoffverbrauch um 42% gegenüber dem präoperativen Wert zugenommen. Am nächsten Morgen nach der Operation war der Sauerstoffverbrauch noch um 20% höher als vor der Operation. Im Durchschnitt veränderten sich Atmung und Kreislauf in einer der Sauerstoffkonsumption entsprechenden Weise (Abb. 1).

Bei der Untersuchung wurde die Einwirkung einzelner Faktoren auf Atmung, Kreislauf und Stoffwechsel in der frühen postoperativen Phase bewertet.

Das Alter der Patienten hatte insofern eine gewisse Bedeutung, als die ältesten Patienten im Unterschied zu den jüngsten ihr $PaCO_2$ vermindert hatten (Abb. 2).

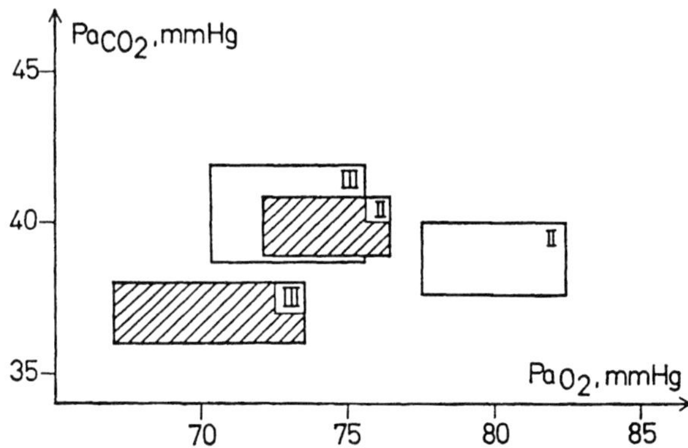

Abb. 2. Pa_{CO_2} und Pa_{O_2} (M ± SEM) bei Messung unmittelbar präoperativ (II) und postoperativ (III) bei den ältesten (▨) und jüngsten (☐) Patienten

Das präoperative Ventilations- und physische Arbeitsvermögen war von untergeordneter Bedeutung für die postoperativ gefundenen Veränderungen.

Die Anaesthesieform war jedoch von dominierender Bedeutung für die (physiologischen) Veränderungen. So fand man nach Anaesthesien, die mit O_2-N_2O-d-Tubocurarin durchgeführt und mit Atropin und Prostigmin abgeschlossen wurden, eine im Durchschnitt hypokinetische Zirkulation mit anormalen Erhöhungen der arterio-venösen Sauerstoffdifferenz (Abb. 3) und der relativen Sauerstoffausnutzung. Spinalanaesthesien und kontinuierliche Epiduralanaesthesien führten zu den geringsten postoperativen Veränderungen, weshalb diese Anaesthesieformen für hierfür geeignete Operationen bei älteren Patienten empfohlen werden (Abb. 4).

In der frühen postoperativen Periode müssen bei älteren Patienten die Risiken eines Hypermetabolismus, der zirkulatorischen Hypokinesie und

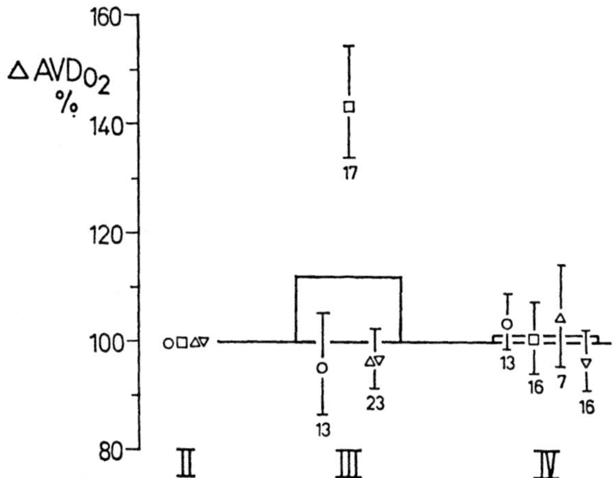

Abb. 3. Prozentuelle Werte (M ± SEM) der arteriovenösen Sauerstoffdifferenz bei postoperativen Messungen. Symbole wie in Abb. 1

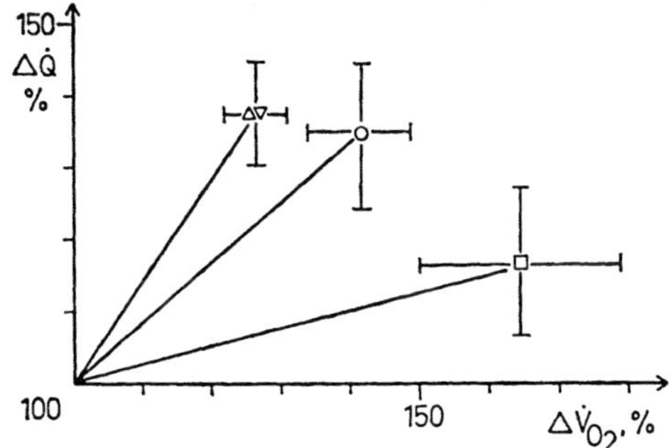

Abb. 4. Prozentuelle Werte (M ± SEM) des Herzminutenvolumens und der Sauerstoffaufnahme bei postoperativer Messung (III). Symbole wie in Abb. 1

der Hypoxaemie beachtet werden. Die Normalisierung der Körpertemperatur und eine gute postoperative Analgesie kann in Kombination mit adäquatem Blutverlustersatz die Risiken eines Hypermetabolismus vermindern. Isoprenalin oder evtl. Atropin kann wahrscheinlich eine hypokinetische Zirkulation normalisieren.

Die Muskelkraft einiger großer Muskelgruppen war im Durchschnitt 2 Wochen nach der Operation um 13% vermindert und lag 6 Monate später durchschnittlich um 5% über den präoperativen Werten. Der präoperative Zustand dieser Patienten und der postoperative Verlauf haben in diesem Zusammenhang keinen Einfluß auf die Veränderung der Muskelkraft.

Zwei Wochen postoperativ war das physische Leistungsvermögen um 10% erniedrigt, erreichte aber nach ca. 6 Monaten die präoperativen Werte.

Die ältesten Patienten der Serie zeigten 14 Tage postoperativ durchschnittlich die größte Leistungsverminderung. Im Gegensatz zu den etwas jüngeren Patienten hatten diese bei den Untersuchungen 6 Monate nach der Operation ihre körperliche Leistungsfähigkeit wieder gewonnen. Patienten mit Zeichen von Coronarerkrankungen im EKG haben im Gegensatz zu denjenigen ohne solche EKG-Veränderungen ihre körperliche Leistungsfähigkeit nach 6 Monaten nicht wieder erreicht. Patienten mit der präoperativ geringsten Leistungsfähigkeit zeigten 14 Tage postoperativ keine Verminderung und bei der Untersuchung nach 6 Monaten sogar eine Zunahme derselben – ganz im Gegensatz zu den Patienten mit der höchsten präoperativen Leistungsfähigkeit. Für die Veränderungen des physischen Arbeitsvermögens scheinen weder die unmittelbar postoperativ gemessenen Sauerstofftransportbedingungen noch die Größe des adäquat ersetzten Blutverlustes noch die postoperative Temperaturerhöhung verantwortlich zu sein. Die Dauer der postoperativen Katheterdrainage war möglicherweise von Bedeutung für diese Unterschiede.

Körperliches Training des älteren Patienten sowohl prä- als auch postoperativ ist angezeigt. Die präoperative Korrektur der Hämoglobinkonzentration sowie ein adäquater Ersatz des Hämoglobinverlustes während und nach der Operation ist zu empfehlen, um das Risiko postoperativer kardiovasculärer Komplikationen zu vermindern. Routinemäßige postoperative EKG-Kontrollen sowie frühe und sorgfältig kontrollierte Mobilisation und Training dieser Patientengruppe ist ebenfalls zu wünschen.

Zusammenfassung

Veränderungen der Zirkulation und Ventilation bei älteren Männern während der frühen postoperativen Phase sowie Veränderungen des physischen Leistungsvermögens während der späten postoperativen Phase werden beschrieben. Der Einfluß gewisser, für diese Veränderungen bedeutungsvoller Faktoren wird diskutiert.

Summary

Circulatory and ventilatory changes in elderly men in the early postoperative period are described, also changes in their physical performance in the late postoperative phase. The influence of certain factors having an important effect on these changes is discussed.

Erschienene Bände:

---

1 Resuscitation Controversial Aspects. Chairman and Editor: Peter Safar. DM 10,—

2 Hypnosis in Anaesthesiology. Chairman and Editor: Jean Lassner. DM 8,50

3 Schock und Plasmaexpander. Herausgegeben von K. Horatz und R. Frey. Vergriffen.

4 Die intravenöse Kurznarkose mit dem neuen Phenoxyessigsäurederivat Propanidid (Epontol®). Herausgegeben von K. Horatz, R. Frey und M. Zindler. DM 21,—

5 Infusionsprobleme in der Chirurgie. Unter dem Vorsitz von M. Allgöwer. Leiter und Herausgeber: U. F. Gruber. DM 7,20

6 Parenterale Ernährung. Herausgegeben von K. Lang, R. Frey und M. Halmágyi. DM 19,60

7 Grundlagen und Ergebnisse der Venendruckmessung zur Prüfung des zirkulierenden Blutvolumens. Von V. Feurstein. DM 9,60

8 Third World Congress of Anaesthesiology. DM 24,—

9 Die Neuroleptanalgesie. Herausgegeben von W. F. Henschel. DM 36,—

10 Auswirkungen der Atemtechnik auf den Kreislauf. Von R. Schorer. DM 14,—

11 Der Elektrolytstoffwechsel von Hirngewebe und seine Beeinflussung durch Narkotica. Von W. Klaus. DM 19,80

12 Sauerstoffversorgung und Säure-Basenhaushalt in tiefer Hypothermie. Von P. Lundsgaard-Hansen. DM 18,—

13 Infusionstherapie. Herausgegeben von K. Lang, R. Frey und M. Halmágyi. DM 39,60

14 Die Technik der Lokalanaesthesie. Von H. Nolte. DM 6,—

15 Anaesthesie und Notfallmedizin. Herausgegeben von K. Hutschenreuter. DM 48,—

16 Anaesthesiologische Probleme in der HNO-Heilkunde und Kieferchirurgie. Herausgegeben von K. Horatz und H. Kreuscher. DM 9,60

17 Probleme der Intensivbehandlung. Herausgegeben von K. Horatz und R. Frey. DM 19,80

18 Fortschritte der Neuroleptanalgesie. Herausgegeben von M. Gemperle. DM 19,80

19 Örtliche Betäubung: Plexus brachialis. Von Sir Robert R. Macintosh und W. W. Mushin. DM 12,—

20 Anaesthesie in der Gefäß- und Herzchirurgie. Herausgegeben von O. H. Just und M. Zindler. DM 39,60

21 Die Hirndurchblutung unter Neuroleptanaesthesie. Von H. Kreuscher. DM 19,80

22 Ateminsuffizienz. Von H. L'Allemand. DM 22,—

23 Die Geschichte der chirurgischen Anaesthesie. Von Thomas E. Keys. DM 48,—

24 Ventilation und Atemmechanik bei Säuglingen und Kleinkindern unter Narkosebedingungen. Von J. Wawersik. DM 32,—

25 Morphinartige Analgetica und ihre Antagonisten. Von Francis F. Foldes Mark Swerdlow, and Ephraim S. Siker. DM 68,—

26 Örtliche Betäubung: Kopf und Hals. Von Sir Robert R. Macintosh und M. Ostlere DM 42,—

27 Langzeitbeatmung. Von Ch. Lehmann. DM 24,—

28 Die Wiederbelebung der Atmung. Von H. Nolte. DM 8,—

29 Kontrolle der Ventilation in der Neugeborenen- und Säuglingsanaesthesie. Von U. Henneberg. DM 19,80

30 Hypoxie. Herausgegeben von R. Frey, K. Lang, M. Halmágyi und G. Thews. DM 48,—

Erschienene Bände (Fortsetzung):

31 Kohlenhydrate in der dringlichen Infusionstherapie. Herausgegeben von K. Lang, R. Frey und M. Halmágyi. DM 18,–

32 Örtliche Betäubung: Abdominal-Chirurgie. Von Sir Robert R. Macintosh und R. Bryce-Smith. DM 38,–

33 Planung, Organisation und Einrichtung von Intensivbehandlungseinheiten am Krankenhaus. Herausgegeben von H. W. Opderbecke. DM 34,–

34 Venendruckmessung. Herausgegeben von M. Allgöwer, R. Frey und M. Halmágyi DM 24,–

35 Die Störungen des Säure-Basen-Haushaltes. Herausgegeben von V. Feurstein DM 38,–

36 Anaesthesie und Nierenfunktion. Herausgegeben von V. Feurstein. DM 36,–

37 Anaesthesie und Kohlenhydratstoffwechsel. Herausgegeben von V. Feurstein DM 24,–

38 Respiratorbeatmung und Oberflächenspannung in der Lunge. Von H. Benzer DM 16,–

39 Die nasotracheale Intubation. Von M. Körner. DM 28,–

40 Ketamine. Herausgegeben von H. Kreuscher. DM 36,–

41 Über das Verhalten von Ventilation, Gasaustausch und Kreislauf bei Patienten mit normalem und gestörtem Gasaustausch unter künstlicher Totraumvergrößerung Von O. Giebel. DM 18,–

42 Der Narkoseapparat. Von P. Schreiber. DM 19,80

43 Die Klinik des Wundstarrkrampfes im Lichte neuzeitlicher Behandlungsmethoden Von K. Eyrich. DM 20,–

44 Der primäre Volumenersatz mit Ringerlactat. Von A. O. Tetzlaff. DM 18,–

45 Vergiftungen: Erkennung, Verhütung und Behandlung. Herausgegeben von R. Frey M. Halmágyi, K. Lang und P. Oettel. DM 19,80

46 Veränderungen des Wasser- und Elektrolythaushaltes durch Osmotherapeutika. Von M. Halmágyi. DM 19,60

47 Anaesthesie in extremen Altersklassen. Herausgegeben von K. Hutschenreuter K. Bihler und P. Fritsche. DM 48,–

48 Intensivtherapie bei Kreislaufversagen. Herausgegeben von S. Effert und K. Wiemer DM 28,–

49 Intensivtherapie beim akuten Nierenversagen. Herausgegeben von E. Buchborn und O. Heidenreich. DM 24,60

50 Intensivtherapie beim septischen Schock. Herausgegeben von F. W. Ahnefeld und M. Halmágyi. DM 30,–

In Vorbereitung:

51 Einwirkungen gebräuchlicher Prämedikationsmittel auf den Bronchialwiderstand und die Atmung des Menschen. Von L. Stöcker